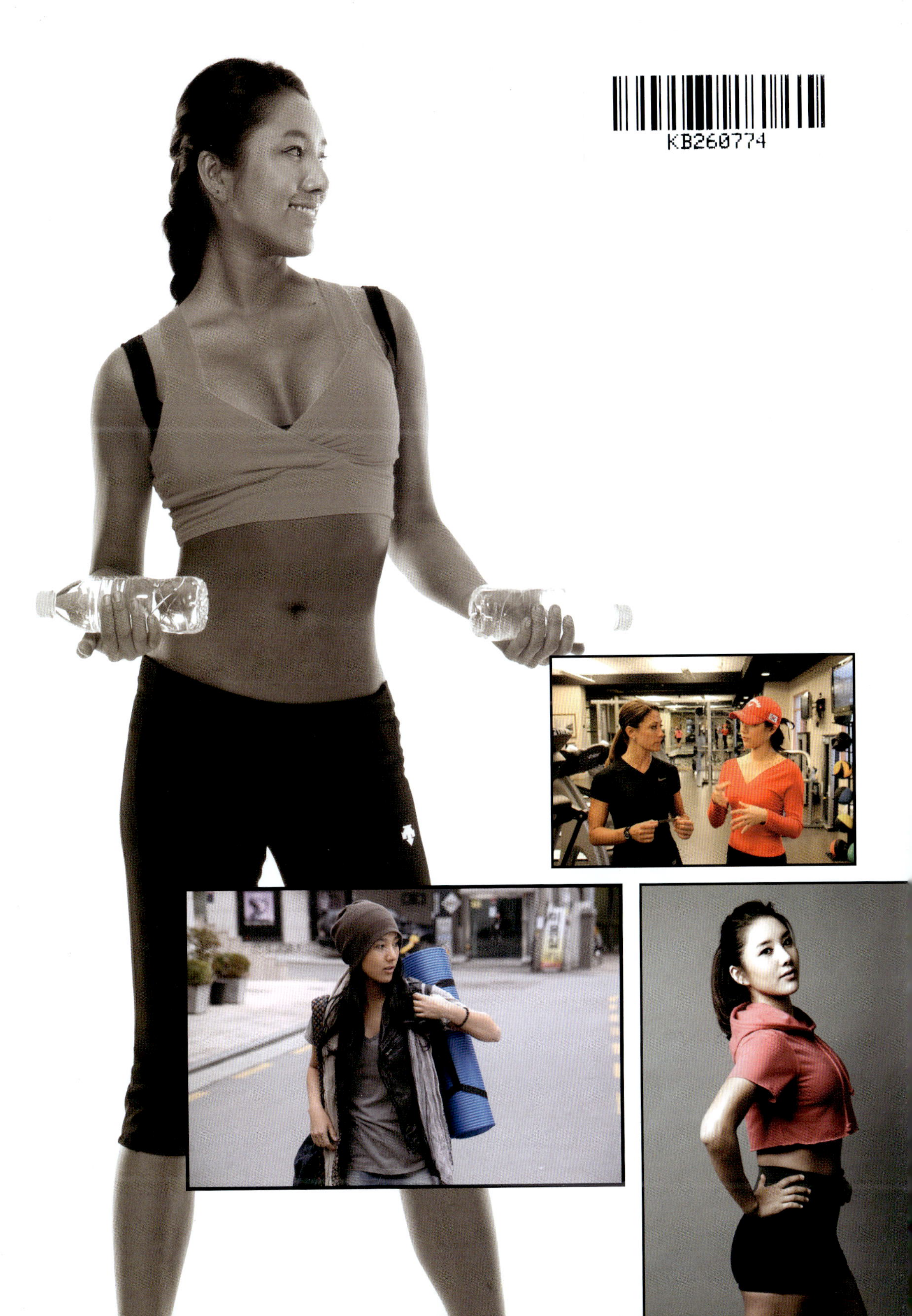
KB260774

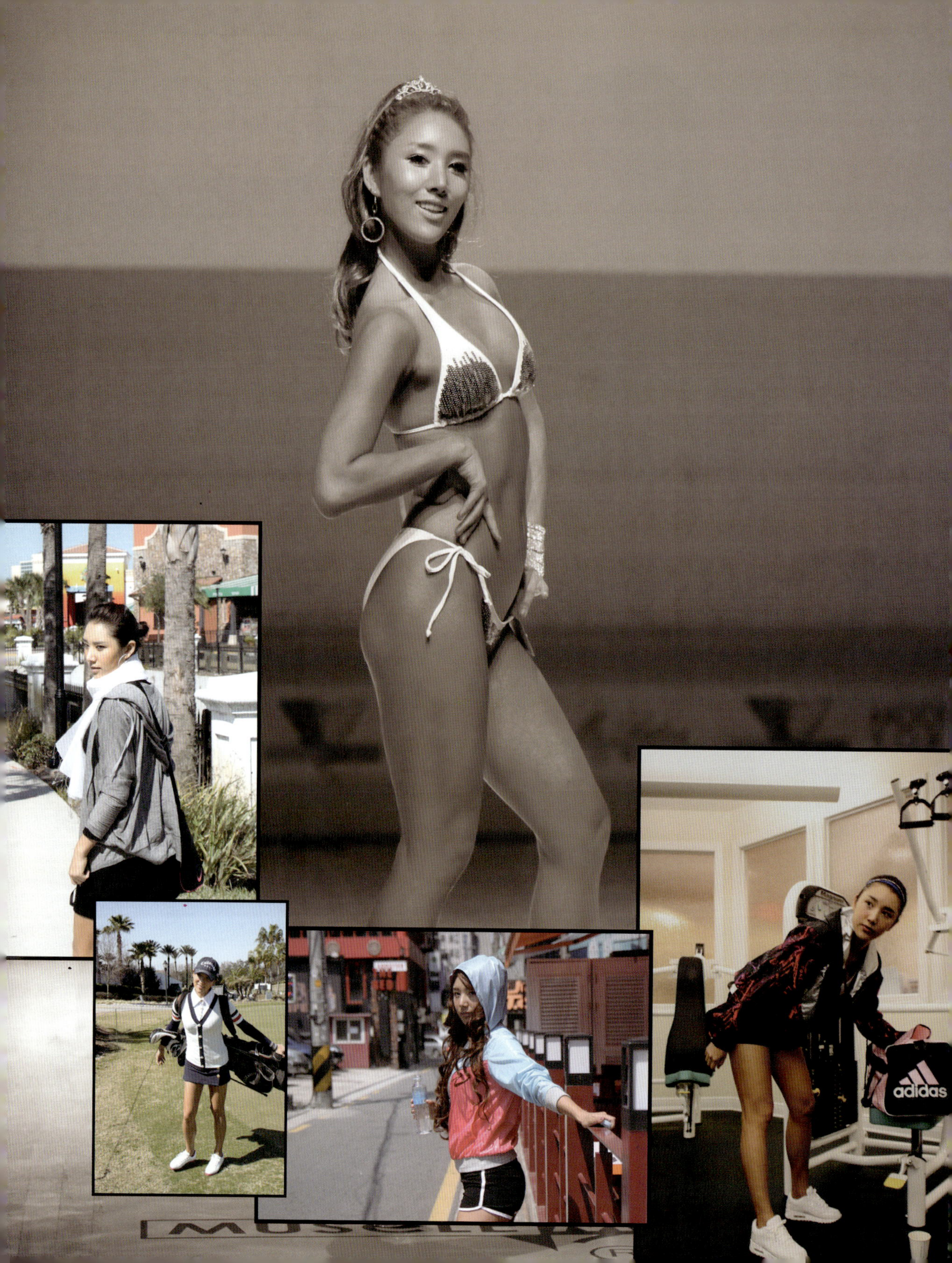

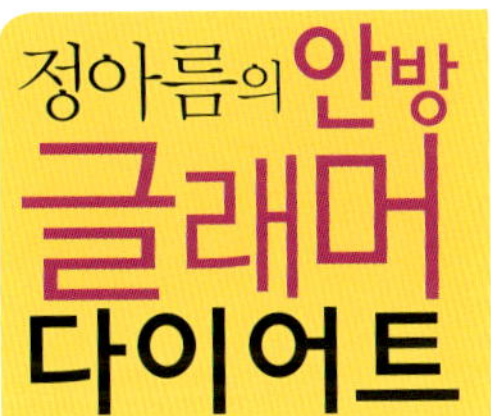
정아름의 안방
글래머
다이어트

♥ 도움 주신 분들
의상협찬 데상트 www.descente.co.kr
69slam www.69slamkorea.kr

탄력 넘치는 섹시한 몸매 만드는 4주 홈 트레이닝

정아름의 **안방 글래머 다이어트**

펴낸날 초판 1쇄 2012년 5월 10일

지은이 정아름

펴낸이 임호준
이사 이동혁 | **편집장** 김소중 | **책임 편집** 이민주 | **편집** 윤은숙 장재순 나정애 김영혜 권지숙 윤세미
디자인 이지선 왕윤경 | **마케팅** 강진수 이유빈 | **경영지원** 김의준 나은혜 | **e-비즈** 표형원 공명식 최승진

펴낸곳 비타북스 | **발행처** ㈜헬스조선 | **출판등록** 제2-4324호 2006년 1월 12일
주소 서울특별시 중구 태평로1가 61 | **전화** (02) 724-7684 | **팩스** (02) 722-9339
홈페이지 www.vita-books.co.kr | **블로그** blog.naver.com/vitabooks

사진 조은선 신은혜 | **일러스트** 장영수

ISBN 978-89-93357-77-6 13690

• 책값은 뒤표지에 있습니다. 잘못된 책은 바꾸어 드립니다.

정아름의 안방 글래머 다이어트

정아름 지음

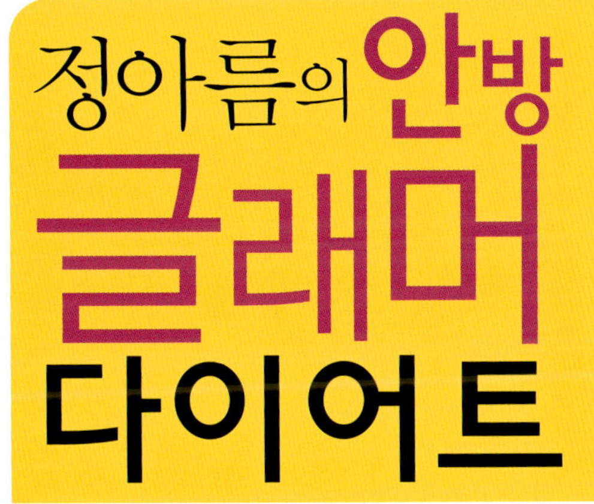

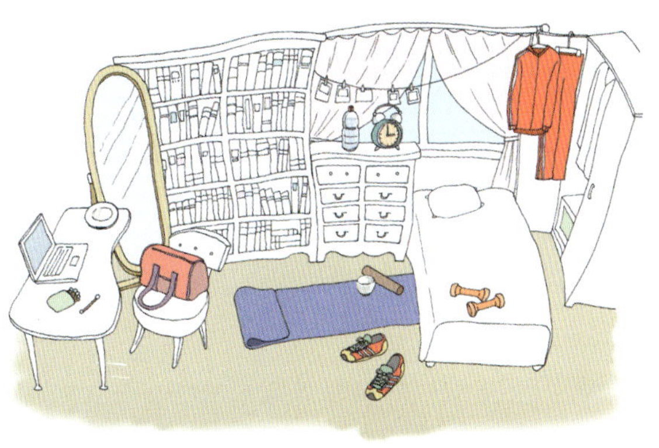

비타북스

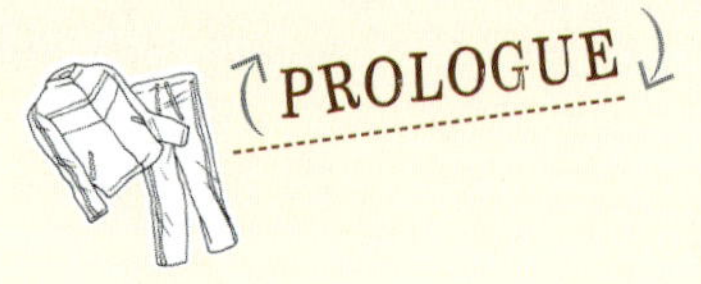

2010년 말, 갑작스럽게 사망해 많은 사람들의 안타까움을 자아냈던 모델 이사벨 카로. 거식증 탓에 뼈만 앙상한 모습으로 광고에 등장해 전 세계에 큰 충격을 줬던 그녀의 사망 소식은, 많은 사람들을 다시금 충격에 빠지게 했다. 그리고 그로부터 두 달 뒤, 그녀의 어머니가 자살했다는 뉴스가 들려왔다. 딸을 지켜주지 못한 죄책감 때문이라고 했다. 이들의 안타까운 일화는 아름다움과 행복, 다이어트와 운동에 대해서 다시금 곱씹어보게 했다. 비단 이사벨 카로뿐 아니라, 수많은 사람들이 다이어트와 식이장애로 고통받고 있다. 대체 다이어트가 무엇이기에, 얼마나 대단하기에 이토록 많은 사람들을 스트레스와 고통으로 몰아넣고 있는 걸까?

결론만 놓고 보자면 살을 빼고 예쁜 몸매를 가지는 것은 그리 어렵지 않다. 퍼스널 트레이너에게 1대 1 지도를 받으며 잘 짜인 운동 프로그램으로 몸을 움직여주고, 식단도 철저하게 관리해준다면 누구나 원하는 만큼 살을 뺄 수 있다. 사람의 몸은 단순해서 하면 하는 대로 고분고분 말을 잘 듣는다. 3개월 만에 배에 골을 새기고 '몸짱'이라는 수식어를 달고 나오는 사람들이 이제 더 이상 놀랍지 않은 것 역시 이 때문이다. 다양한 운동법과 기술, 정확한 이론이 수반된 노력이 있다면 누구나 가능하니까!

하지만 남의 도움을 받아 성공한 다이어트는 결국 미완성으로 남는다. 마음가짐이 변하지 않았기 때문이다. 제아무리 유명한 트레이너와 운동하고, 살이 쭉쭉 빠지는 극단적인 다이어트 식단으로 살을 뺐다 할지라도 마음가짐이 달라지지 않으면 결국은 스스로 자신의 몸에 발목 잡히게 된다. 다이어트의 성공은 방법과 수단, 결과와 과정을 떠나 강력한 자기 최면의 달인이 될 수 있느냐의 문제기 때문이다.

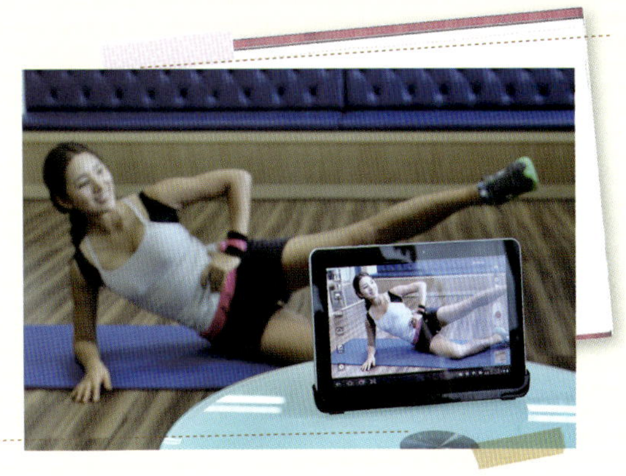

　다이어트에 성공하고 싶다면, 연애하는 사람의 마인드를 가져야 한다. 보통 연애를 하게 되면 콩깍지가 쓰인 나머지 상대방의 발가락 때조차도 귀엽고 사랑스럽다고 느끼게 된다. 뿐만 아니라 세상 모든 것을 얻은 것 같은 기쁨을 만끽하게 된다. 다이어트와 몸만들기에서 배워야 할 점도 바로 이런 점이다! 나 자신과 사랑에 빠진 나머지, 단점도 장점으로 보이고, '나는 더없이 행복하다!'라고 외칠 수 있는 상태여야 하는 것이다. 그렇게 사랑에 빠져 있어야만 굳게 잠겨 있는 '다이어트 성공'이라는 자물쇠를 열 수 있다.

　연애하는 사람의 마인드를 가지면 다이어트와 운동에 관한 궁금증과 고민 상담도 달라진다. '전 원래 허벅지가 굵은데, 어떻게 하면 뺄 수 있을까요?'라든지, '10kg 정도 빼고 싶은데 어떻게 해야 할까요?'가 아니라, '저는 제가 가진 여성스러운 상체 라인은 참 마음에 들어서 매력 포인트라고 생각하고 있는데요. 허벅지가 조금 마음에 들지 않아요. 약간만 더 슬림해지면 좋겠는데, 어떻게 해야 할까요?'로 바뀐다. 자신의 단점을 찾기 전에 장점부터 이야기하게 되는 것이다. 이처럼 나만 가지고 있는 장점을 발견하고 서서히 그 부분을 늘려간다면 거울 속의 자신을 대하는 표정부터 달라진다. 매사 긍정적인 마인드를 갖게 되어 운동하는 것이 즐거워지고, 내 몸과 대화를 나누는 시간이 행복해진다. 그러다 보면 노력하는 자신의 모습에 뿌듯해지고, 건강한 습관을 길러가는 과정 자체를 마음껏 즐기게 된다.

　장점과 단점은 종이 한 장 차이다. 남들보다 큰 엉덩이 때문에 스트레스받는다 해도, 달리 보면 완전 납작해서 볼품없는 엉덩이보다는 훨씬 나은 셈이다. 종아리가 무지하게 굵다면 종아리가 젓가락 같은 친구가 나이 먹어서 하체 부실과 잦은 부상 등으로

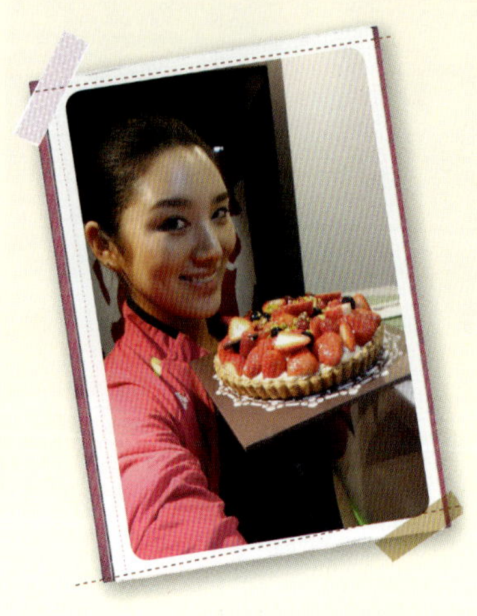

고생할 때 나는 한시름 놓을 수 있다는 결론이 나온다. 노력해서 결과를 얻었다 해도 마찬가지. 결과에 만족하고 스스로에게 뿌듯함을 느끼며 천천히 변화한다면 자신도 모르게 완전히 업그레이드된 모습을 얻을 수 있고, 아직도 더 뺄 살이 남았다며 투덜거리고 불평한다면 평생 어두운 쳇바퀴 속에 갇혀 살아야 할 것이다.

사실 냉정하게 이야기하자면 태어날 때부터 가지고 나온 부분들을 바꿀 수는 없다. 성장기 청소년이 아닌 이상에야 키가 160cm인 사람이 갑자기 170cm가 될 수는 없다. 선천적으로 뼈가 굵다면 아무리 살을 빼도 빼빼 마른 가냘픔은 내 것이 될 수 없다. 그러므로 확고한 내 기준과 마인드가 없다면 실현할 수 없는 다른 사람의 스펙에 나를 대입시키면서 고통과 혼란, 좌절과 실망의 시간을 보내게 된다. 평생을 남들의 눈높이와 기준에 맞춰 살게 되는 것이다.

튀어나온 엉덩이와 넓은 어깨, 외국사람 같은 체형도 코에 걸면 코걸이, 귀에 걸면 귀걸이다. 운동을 통해 더욱 가꾸어가면서 조금씩 변하는 과정들을 즐겨보자. 실제로 내가 운동을 사랑하게 되면서 얻은 가장 큰 선물은 살이 빠진 것도, 몸이 변화한 것도 아니다. 매사 긍정적인 마음가짐, 단점 속에서도 장점을 쏙쏙 골라낼 수 있는 태도! 그것이야말로 내가 얻은 최고의 선물이다.

다이어트에 성공하고 싶거나 몸을 멋지게 만들고 싶다면, 하기 싫은 운동을 하려고 운동화 끈을 매거나 풀밖에 없는 식단을 짜기 전에 먼저 자신의 장점부터 찾아보자. 그리고 당장 자신과의 연애를 시작하자. 착각의 늪에 빠져보는 것이다. 변한 것은 단지 마음가짐뿐이지만, 거울 속의 나는 확연히 달라져 있을 것이다. 그러한 마인드는 평생 즐겁게 다이어트를 지속할 수 있게 해주는 원동력이 된다.

　마음가짐을 장착했다면, 이젠 안방에서 뛸 차례다! 이 책과 함께한다면, 거창한 도구도 값비싼 트레이닝 비용도 필요 없다. 내가 당신만의 전담 트레이너가 되어 함께 달릴 테니 말이다. 내가 배우고 익혀 온 골프, 수중발레, 체조, 수영, 요가, 에어로빅 등 다양한 움직임에서 특장점만을 모아 만든 것이 바로 안방 글래머 운동법이다. 저마다 다른 몸 상태를 가진 사람들이 똑같은 운동법만으로 살을 빼기는 어렵기에, 누구에게나 맞는 운동이 없을까 고민하다 만들게 되었다. 다양한 운동을 통해 얻은 노하우를 집결시켜 만든 최선의 운동법인 만큼, 다이어트로 오래 고민해 온 사람들에게 희망의 불씨가 될 것이라 기대한다. 이 책과 만나는 많은 사람들이 건강한 마음가짐을 가지고 자신만의 장점을 살리는 '진짜' 몸만들기에 성공할 수 있길 바란다.

2012년 5월

정아름

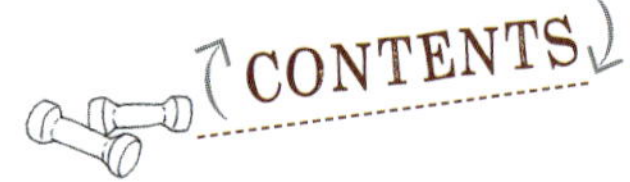

CONTENTS

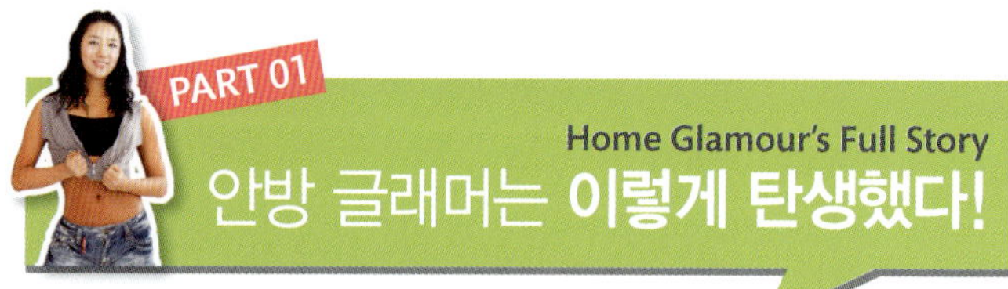

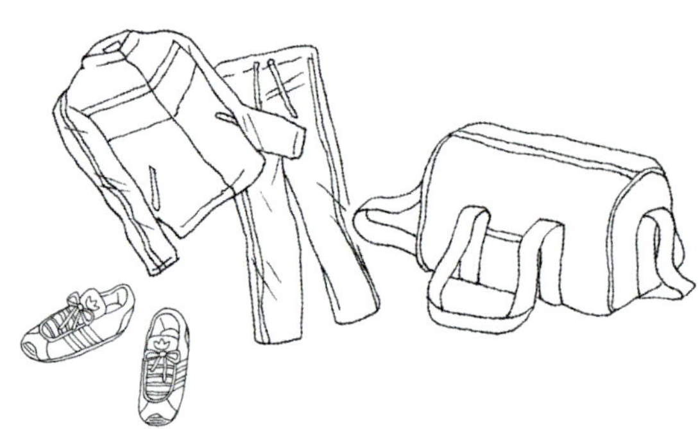

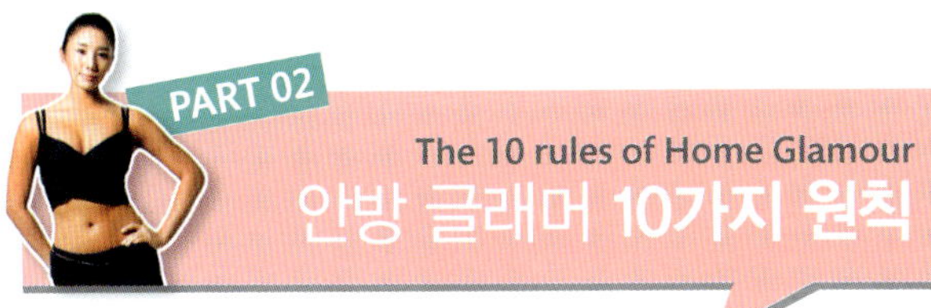

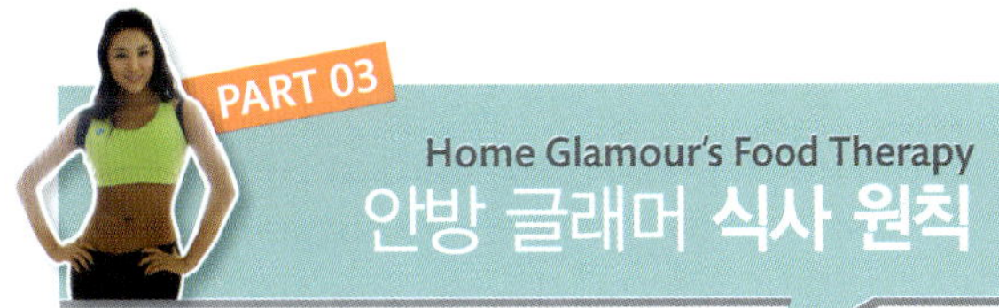

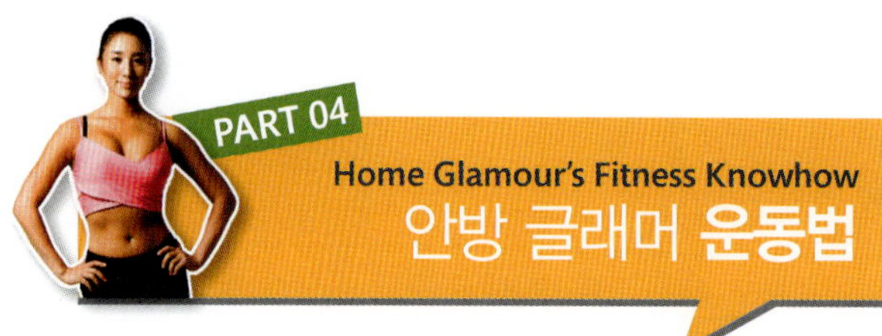

PART 04
Home Glamour's Fitness Knowhow
안방 글래머 운동법

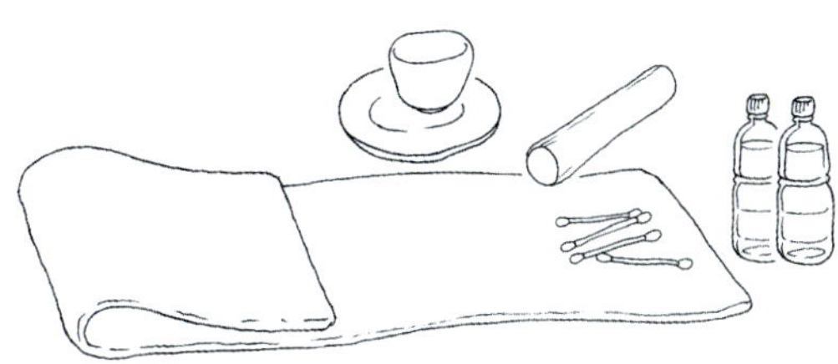

01

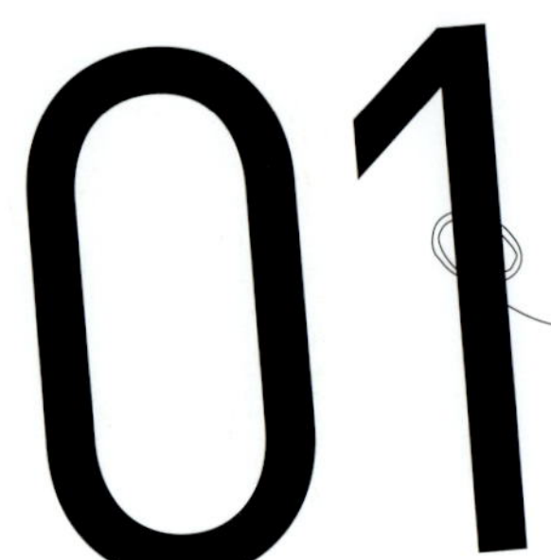

쿨하지 못해 미안해!

온갖 다이어트의 마루타가 되다

떡대가 아니라 글래머라고요!

왜 남의 기준에 나를 맞춰야 하지?

내 맘대로 되는 건 몸뚱이밖에 없다!

안방 글래머 운동을 세상에 선보이다

'정아름 몸무게'로 실시간 검색어 1위에 등극하다

나처럼 되고 싶은 당신, 안방에서 뛰어라!

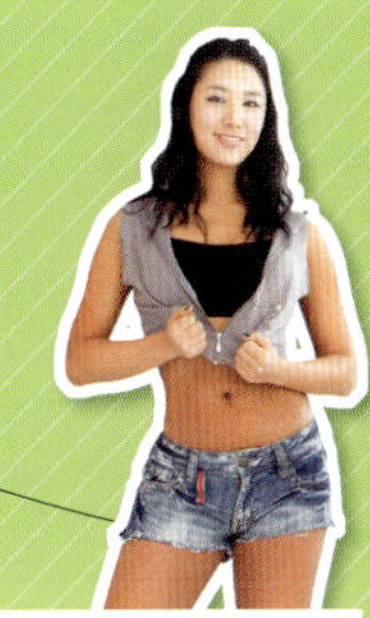

Home Glamour's Full Story

다이어트와 몸만들기는 여자들에게 있어 평생 숙제나 다름없다. 여자라면 누구나 아름다움에 대한 동경과 갈망을 갖고 있기 때문일 터. 나도 남들과 마찬가지로 지금보다 더 예뻐지길 소망하고, 조금만 살이 붙었다 싶으면 우울모드로 돌변하곤 하는 평범한 여자다. 다만 남들보다 '내 몸을 사랑하는 법'을 좀 더 빨리 깨달았을 뿐! 콤플렉스 많던 소녀에서 '안방 글래머 운동'을 개발하게 되기까지, 여자로서의 삶과 다이어트에 대한 이야기를 여러분과 나누고 싶다.

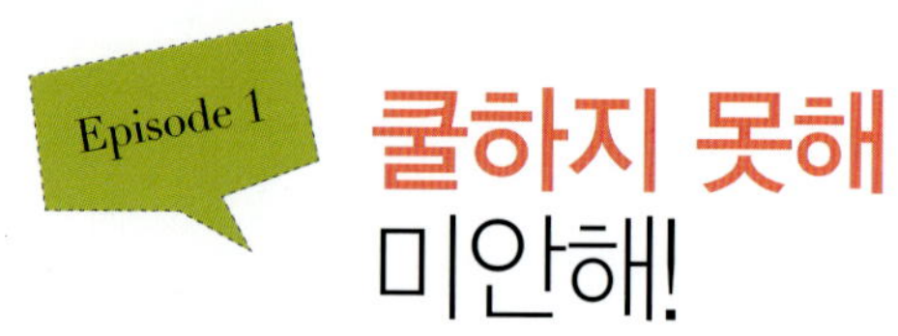

쿨하지 못해
미안해!

코스모스처럼 가녀린 여인, 톡 치면 쓰러질 듯 파리한 얼굴에 흔들리는 눈망울로 뭇 남성들의 보호 본능을 마구 가동시키는 그런 가냘픈 이미지! 나는 남심을 자극하는 청순가련 연약한 몸이 견딜 수 없이 부러웠다. 어떻게 하면 그렇게 될 수 있을까 매일같이 고민했다. 또래보다 길쭉하고 라인이 잡힌 몸, 태어날 때부터 오똑했던 콧날 때문에 '예쁘다'는 이야기를 많이 들으며 자랐던 나였지만, 사실 나는 내가 가지지 않은 아름다움에 대한 동경과 부러움을 접지 못하던 콤플렉스 덩어리였다.

일곱 살 무렵 아파트 잔디밭에서 동네 친구들과 함께 찍었던 사진 속 정아름은 팅팅 부은 얼굴을 하고 있다. 간만에 딸들을 곱게 차려입혀 사진 한 장 박아주고 싶었던 어머니들의 계획은 좋았으나, 문제는 전혀 다른 곳에서 발생했다. 친구들과 내 의상이 너무 달랐던 것이다. 나도 다른 친구들처럼 레이스가 포실포실한 공주 원피스를 입고 싶었는데……. 왜 나만 청바지에 티셔츠를 입어야 하냐고! 사진 찍기 싫다며 한참을 울고불고 떼를 쓰다 겨우 한 장을 건질 수 있었다.

사실 엄마가 내게 청바지를 입혔던 까닭은 누가 봐도 뻔했다. 나는 뽕 소매의 공주 원피스보다 딱 붙는 청바지가 더 깜찍하게 어울리는 아이였으니까.

어릴 때 나는 꽤 많은 운동을 섭렵했는데, 체조와 에어로빅, 수영이 모두 그때 배운 것들이다. 당시 날 가르쳤던 선생님들은 나의 '아이답지 않은 몸'이 신기하고 예쁘다면서 수업시간 내내 나를 유심히 지켜보곤 했는데, 정작 나는 유난히 튀어나온 엉덩이가 부끄러워 가리기 바빴다. 나중에는 '오리 궁둥이'라는 별명을 경멸스럽게 느끼기까지 했다. 사방이 거울인 에어로빅장에서는 거울에 비친 뒷모습을 볼 때마다 우울감에 빠지곤 했다.

그러던 중 헐렁한 티셔츠의 앞은 넣고 뒤는 빼서 입는 기묘한 패션이 유행하기 시작했다. 정말이지 나 같은 오리들에겐 광명이었다. 하지만 유행은 아쉽게도 이른 봄 피어났다 금세 지는 개나리나 진달래처럼 쏜살같이 사라져 버렸다. 그렇게 짧은 기쁨을 누리고 나자 죽음 같은 상황이 찾아왔다. '게스' 청바지의 등장! 톡 튀어나온 엉덩이와 두툼한 허벅지(요즘은 꿀벅지라고들 하지만!)들은 설 곳을 잃고 말았다. 빨간 테두리의 역삼각형 상표가 트레이드마크였던 연청색 게스 바지. 고 얄미운 작은 딱지는 하필이면 왜 '뒷주머니'에 붙어있냔 말이다! 아이들은 모두 게스 로고를 자랑하기 위해 티셔츠를 아낌없이 넣어서 입었지만 나의 불쌍한 뒷주머니는 끝끝내 햇빛을 볼 수 없었다. 아무도 내 바지가 게스인지 몰랐고 아주 친한 친구들에게만 약 0.1초 정도 보여준 후 바로 티셔츠로 덮어버리곤 했다. 지금 생각해 보면 왜 샀나 싶다.

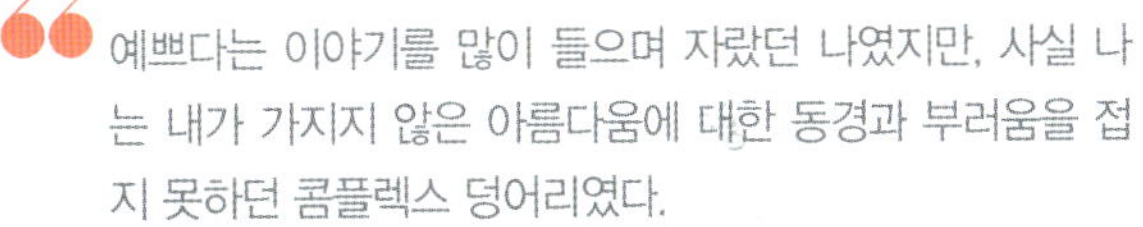

텔레비전 연예인에 민감했던 중·고등학교 시절의 앨범은 아예 들추고 싶지가 않다. 내 몸과는 철저히 반대적인 아름다움을 동경했던 어린 마음이 볼 때마다 빵빵 터지는 코믹한 사진들을 남겼기 때문이다. 그중 최고는 〈토마토〉란 드라마 속 김희선으로 분한 정아름이었다. 하얀 머리띠에 하얀 원피스, 5대 5 가르마에 검은 생머리의 김희선 스타일이 대 유행하던 시절이었다. 그 스타일을 소화하기 위해서는 가녀린 팔다리와 하얀 피부, 살짝 밋밋한 듯한 마른 몸이 필수였는데, 나는 철저하게 이 점을 간과했다. 까만 피부에 건강한 서양 체형을 가진 내가 가르마에 연핑크 머리띠를 하고 무릎까지 오는 흰색 마 원피스를 입은 순간 김희선은커녕 동남아에서 갓 한국에 도착한 이주 여성의 비주얼이 된다는 것을, 그때의 나는 왜 몰랐던가!

*　　*　　*

미스코리아 서울 예선을 한 달도 채 남기지 않았을 무렵, 미용실에 갔던 날의 기억은 아직까지도 생생하다. 그곳에는 하이힐도 한 번 제대로 신어본 적 없는 어리바리한 나와는 달리 우아한 미소와 함께 능숙한 워킹을 선보이고 있는 사람들이 수두룩했다. 하나같이 하얀 피부에 둥그스름한 어깨, 부드러운 라인을 가진 그녀들과 달리 나는 노랗고 긴 머리에 까만 피부, 날카로운 라인과 마른 근육이 잡힌 팔다리를 가지고 있었다. 그녀들이 '백조' 내지는 '사슴'이라면, 나는 '야생동물'에 가까웠다. 교육 실장님은 나를 보자마자 깊은 한숨을 내쉬었다.

"어머, 너 어깨 어쩌면 좋니……."

실장님에게는 미안한 얘기지만, 내 어깨가 넓은 건 살 때문이 아니라 '뼈대' 때문이었다. 뼈대가 큰 편은 아니었지만, 각이 져 있다 보니 미스코리아 스타일의 둥그스름하고 아담한 어깨와는 거리가 멀었다. 아니, 죽었다 깨어나도 만들 수가 없는 어깨였다. 가뜩이나 콤플렉스로 여겼던 어깨가 다시금 원망스러워지는 순간이었다. 그렇다

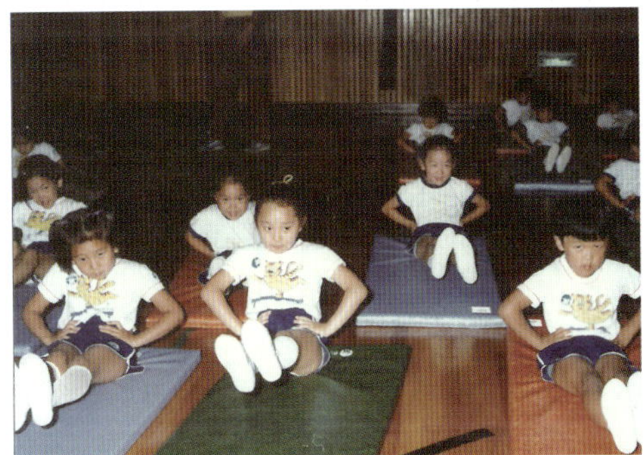

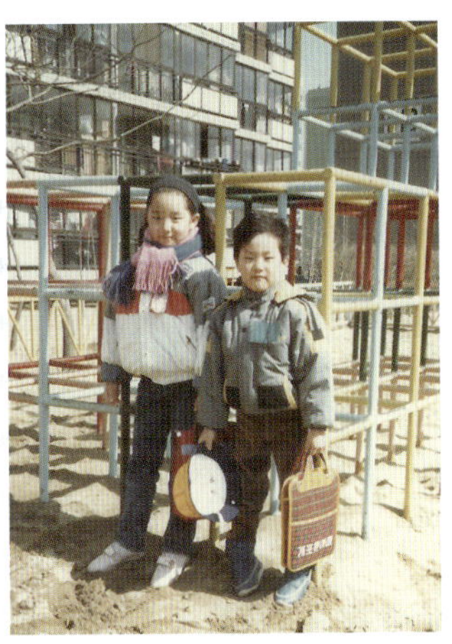

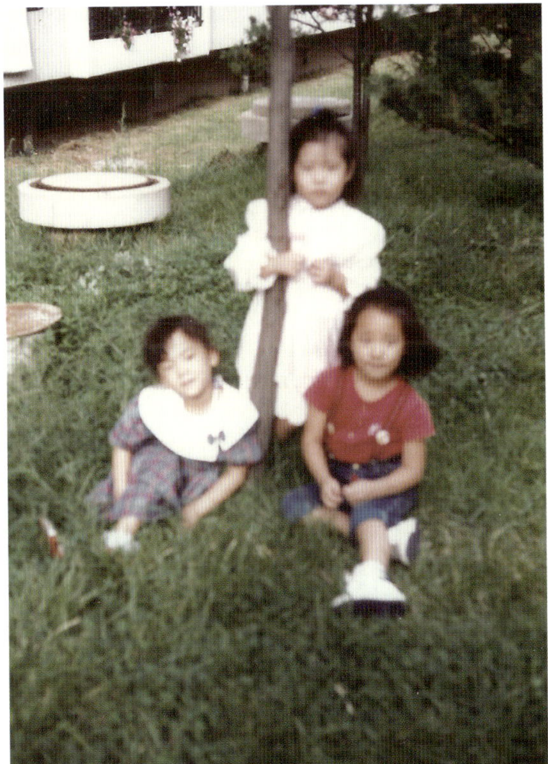

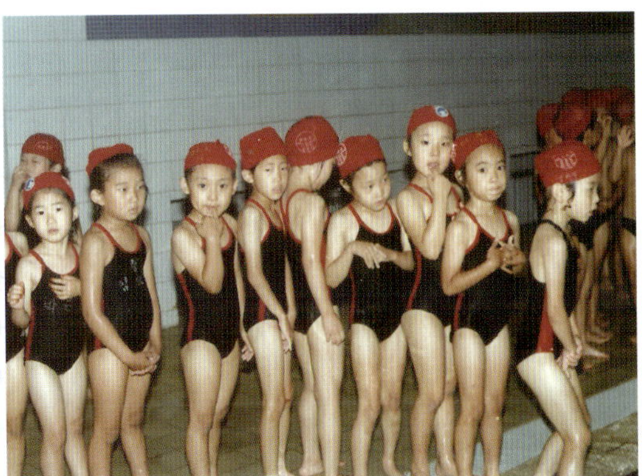

'오리 궁둥이'라는 별명을 달고 살았던 어린 시절의 모습.
공주 치마를 입은 친구들 사이에서
청바지에 티셔츠를 입은 게 나다. 엄마 말에 의하면,
나는 어렸을 때부터 움직이는 걸 좋아했고
체조, 에어로빅, 수영 등 각종 스포츠를 섭렵했던
운동소녀였다고 한다.

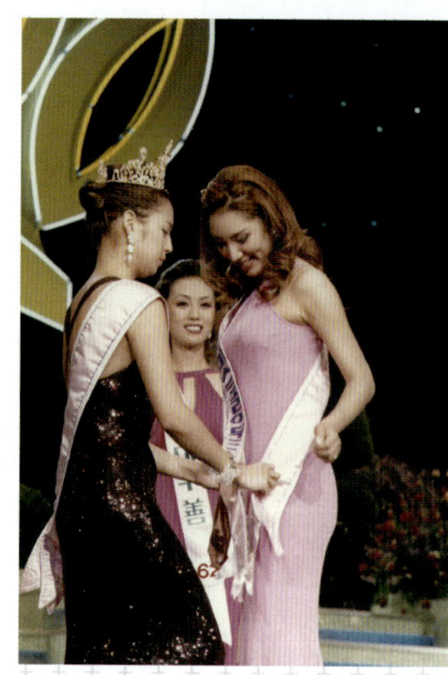

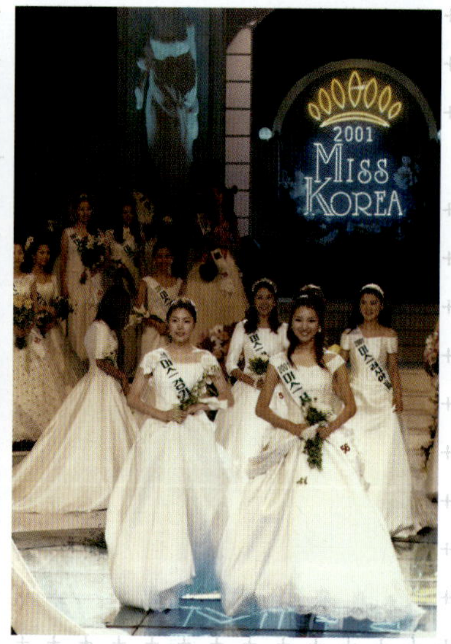

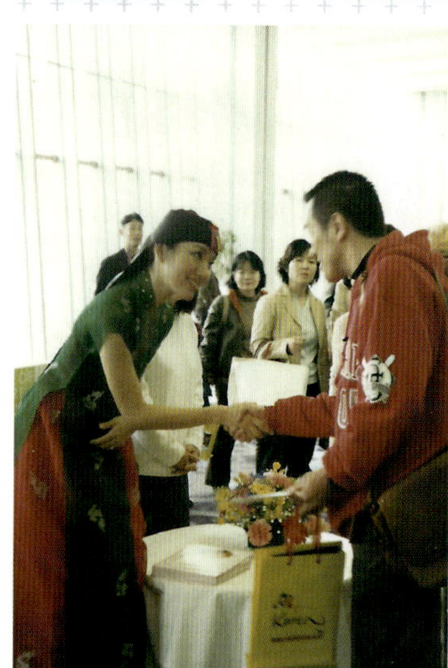

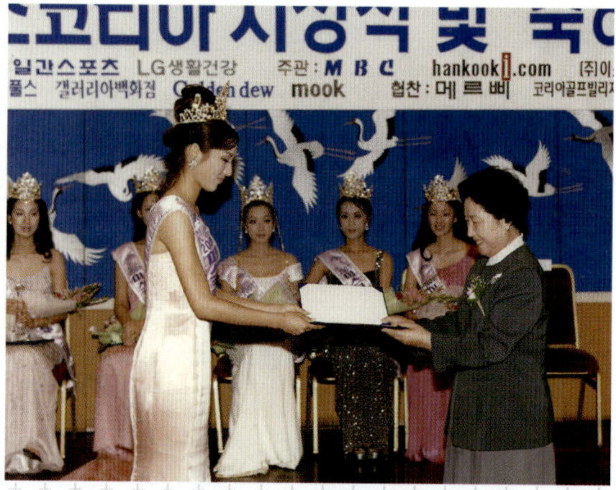

자신감과 당당함으로 승부를 걸었던 미스코리아 대회.

최종 7인에 선발되며 수상의 영예를 누릴 수 있었다.

미스코리아 출전은 내게 있어 일종의 파격적인 도전이었던 것 같다.

둥근 어깨와 마른 몸, 부드러운 라인의 소유자가 미스코리아로

선발될 것이라는 선입견을 깨고, 당당하게 부딪혀

나만의 매력을 뽐냈으니 말이다.

고 해서 출전을 포기할 수는 없는 노릇이었다. 나는 결국 실장님의 우려 섞인 걱정을 뒤로 하고 대회에 출전하게 되었다. 하늘이 도운 덕분인지 나는 그해 미스코리아로 당당하게 선발됐다.

미스코리아가 되고 나니 방송뿐 아니라 각종 행사에도 참여하게 되었는데, 이따금씩 열렸던 녹원회의 자선 패션쇼는 정말이지 스트레스였다. 자칫 운이 없어서 일자 라인의 정장 바지를 만나는 날이면 짜증게이지는 최고조에 달했다. 사이즈가 아닌 타고난 몸의 문제였다. 납작하고 살이 없는 마른 엉덩이를 가진 사람들이 입으면 간지 좔좔인 아이템이건만, 톡 튀어나온 엉덩이의 소유자였던 내게 그 옷이 어울릴 리 만무했다. 흡사 남의 옷을 주워 입고 나온 것 같은 느낌이 났다. 튀어나온 엉덩이를 집어넣을 수만 있다면 무슨 일이든 할 텐데! 애꿎은 엉덩이만 원망해댔다.

게다가 나 혼자가 아닌 미스코리아 선·후배, 동기들과 함께 서는 무대였기 때문에 늘 은근한 압박감에 시달려야 했다. 심할 때는 내 몸이 '거지 같다'고 느끼기까지 했다. 미스코리아가 된 이후에도 내 콤플렉스는 좀처럼 사라질 기미를 보이지 않았다.

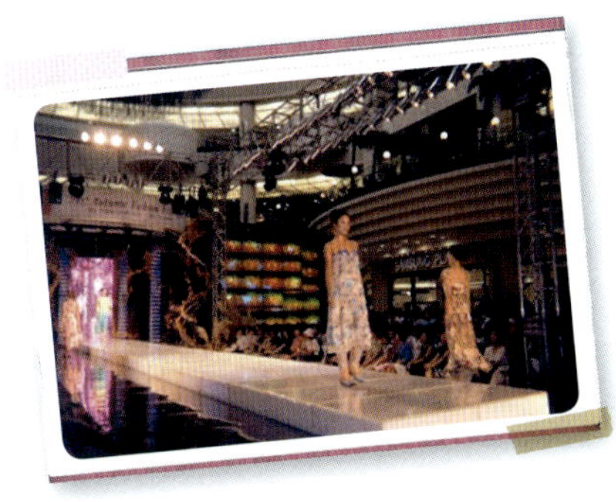

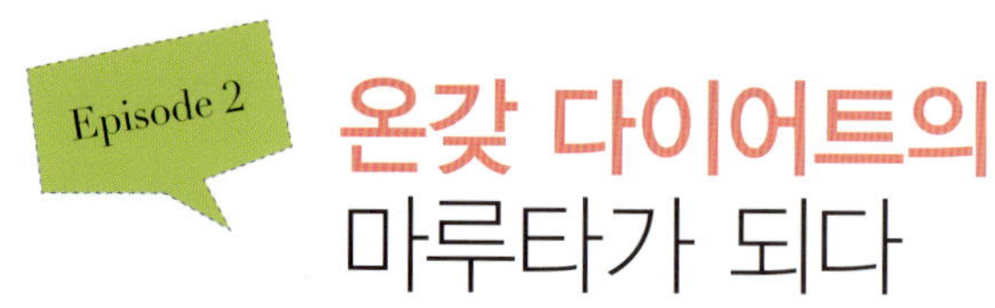

온갖 다이어트의
마루타가 되다

완벽한 나만의 아름다움과 몸매의 기준을 찾기 전까지 나는 참으로 다양한 다이어트와 운동법을 통해 스스로를 '마루타' 화 시켜왔다. 그러나 그중 어느 하나도 '이것이야말로 다이어트의 정답이다!'라고 자신 있게 외칠 만한 방법은 없었다. 시도했던 수많은 다이어트 중 반의 반도 기억나지 않지만, 가장 기억에 남는 몇 가지 다이어트에 대해 이야기해보려고 한다.

기억하기론 내 인생의 첫 번째 다이어트는 사과 다이어트였다. 이건 계기가 좀 우습다. 첫사랑이었던 남자친구와 심하게 싸우고 헤어지게 되었는데, 시간이 지나면 지날수록 애가 끓고 속이 타는 것 같았다. 하지만 그는 도무지 돌아올 기미를 보이지 않았다. 어떻게든 그의 마음을 돌리고 싶었다. 별의별 생각을 다 했다. 그의 앞에 가장 수척하고 불쌍한 모습으로 나타나면 마음을 돌리지 않을까 싶었다. 이후로 10일 동안 오로지 사과만을 먹었다. 3일째가 넘어가자 '사과'라는 단어를 떠올리기만 해도 머리에 쥐가 나는 것 같았다. 하지만 나를 보고 마음을 돌릴 그를 상상하며 독하게 지속했다.

결국 10일 동안 5kg이 빠졌고, 보기에는 그보다 더 많이 빠져 보이는 고무적인 성과를 얻었다! 그러나 그 후 한동안 속 쓰림과 싸워야 했고, 평상시대로 먹기 시작하자

마자 곧바로 쪘다.

다음은 뻥튀기 다이어트. 사과 다이어트와 마찬가지로 며칠간 뻥튀기만 먹었다. 물리도록 뻥튀기만 먹는데도 살이 잘 빠지지 않았다. 그제야 깨달았다. 뻥튀기는 탄수화물이라는 것을! 시간은 시간대로 낭비하고 살은 안 빠지고, 성질만 나빠졌다.

그 다음으로 했던 다이어트는 한방 다이어트였다. 생리불순 때문에 찾았던 한의원에서 다이어트 한약을 지어먹은 것이 그 시작이었다. 한의원에서는 몸에 좋은 한방 성분이니 안심하고 먹어도 좋다고 했다. 그렇지만 일단 먹는 것 자체가 고문이었다. 봉지를 뜯어 들이키고 나면 쓴맛에 주리를 틀곤 했다. 가지고 다니기도 짜증이 났다. 봉지가 터지기라도 하는 날엔……. 상상조차 하기 싫다. 간혹 효과를 더해준다는 염소똥 같은 환약이 있을 때는 짜증이 두 배였다. 효과도 그닥이었다.

식욕 억제제라고 불리는 다이어트약에 대한 추억도 있다. 먹기만 하면 음식을 돌같이 보게 된다는 다이어트약이 반짝 유행한 적이 있는데, 다이어트에 대한 관심이 지대했던 나 역시 그 약을 구해 먹었다. 기대감은 최고였다. '아, 나도 드디어 마른 몸매가 될 수 있겠구나!' 그러나 정말 착각은 자유였다. 늘 머리가 아픈 불쾌감이 지속되었고, 정작 식욕이 억제되는지는 알 길이 없었다. 어쩌면 식욕이 억제된다는 건 착각에 불과할지도 모른다는 생각마저 들었다. 약을 먹고 나면 끊임없이 '난 음식이 먹고 싶지 않아. 왜냐하면 약을 먹었으니까.' 하고 혼잣말을 했으니 말이다. 다른 식욕 억제제도 먹어 봤지만 마찬가지였던 것 같다.

장세척도 해봤다. 장세척은 몸 안에 쌓인 숙변을 빼내는 방법인데, 과정 자체가 상당히 민망하면서도 괴롭다. 볼일을 보고 싶은 느낌을 계속 참아내야 한다. 하지만 화장실에 다녀오고 나면 마치 창자가 비워진 듯 가볍고 배도 홀쭉해져서 살이 무지하게 빠진 것 같은 착각에 빠진다. 실제로도 몸무게가 줄어든다. 그러나 인간은 계속 먹고 배설하며 살아간다. 쌓일 것들도 계속 쌓인다. 평생 인위적으로 숙변을 빼내면서 살 수는 없는 노릇이다. 또 장세척을 하고 난 후의 보식도 문제였다. 죽이나 과일 등 가벼운 음식을 먹으라는데 눈앞이 핑핑 돌 정도로 허기가 진 나머지 삼겹살을 구워대곤 했다. 결과는 당연히 실패였다.

지방과 단백질만 섭취하는 앳킨스 다이어트, 일명 '황제 다이어트'도 해봤다. 여기에 흥미가 생긴 직후부터 고기를 비롯한 온갖 기름진 음식을 먹어대기 시작했다. 이 다이어트의 이론이 너무나 궁금해서 한국에 황제 다이어트를 처음 소개한 박사님을 찾아간 적도 있을 정도였다. 어쨌든 고기를 마음껏 먹을 수 있다는 점에서 황제 다이어트는 비교적 즐거웠다. 그러나 살이 빠지는 것은 고사하고 몸이 많이 망가졌다. 무분별한 음식의 섭취로 도리어 살이 찌고, 피부가 상하고, 변비가 생겼으며, 컨디션이 악화됐다. 역시 대실패였다.

반대로 채식을 한 적도 있다. 이제부터는 '베지테리언'이라고 선포하며 동물성 음식은 끊고 채식만 고집했다. 현미잡곡밥과 콩류, 나물과 채소, 과일 등을 먹었다. 생각보다 먹을 것도 많고 재미있었다. 피부도 고와졌고 변비도 사라졌다. 그러나 평소보다 자연히 늘어날 수밖에 없었던 탄수화물 섭취로 인해 다시 통통해지고 말았다.

또 뭐가 있을까 하니, '굶기'도 있다. 최소한의 열량을 공급해주는 음료만 마시고 아예 굶는 방식이었는데, 1분 1초가 괴로웠고 하루를 보내기가 지옥이었다. 이러고 왜 사나 싶었다. 살은 당연히 빠졌다! 살을 빼고 뿌듯해한 것은 불과 며칠뿐, 다시 음식을 씹어 삼키기 시작하자 도로 살이 찌고 말았다.

여기서 끝이 아니다. 운동중독 다이어트도 있다. 운동을 하루에 5시간 이상 하며 살을 뺐다. 5시간 이상 운동을 하면, 의지로 인해 몸이 움직이는 것이 아니라 설명할 수 없는 힘에 의해 몸이 조종당하고 있는 것 같은 느낌이 든다. 원 푸드 다이어트나 이상한 식이요법을 이용한 다이어트에 비하면 나쁜 방법은 아니었다. 하지만 역시 그렇게 과도한 운동을 평생 지속할 수 있는가에 대한 물음에는 선뜻 대답할 수 없었다. 조선 시대로 돌아가 노비가 된다면야 모를까, 안 먹고 10시간 움직이기란 불가능한 일이니 말이다.

이외에도 토마토, 당근, 달걀흰자만 일주일 이상 먹는 원 푸드 다이어트 등 참으로 다양한 방식의 다이어트를 해 왔지만 어김없이 실패했다. 사실 다이어트라기보다는 '자해'에 가까운 수준이었다. 이런 극단적인 방식들은 살을 가져간 대신 괴로움을 안겨주었다. 그만큼 쉽게 요요현상을 겪게 되었음은 말할 필요도 없고. 나는 이렇게 몸으로 부딪혀보고 난 후에야 알게 되었다. 다이어트에 결코 지름길은 없다는 사실을!

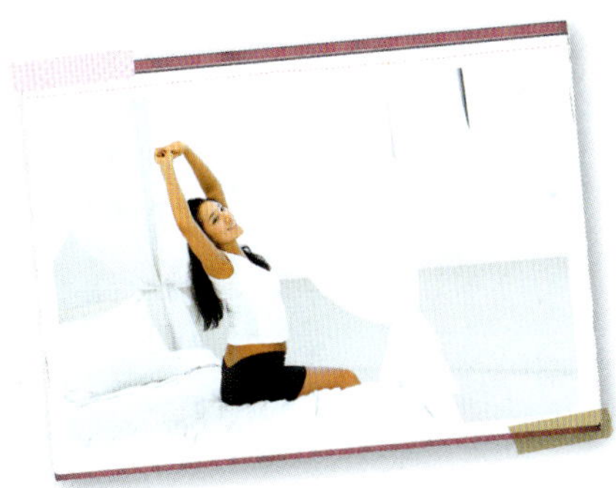

원 푸드 다이어트로 살은 뺄 수 있을지 모르나,
평생 건강한 몸을 가질 수는 없다.
다이어트 때문에 고민하는 사람들에게
내가 가장 많이 해 주는 말은 바로 이거다.
'먹어야 빠진다!'
먹는 것 자체를 즐기고, 건강한 음식을 즐겨야
다이어트라는 마라톤에서 승리할 수 있다.

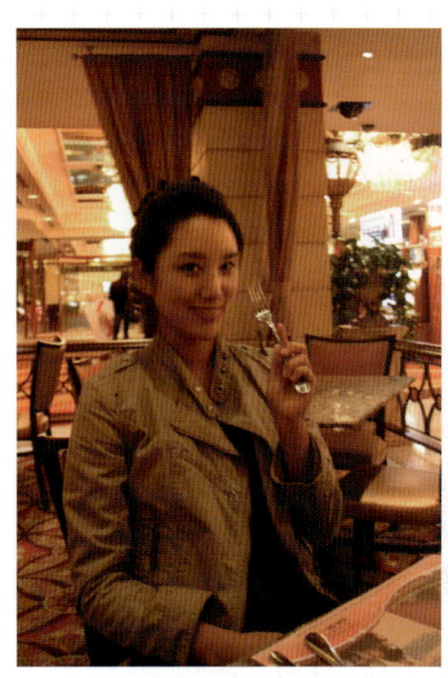

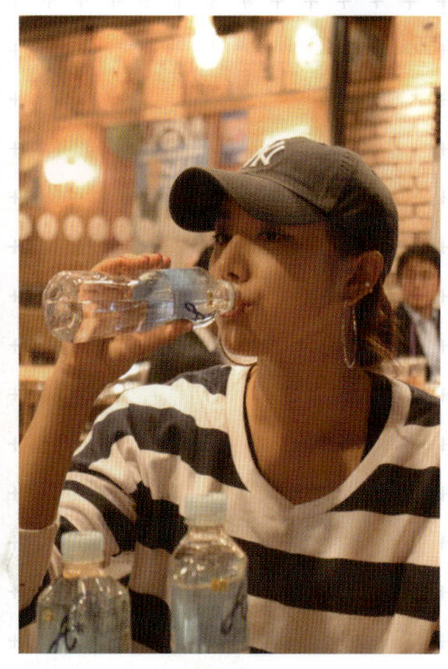

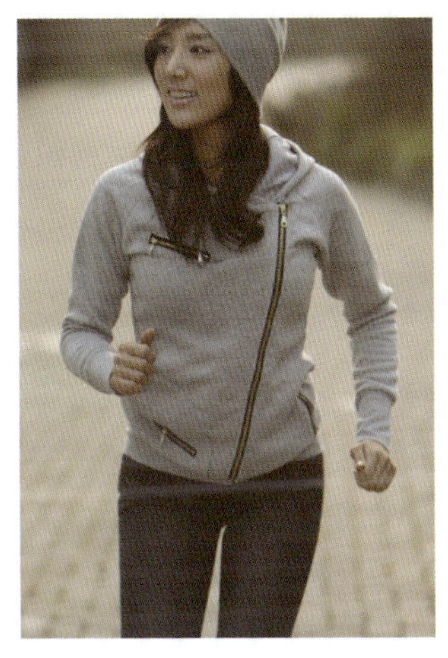
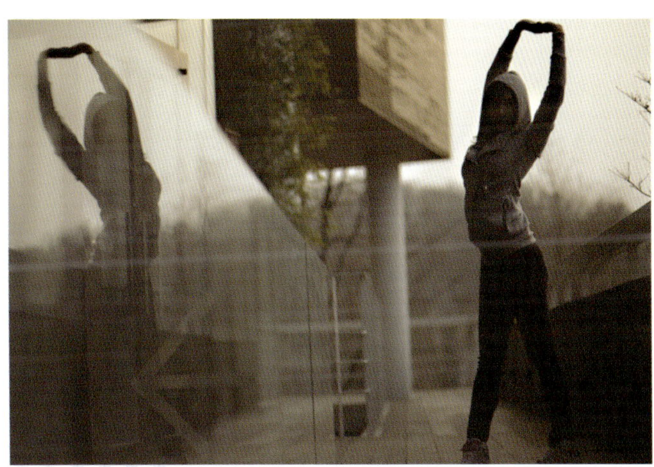

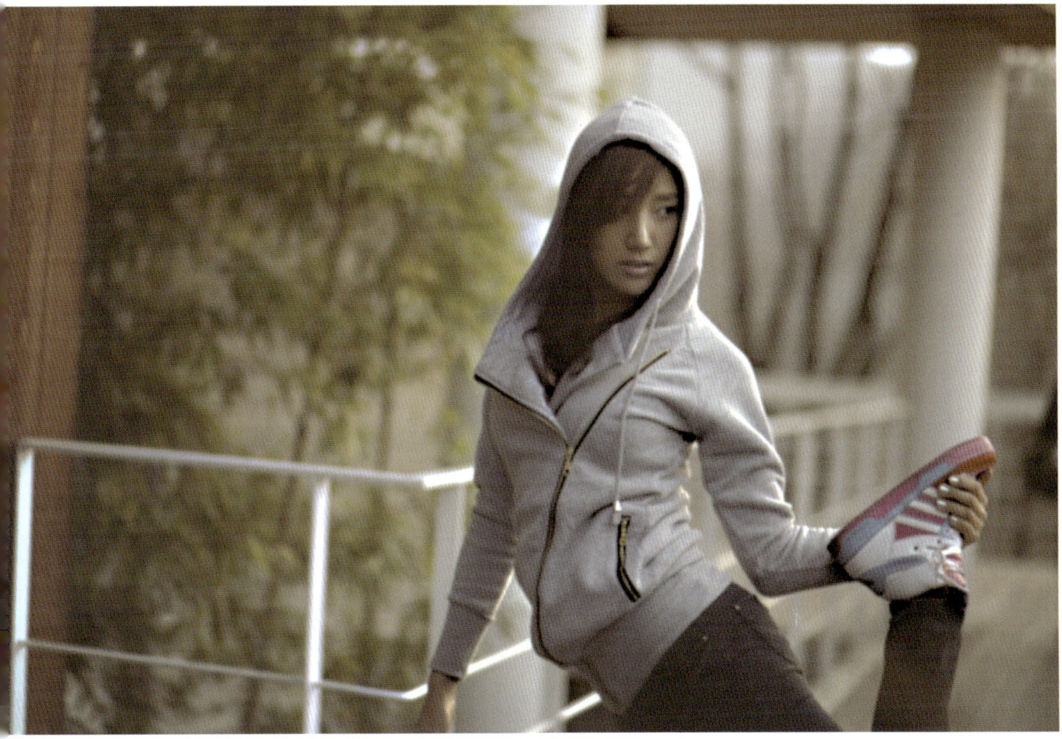

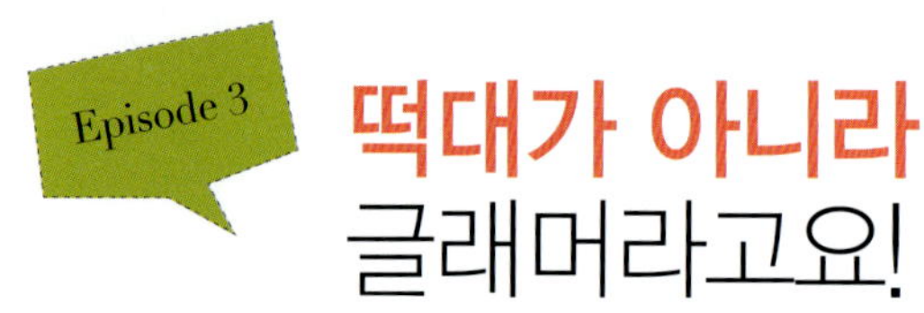

떡대가 아니라
글래머라고요!

중학교에 입학하면서 입게 된 교복. 누군가에게는 설렘일 수도 있었겠지만 내게는 곤욕이었다. 일단 기장부터 맘에 들지 않았다. 무릎 위로 올라가지 않는 애매한 기장의 교복 스커트는 근육이 있는 종아리를 더욱 도드라져 보이게 하는 데 일조했다. 가뜩이나 하체가 튼실한 편인 내게는 최악이었다. 물론 먹고 앉아서 공부만 하자 슬슬 살이 오르기 시작했던 탓도 있었던 것 같다.

미드 〈가십 걸〉 속 교복처럼 비현실적인 미니 기장의 치마였다면 그래도 어느 정도는 슬림해 보일 수도 있었을 텐데……. 어쨌든 그 이상한 기장마저 굴복시켰던 사람들이 있었으니, 바로 근육 하나 없이 밋밋하고 가느다란 종아리를 가진 아이들이었다. 어정쩡한 기장의 스커트도 완벽히 소화할 수 있는 젓가락 종아리! 내겐 늘 '꿈'이었던 그것. 하지만 아무리 살을 빼도 근육 없이 가느다란 팔다리와 빼빼 마른 일자 라인 종아리를 가질 수는 없었다. 대학교 때 첫 다이어트에 성공한 이후에도 딜레마는 계속되었다.

그랬던 나의 마인드가 점차 변하게 된 계기가 있었다. 사회생활을 시작하고 나서 이따금씩 일 때문에 외국에 나갈 기회가 생겼는데, 그럴 때마다 몸이 예쁘다는 칭찬을 수도 없이 듣게 된 것이었다.

"다리가 너무 예뻐요! 당신 같은 종아리를 만들려면 어떻게 해야 하나요?"

처음엔 예의상 해주는 말인 줄 알고 '썩소'로 화답했는데, 알고 보니 그들의 부러움은 진심이었다. 젓가락처럼 가늘고 일자인 다리가 '날씬함'의 기준인 우리나라와는 달리, 움직일 때마다 살짝살짝 근육선이 비치는 내 다리가 그들에겐 미의 기준이었던 것이다. 중·고등학교 시절부터 콤플렉스였던 내 종아리도 그들에겐 멋진 각선미였고, 운동을 많이 한 탓에 두꺼웠던 허벅지도 그들에겐 로망이었다.

처음에는 혼란스럽기만 했다. 우리나라에서는 호불호가 극명하게 갈려 부끄럽게 느껴지기도 했던 내 다리와 몸이 어째서 외국에서는 동경의 대상인지 도무지 이해할 수 없었다. 그러나 시간이 지나면서 아름다운 몸에 대한 인식의 차이 때문임을 자연스럽게 깨닫게 됐다. 우리의 기준으로 볼 때는 '저게 무슨 몸이냐, 떡대만 크다, 육덕지다' 등의 평가를 받는 몸이, 미국이나 유럽 등지에서는 '아름답다, 섹시하다'는 정반대의 평가를 받는다는 것도!

미국이나 유럽 등지에서는 비쩍 마르기만 한 몸을 아름답다거나 날씬하다고 표현하지 않는다. 그들이 섹시하다고 인정하는 몸은 정성스럽게 노력해 만든 탄탄한 몸이다. 할리우드 파파라치 사진만 봐도 알 수 있다. 할리우드 스타들은 단순히 마르기만 한 몸을 갖고 있지 않다. 마른 몸일지라도 운동으로 다져져 근육이 살아있는 경우가 많

> 몸에 대한 인식이 변하자 더 이상 빼빼로 같은 몸이 부럽지 않았다. 오히려 가느다란 팔다리를 휘젓고 걷는 비쩍 마른 여인들을 볼 때면 동정심마저 생겼다.

다. 통통한 스타들 역시 운동으로 다진 탄탄한 글래머러스함을 뽐낸다. 내로라하는 스타들이 운동복 차림에 모자를 푹 눌러쓰고 피트니스 센터로 향하는 모습은 흔한 풍경이다. 그들은 엄청난 돈을 운동과 식이요법에 투자한다. 병적으로 운동에 집착하는 스타들도 쉽게 찾아볼 수 있을 정도다.

그제서야 깨닫게 되었다. '무조건 마르기'보다 더 어려운 것은 몸을 다듬고 만들어가는 일이라는 것을! 그러면서 서서히 몸에 대한 이상형과 목표가 달라졌다. 몸을 마르게 만들 것이 아니라 시간을 두고 예쁘게 빚어나가고 싶어졌다. 고귀한 조각품처럼 조금씩 다듬어나가는, 나만이 가질 수 있는 섹시한 몸을 꿈꾸게 되었다. 그렇게 몸에 대한 인식이 변하자 더 이상 빼빼로 같은 몸이 부럽지 않았다. 오히려 가느다란 팔다리를 휘젓고 다니는 비쩍 마른 여자들을 볼 때면 동정심마저 생겼다. 커피와 군것질을 일삼는, 눈이 퀭한 말라깽이들에게서 살아있는 활기찬 에너지와 매력을 느끼기란 불가능했으니까.

내가 꿈꾸는 몸은 여성다운 매력이 충만한 몸이다. 내가 가지고 싶은 몸은 축 늘어진 상한 생선 같은 몸이 아니라, 비늘을 반짝이며 살아 움직이는 활어 같은 몸이다. 내가 아름답다 부르는 몸은 완벽함을 떠나 스스로 노력하며 땀을 흘려 가꿔 나가는 몸이며, 한 번이라도 만져보고 싶은 탄력과 섹시함을 가진 몸이다. 내가 만들어나가고 싶은 몸은 바라보는 것만으로도 건강해지는 것 같은 생명력 가득한 몸이고, 시간이 갈수록 아름다움이 더해지는 예술품 같은 몸이다. 내가 가진 아름다움을 최대한 살리는 몸, 그런 몸이야말로 내가 평생 가지고 살고 싶은 몸이다!

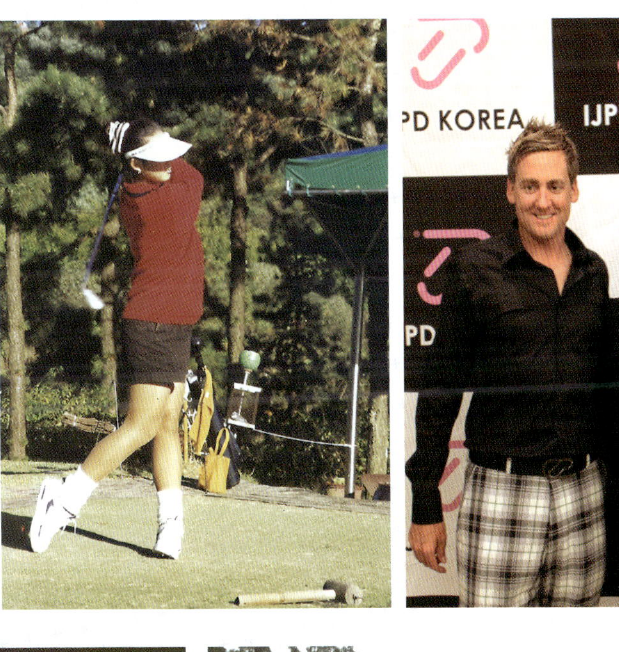

유난히 도드라져 보였던 종아리는 내 오랜 콤플렉스였다.
하지만 몸에 대한 인식이 변하고 나자
그토록 미워 보이던 다리가 매력적으로 보이기 시작했다.
오랜 운동으로 가꿔진 탄력 넘치는 다리야말로
아무나 가질 수 없는 나만의 것임을 깨닫게 된 것이다.

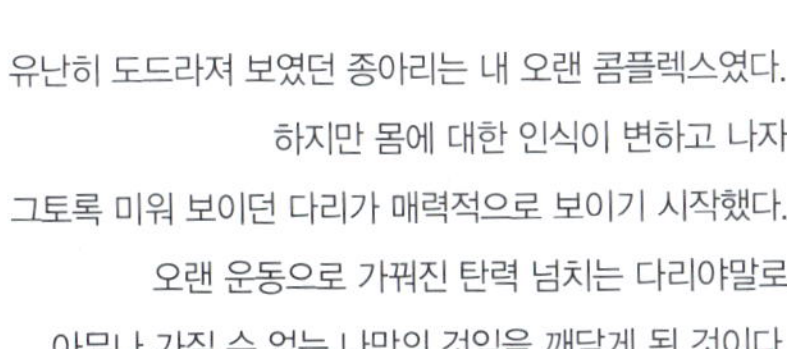

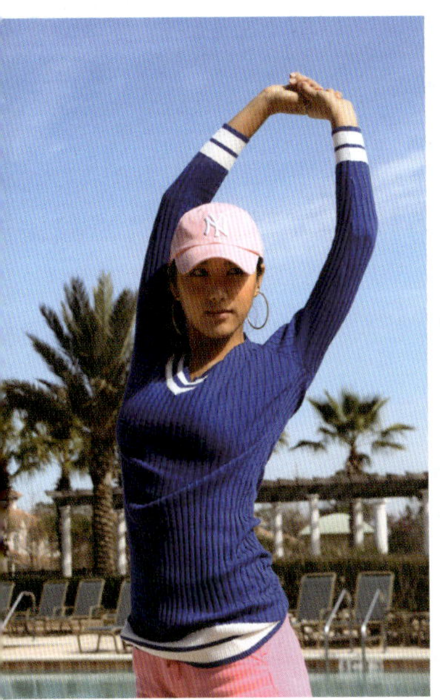

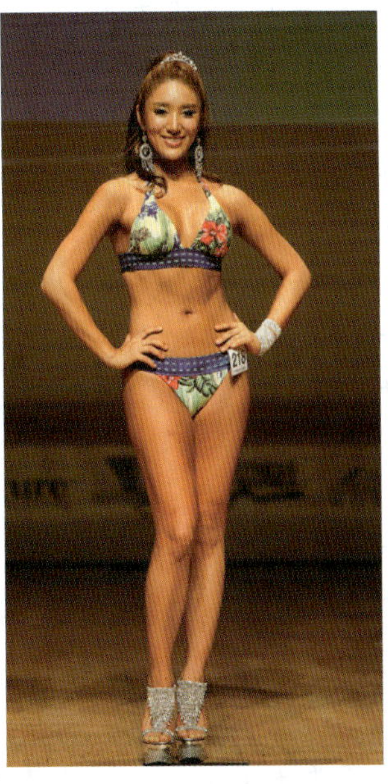

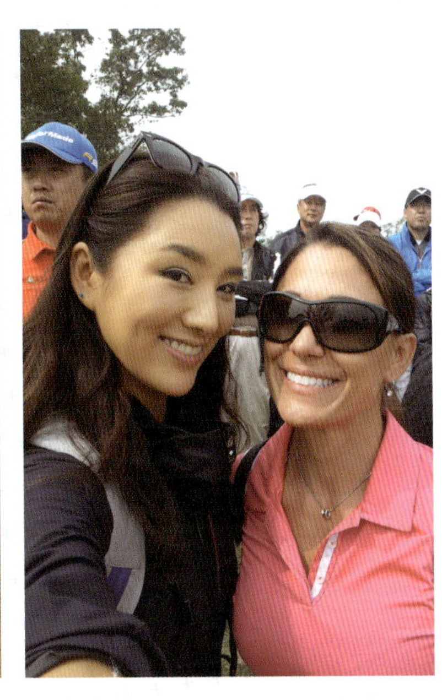

왜 남의 기준에
나를 맞춰야 하지?

돌이켜보면 나는 아름다움과 멋진 몸, 매력에 대한 기준을 찾기 위해 20대의 반 이상을 홀로 고군분투했던 것 같다. 버드나무 가지처럼 흔들리는 우유부단함과 얇은 귀를 가졌던지라 타인의 평가에 따라 이리저리 흔들리곤 했다. 같은 사이즈에 같은 몸을 가졌다 해도 보는 이의 관점에 따라 날씬하다고 평가될 수도 뚱뚱하다고 평가될 수도 있는 것을, 왜 그때는 몰랐단 말인가! 여하튼 그때의 나는 늘 어떤 것이 정답인가에 대한 갈등으로 괴로웠다. 귀신같았던 엄마의 지적도 한몫 단단히 거들었다.

"너 또 무거운 거 드는 운동하지?"

세상에서 자신을 제일 잘 아는 사람은 자기 자신이라지만, 내겐 나보다 더 예리한 인물이 딱 한 명 있다. 바로 우리 엄마. 엄마는 내가 조금이라도 운동을 해서 몸이 변한 것 같으면 귀신같이 알아채고 잔소리를 했다. 그런 엄마가 내 몸에 대한 잔소리를 그만둔 지는 그리 오래되지 않았다. 그전까지는 늘 싸움의 연속이었다.

"저 등빨 봐라. 너 요즘 등 운동하지? 너도 다시 일하려면 다른 애들처럼 말라야지!"

"아니, 엄마가 이렇게 낳아놓고서는 왜 나한테 난리야? 운동 안 하거든!"

더 세게 반박을 하긴 했지만 씁쓸했다. 낳아준 엄마도 내 속을 모르는데, 난 누굴 의지해야 하나? 왜 내가 원하는 내 모습과 세상이 정해놓은 기준 사이에서 흔들려야 하지? 끊임없이 질문을 던져 보았지만, 나는 어쩔 수 없는 갈대였다. 여전히 흔들거렸다.

하지만 이후 여러 가지 일을 겪게 되면서 나만 가지고 있는 것들이 얼마나 소중한지를 확실히 깨닫게 되었다. 다른 사람들보다 완벽하거나 잘나서가 아니라, 시행착오와 실수, 상처를 겪으며 내게 부족한 것은 무엇이고 내 장점은 무엇인지를 직시할 수 있게 됐기 때문이었다. 비로소 남의 기준에서 자유로워질 수 있게 된 것이다!

텔레비전을 켰다 하면 쏟아져 나오는 마론 인형같이 예쁜 사람들처럼 될 수 없다면, 남들과는 다른 방식으로 나를 매력적으로 만들 요소를 찾아야 했다. 고민 끝에 타고난 몸을 더 건강하고 섹시하게 가꾸어가는 것이 옳다는 확신을 얻었다. 그제야 비로소 나는 행복해지고 당당해질 수 있었다.

예전에는 어깨가 넓은 것이 콤플렉스였지만, 이제 더 이상 넓은 어깨를 부끄러워하지 않는다. 오히려 어깨가 넓은 긍정적인 이유들을 먼저 생각하는 '넓은 어깨 예찬론자'가 되었다. 또, 예전에는 다리의 근육을 최대한 없애면서 엉덩이를 밋밋하게 만들기 위해 하체 운동은 하지 않으면서 마사지와 유산소운동에만 집착했다. 하지만 요즘은 그 반대로 엉덩이를 한껏 올리기 위해 힙업 운동을 열심히 하고, 다리 라인을 잡으면서 허벅지도 더욱 탄력 있게 만들기 위해 하체 운동을 고르게 하고 있다. 재밌는 것은, 허벅지와 종아리는 더욱 가늘어지고 다리 라인도 더욱 예뻐졌다는 것이다!

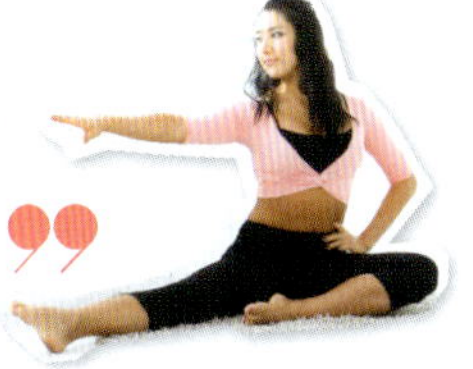

> 나를 매력적으로 만들 요소를 찾아야 했다. 고민 끝에 타고난 몸을 더 건강하고 섹시하게 가꾸어가는 것이 옳다는 확신을 얻었고, 비로소 나는 행복해지고 당당해질 수 있었다.

　예전에 최고의 섹시 디바인 비욘세의 콘서트에 간 적이 있다. 코앞에서 본 비욘세의 몸은 솔직히 말하자면 '굵은 허벅지에 떡대 좋은 몸'이었다(여담이지만 비욘세 허벅지가 나보다 굵다는 사실은 다소 감동적이기까지 했다). 그러나 가수라는 직업에 200% 충실한 멋진 노래 실력, 자신을 표현할 줄 아는 당당한 매력이 어우러진 비욘세의 모습에서 나는 진짜 섹시함이 무엇인지 느낄 수 있었다.

　대한민국 여자 축구선수팀이 여자 월드컵 대회에서 우승을 차지했을 때는 또 어떤가? 그녀들의 빛나는 웃음 앞에 온 국민이 울고 웃었다. '축구선수 다리 같다'는 말은 다리가 굵은 여성들에게 쉽게 던지는 농담이건만, 그날만큼은 놀림감의 대상인 '축구선수 다리'가 더없이 아름다워 보였다.

　장미란 선수가 3관왕을 했을 때에도 마찬가지였다. 그녀가 역기를 들어 올릴 때마다 과연 아름다움의 정답이 무엇인가를 생각하게 됐다. 현실적인 미의 기준에서 본다면 장미란 선수는 완전히 반대의 외모를 가지고 있지만, 열심히 운동하는 그녀가 아름답다는 데에 반대의견을 제기할 사람은 없을 것이다. 만약 장미란 선수 옆에 비쩍 마르고 예쁘기만 한 여성이 흐릿한 눈동자를 깜빡이며 앉아있다면 과연 어느 쪽이 멋져 보일까? 내 눈에는 장미란 선수가 훨씬 아름다울 것 같다.

　아름다움과 날씬함에 대한 기준은 하나로 정의될 수 없고 늘 변화한다. 뿐만 아니라 개인이 어떻게 자신을 연출하느냐에 따라 달라진다. 날씬함과 마른 것, 글래머와 육덕, 당당함과 떡대의 차이가 과연 무얼까? 그 누구도 딱 정의해 줄 수는 없다. 누구든지 자신만의 기준을 세워야 한다. 나만의 기준이 명확해진 지금, 나는 그 어느 때보다도 행복하다.

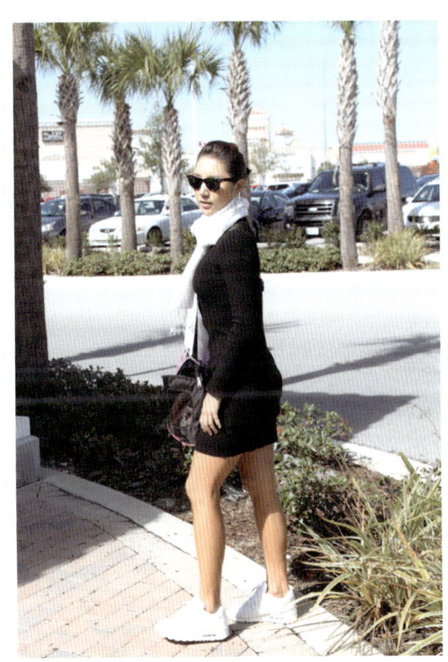

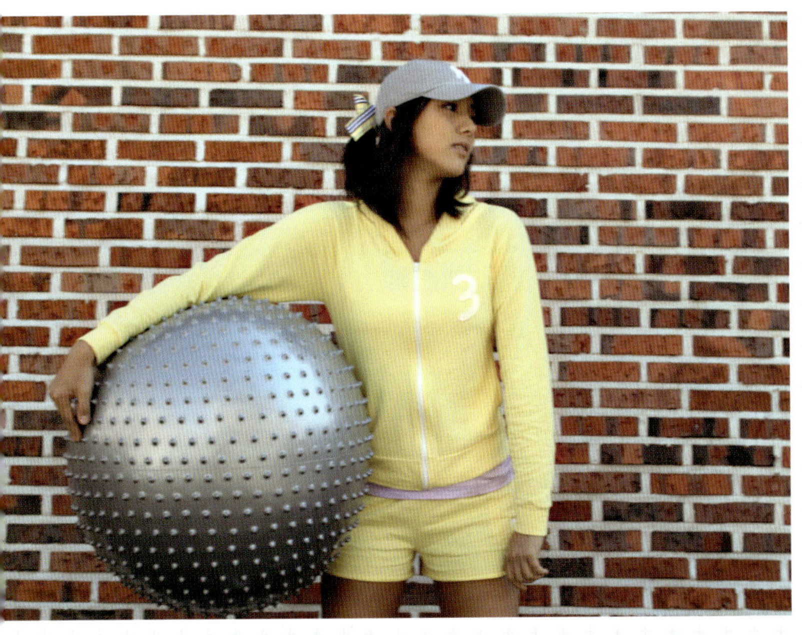

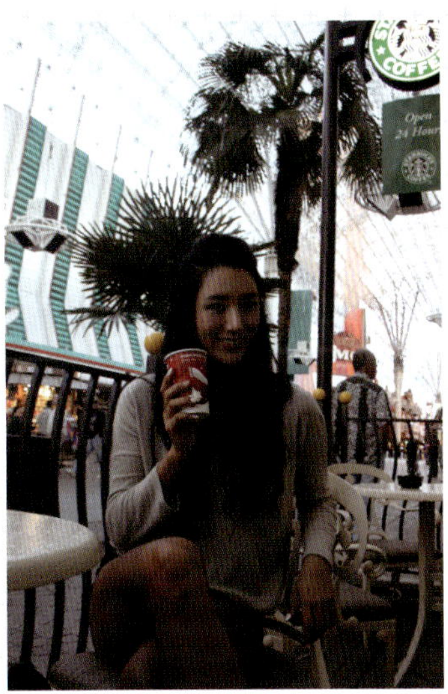

쭉쭉 빵빵 무결점 몸매를 가져야만 아름다울 수
있는 것은 아니다. 나만의 매력 포인트를 발견하고,
자신감 있는 태도를 지닌다면 얼마든지 아름다워질 수 있다.
아름다움의 출발은 단점을 장점으로 승화시키려는
노력에서부터 시작된다.

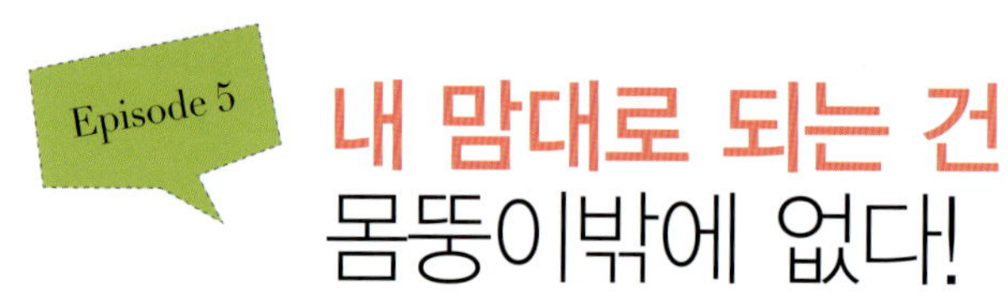

내 맘대로 되는 건
몸뚱이밖에 없다!

미스코리아 출신 트레이너, 골프 선수, 방송인, 통역가, 작가, MC……. 내 이름에 따라붙는 많은 수식어들 때문에 나를 소위 말하는 '엄친딸'쯤으로 생각하는 이들이 많은데, 사실 난 '엄친딸'이니 '여신' 같은 단어들과는 멀어도 한참 멀다. 수려한 가문에서 태어난 공주님은 고사하고, 아마존 밀림에 떨어져도 금세 적응하고 뛰놀며 살아갈 지극히 현실적인 캐릭터다. 알고 보면 허점 많은 허술한 사람이기도 하다. 그나마 내세울 수 있는 장점이라면 쉽게 포기하지 않는 진드기 근성, 노력하는 과정을 제법 긍정적으로 받아들일 줄 아는 털털한 성격 정도?

어쨌든 무수히 많은 사연을 안고 살아가는 다른 이들처럼 내게도 숨겨진 고통의 나날들은 존재한다. 많은 일들을 하고 있는 지금과는 달리 20대의 대부분을 절망과 실패, 좌절과 어둠 속에서 보낸 탓이다. 내 20대의 3분의 2는 아무 일도 못하고 전전긍긍한 기억으로 채워져 있고, 나머지 3분의 1은 기다림과 인내로 채워져 있다.

22살 어린 나이에 미스코리아로 선발되면서 또래 친구들과는 다른 환경 속으로 점프하게 됐다. 방송일과 대중적인 활동을 시작하게 된 것이다. 이후 2년 정도는 무난하게 지나갔다. 그러다 일이 터졌다. 많은 연예인들이나 방송인들이 심심찮게 당하는,

사람으로 인한 사기와 피해를 호되게 당한 것이었다.

24살, 남들은 한창 사회생활을 시작할 나이에 나는 날개가 꺾여 주저앉아 있어야 했다. 많던 일은 다 끊기고 갑자기 모두가 내게서 등을 돌렸다. 가족들과 나의 하루하루는 눈물과 울분, 한숨으로 채워졌다. 누군가 내 존재와 역할의 필요성을 느껴 나를 찾아주고, 알맞은 무대와 판을 깔아줘야 가진 재능과 아이디어, 열정을 쏟아낼 수 있을 텐데……. 아무도 날 찾아주지 않았다. 정말이지 하루하루가 죽을 맛이었다.

그 와중에서도 난 결심했다. 좌절과 절망 대신 멋진 미래를 꿈꾸리라고, 절대로 힘들다고 징징거리거나 핑계대거나 방황하고 무너지지 않겠다고. 그리고 혼자 할 수 있는 것들은 무조건 다 하면서 다시 올 기회를 기다리겠다고 말이다.

미친 듯이 책을 독파하며 다양한 글을 썼고, 열심히 골프 연습도 했으며, 다양한 운동들을 배우고 익히고 자격증도 취득하며 버텼다. 하는 일 없는 '백조' 생활은 길었지만, 24시간을 쪼개 쓰면서 즐거운 마인드로 살기 위해 열심히 노력했다. 내가 운동과 진정한 사랑에 빠지게 된 건 바로 이때였다. 운동은 혼자서도 얼마든지 할 수 있는 것이었고, 노력한 만큼 정직한 결과를 보여주었다. 운동의 매력과 정직함이 주는 성취감을 맛본 덕분에 나는 다시 일어설 수 있었다.

> 세상이 나를 속인다든지 실망하고 힘이 빠질 때면 운동을 하며 마인드 컨트롤을 했다. 노력한 만큼 변화하는 몸처럼 언젠가는 일도 정직하게 결과를 돌려줄 것이라고 믿었다.

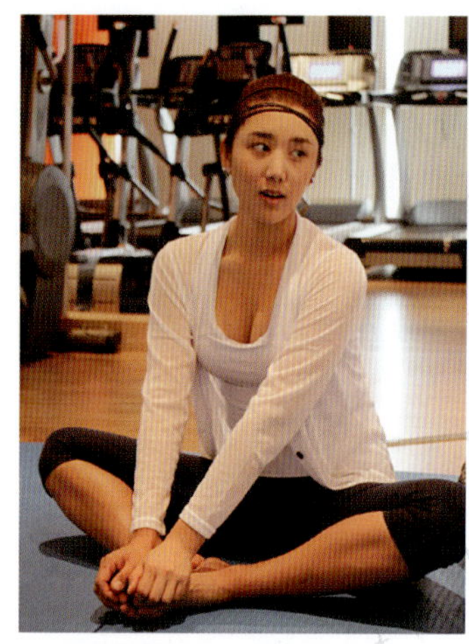

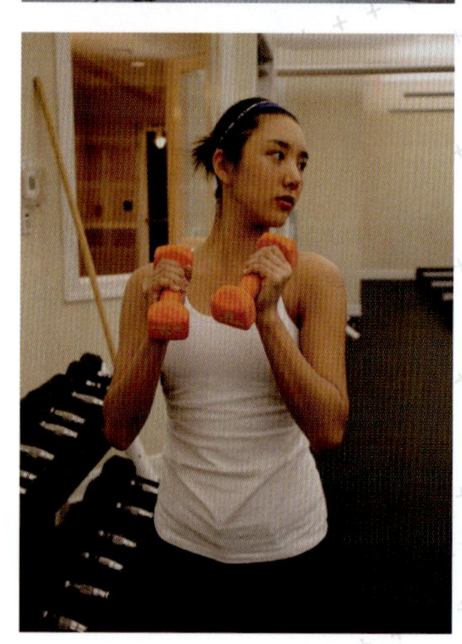

나는 운동이 좋다. 내게 있어 운동하는 시간은,
탄력 있는 몸매를 잃지 않기 위한 수단 이전에
내 몸과 긴밀한 대화를 주고받고 교감하는 시간이다.
나처럼 운동과 친해진다면 누구나 활력 넘치는
탄탄한 몸매를 가질 수 있게 될 것이다.

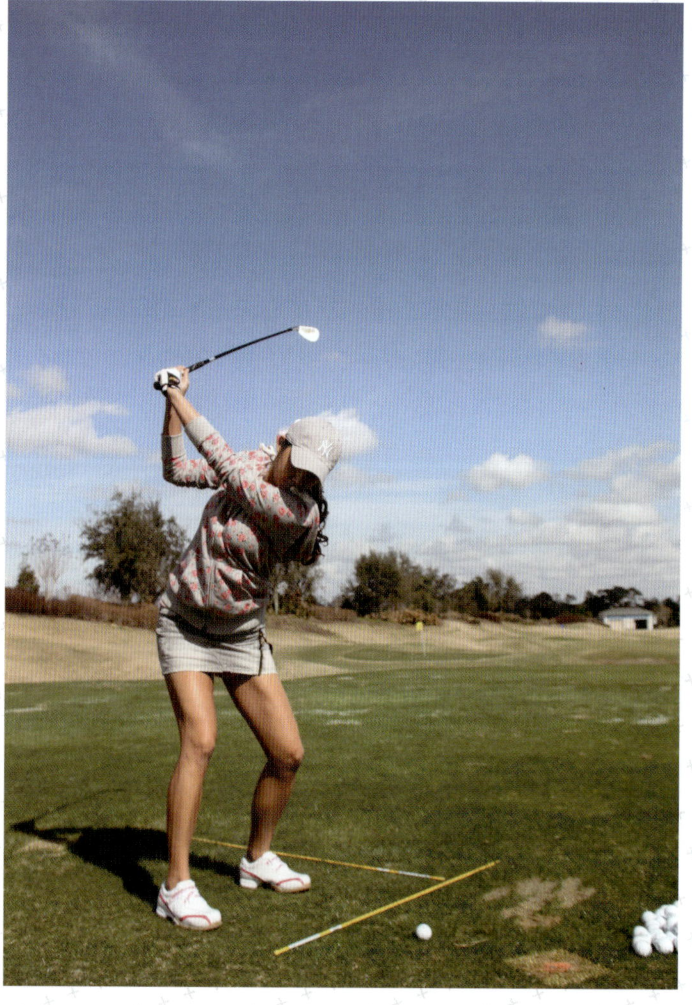

많은 사람들이 내게 다이어트와 운동이 괴롭다고 토로한다. 죽어도 살이 빠지지 않고, 평생 다이어트만 하며 사는데도 변하지 않는다며 한숨을 쉰다. 오늘도 또 운동해야 한다고 생각하니 눈앞이 노랗고 현기증이 나는 것 같다며 하소연한다. 이래도 안 빠지고 저래도 안 빠져서 아예 포기했거나, 괴로움을 참아가며 지옥 같은 다이어트와 운동을 억지로 하는 사람들, 혹은 항상 벼르고 벼르지만 엄두도 못 내고 시도도 못하며 후회만 하는 사람들이 수두룩하다.

이제껏 줄곧 부정적인 자세로 다이어트에 임해왔다면 숨 한 번 크게 내쉬고서 곰곰이 세상 이치를 한 번 곱씹어보자. 세상에 내 맘대로, 내가 원하는 대로 바꿀 수 있는 것이 얼마나 있던가? 누군가는 노력하면 이룰 수 있고 꿈은 꾸는 대로 이루어진다고 말하지만, 슬프게도 세상은 그리 호락호락하지 않다. 이러한 사실은 시간이 지날수록 더욱더 뼈저리게 깨닫게 된다. 잔인한 현실은 아무리 죽어라 노력해도 원하는 결과들을 마법처럼 건네주진 않는다.

몸은 내가 흘린 땀방울만큼 변한다. 적게 먹고 많이 움직이면 슬림해지고 가벼워진다. 물론 게을러져도 마찬가지다. 먹고 싶은 대로 먹고 운동을 하지 않다 보면 어느 틈엔가 옷이 맞지 않게 되고 거울 속의 내 모습이 미워지게 된다. 운동을 어떻게 하느냐에 따라서도 다르다. 엉덩이 운동을 열심히 하면 우리의 착한 엉덩이는 배신하지 않고 분명 운동 전과는 달라진 모습으로 변신한다. 두꺼운 팔뚝에도 지속적인 노력을 가하면 예쁜 라인이 잡힌다. 내가 직접 겪어봐서 안다. 34인치 바지를 입다가 26인치 바지를 입게 된 경험, 열심히 운동해서 변하는 몸을 보고 얻은 재미와 자부심이 힘든 시기에 큰 깨달음을 주었기 때문이다.

'이 세상에서 내 맘대로 되는 것은 내 몸뚱이밖에 없구나!'

세상이 나를 속일 때마다, 또다시 실망하고 힘이 빠질 때마다 나는 운동을 하며 마음을 다잡았다. 노력한 만큼 변화하는 몸처럼 언젠가는 일도 정직하게 결과를 돌려줄 것이라고 믿었다. 운동은 희망의 끈을 놓지 않고 달릴 수 있게 해준 원동력이었다.

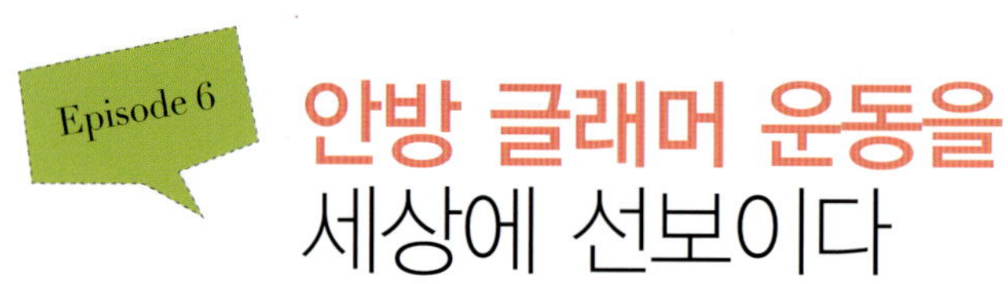

안방 글래머 운동을
세상에 선보이다

2009년의 끝자락에 블로그를 시작했다. 대중적 활동을 하는 입장에서 나 자신을 알리기 위한 노력이 필요했고, 그동안 '미스코리아 출신 골퍼'라는 타이틀에 가려져있던 나만의 여러 가지 장점들을 살려야 할 시기라고 판단했기 때문이었다.

전공인 골프도 인생을 풍요롭게 만들어주는 좋은 운동이지만, 지나친 마니아적 성향 때문에 모든 이들이 즐기고 관심을 갖기엔 현실적으로 무리가 있었다. 그래서 자연스럽게 오랜 기간 몸에 익히고 공부하고 발전시켜 온, 좀 더 다양한 분야의 운동들을 선보여야겠다는 결론에 도달했다.

대중과 소통하면서 내가 생각하는 몸에 대한 이야기, 운동법, 다이어트법 등을 나누고 싶기도 했다. 어차피 골프나 다이어트나 운동이나 모두가 다 잘 먹고 잘 살자고 하는 것들이 아니던가! 행복하게 몸을 움직이고 건강해지는 방법을 찾아주자는 중심만 잃지 않는다면 골프를 포함한 다양한 운동과 몸에 대한 이야기들도 얼마든지 그 속에 포함시킬 수 있을 것 같았다.

블로그에 대한 주제를 크게 '건강과 행복'으로 정하고, 카테고리를 골프, 운동, 다이어트, 식이요법 등으로 나누어 콘텐츠를 올리기 시작했다. 그동안 잡지 등 매체에 기고했던 칼럼 등을 포함해 다양한 내용들을 올리면서 자연스럽게 운동법도 올리게 되었다. 평소에 운동을 하고 싶은데 하지 못하는 사람들, 시간이 없거나 바빠서 늘 핑계만 대고 운동과는 담 쌓고 있는 이들에게 운동할 수 있는 방법을 제시해주고 싶었기 때문이었다.

처음에는 내가 즐겨 하거나 추천하는 운동들을 사진과 설명으로 보여주는 식이었다. 좀더 욕심이 생기자 동영상으로 올리고 싶다는 생각을 하게 됐다. 동영상으로 실제 운동하는 것을 보여준다면, 남들도 나와 함께 운동하는 기분으로 따라 할 수 있지 않을까? 요즈음은 다들 보는 눈이 높아져서 고화질의 깔끔한 배경에서 찍어야 한다는 주변 사람들의 의견을 수렴해 스튜디오에서 첫 동영상을 촬영했다. 총 다섯 가지 운동법을 찍었고, 동영상은 깔끔하게 잘 나왔다. 업데이트를 하자 예상했던 대로 실제로 운동을 따라 할 수 있는 방식이 인기를 끌어 방문객 수가 올라가기 시작했다.

하지만 동영상을 볼 때마다 모순적인 느낌을 지우기가 힘들었다. '누구든지 안방에서 간단하게 할 수 있다'를 모토로 삼고 있으면서, 정작 나는 하얀 배경의 스튜디오에서 뽀샤시하게 화장한 모습이라니! 풀 메이크업을 한 채로 잠드는 드라마 속 여주인공을 욕할 일이 아니었다. 실제로 사람들이 운동할 방은 스튜디오같이 넓고 깔끔한 장소가 아니라 온갖 짐들로 차 있고 가끔은 어지럽게 놓인 물건들 때문에 발 디딜 틈도 없는 소소한 공간일 텐데……. 고민 끝에 나는 동영상 촬영이 가능한 DSLR을 장만해 내

> 내가 건강함이 주는 행복을 사랑하는 한 안방 글래머 운동도, 함께 많은 이들과 나누는 다이어트와 운동에 대한 이야기도 결코 멈추지 않을 것이다.

방에서 운동하는 장면을 촬영하기로 했다. 삼각대 위에 카메라를 올려놓고, 화장도 하지 않은 채 집에서 막 입는 옷 그대로 나 혼자 북 치고 장구 치며 땀 흘리는 모습을 고스란히 담아냈다. 그 영상을 처음 올렸던 날, 엄마의 꾸중은 엄청났다.

"그 지저분한 방을 왜 올려! 더럽게 치우지도 않고……. 방송한다는 애가 제정신이니? 당장 지워!"

하지만 나는 반박했다. 사람들에게 무언가 전달하려면 있는 그대로의 모습을 보여주어야만 모두가 공감할 수 있을 거라고 생각했다. 그리고 내 선택이 옳았다는 것이 서서히 드러났다. 스튜디오에서 찍었던 동영상보다 안방에서 혼자 찍은 동영상에 대한 반응이 훨씬 좋았던 것이다! 공감대를 형성하며 실제로 운동을 따라 하는 마니아들이 생기면서 블로그 방문객 수는 하루가 다르게 올랐다. 매일 올리는 내 운동 동영상이 마치 자신만을 위한 트레이너 같다는 흐뭇한 피드백이 이어졌다. 나는 더욱더 신이나 다양한 운동 동영상 콘텐츠를 만들었고, 블로그를 통해 다른 사람들과 다이어트와 운동, 몸과 건강에 대한 생각을 적극적으로 나눴다. 사람들의 이야기를 직접 듣게 되면서 얼마나 많은 이들이 운동을 하고 싶지만 어떻게 해야 하는지 몰라서 발만 동동 구르고 있는지 알 수 있게 되었다.

✳   ✳   ✳

그렇게 발전시킨 운동법을 SBS 〈스타킹〉에서 '안방 보톡스 운동법'이라는 이름으로 소개했다. 무조건 마른 몸이 아니라 빈 부분은 채워주고 과한 부분은 슬림하게 만들어주는 보톡스 주사처럼 탱탱하고 탄력 있는 바디로 디자인해주는 운동법이라는 뜻에서 정한 이름이었는데, 상당히 마음에 들었고 반응도 열광적이었다. 그 몇 분의 방송으로 나는 건강 전도사, 트레이너 정아름으로 거듭나게 되었다.

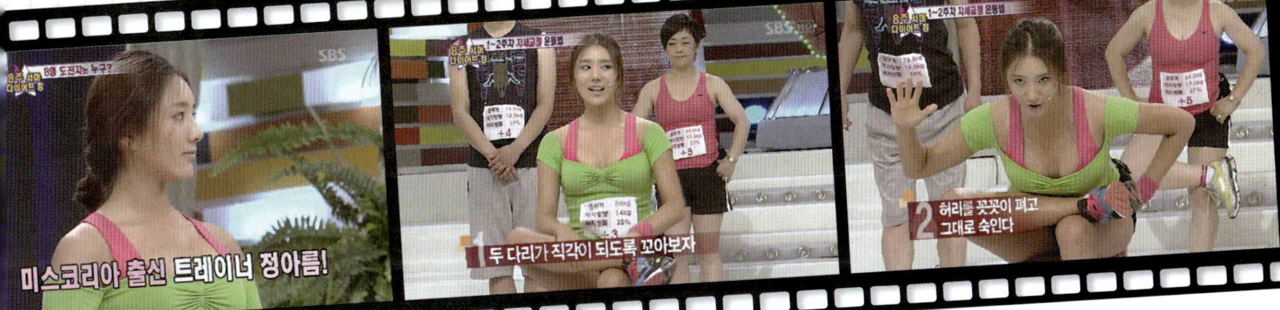

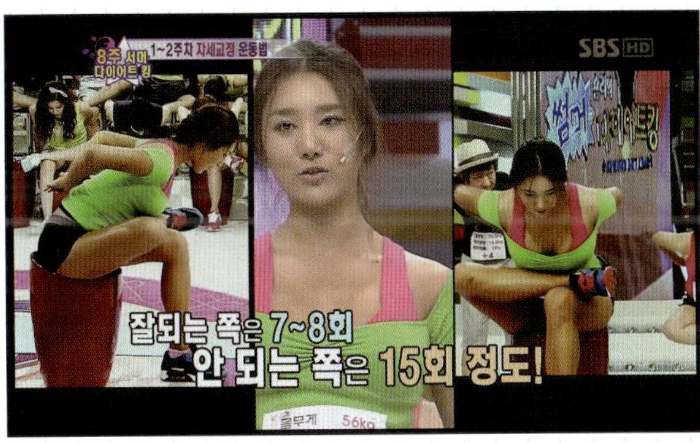

안방에서 간단하게 따라 할 수 있도록 만든 나만의 운동법을
SBS 〈스타킹〉에 '안방 보톡스 운동법'이라는 이름으로 소개했다.
처음 방송을 타던 날, 실시간 검색어에서는 내 이름이 사라질 줄을 몰랐고
이후 운동법을 소개할 때마다 과분할 정도로 많은 관심과 성원을 받았다.
다이어트와 몸만들기에 대한 사람들의 관심이 지대함을
다시 한 번 느낄 수 있었던 시간이었다.

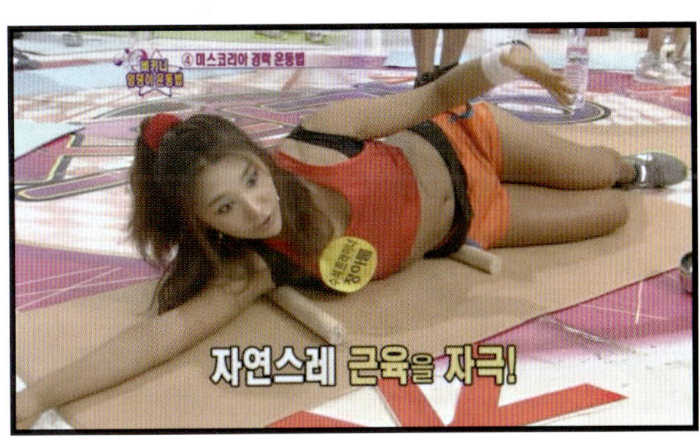

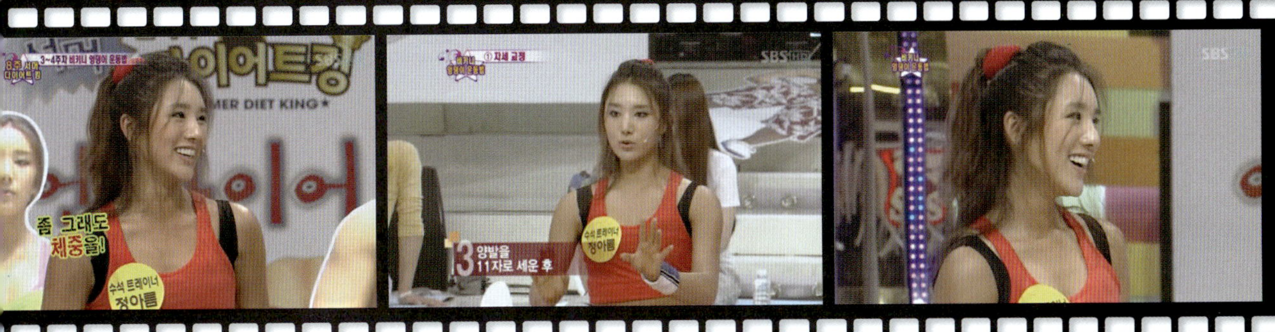

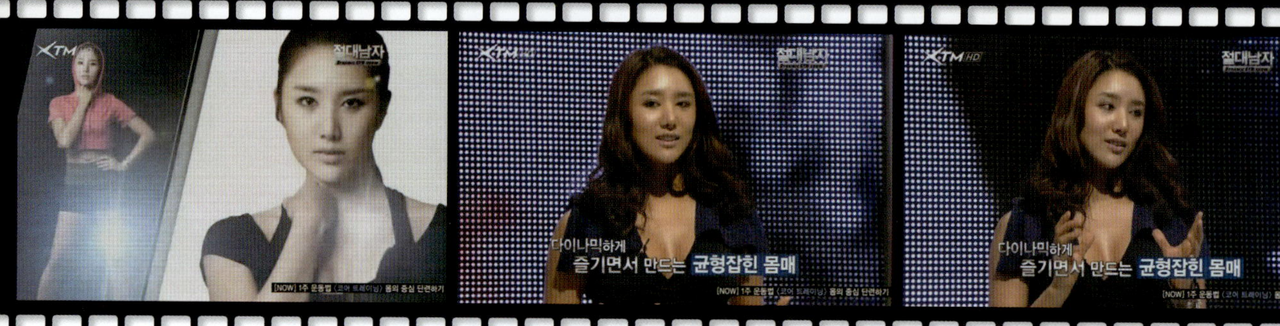
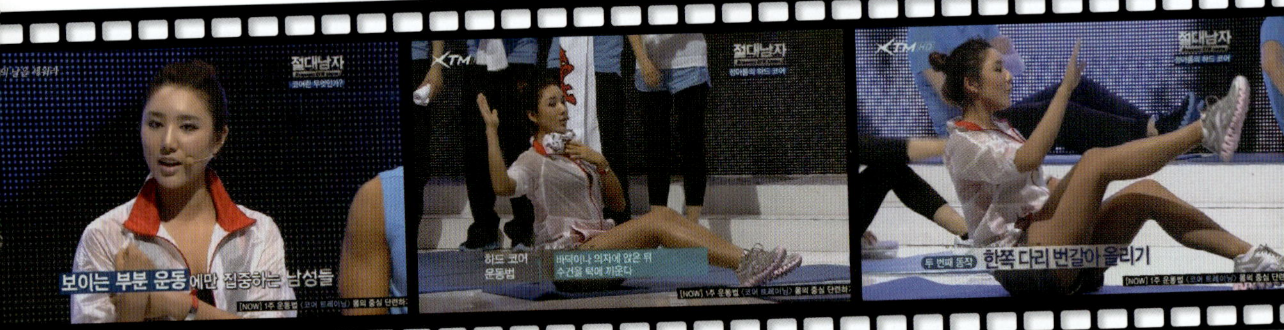

피트니스 버라이어티 XTM 〈절대남자〉 시즌 1의 트레이너로 활약했던 시절의 모습.
13주간 '정아름의 퓨전 트레이닝'이라는 이름 하에 남성을 위한 운동 비법을 선사했다.
함께 운동하며 땀 흘릴 수 있어 그 어느 때보다 행복하고 즐거운 시간이었다.

그러나 애석하게도 '안방 보톡스 운동법'이라는 이름은 오래가지 못했다. 소위 말해 '뜨고' 나자 보톡스 약물을 수입하는 회사에서 '보톡스'라는 단어를 사용하지 말라는 경고가 들어온 것이다. 대체할 수 있는 이름을 찾기 위해 고심하다가 새롭게 정한 것이 '안방 글래머 운동법'이었다.

여기서 잠깐! 우리나라 사람들의 '글래머'란 단어에 대한 인식은 잘못돼도 한참 잘못돼 있다. 지금은 많이 나아지긴 했지만 아직도 '글래머' 하면 야하고 가슴만 큰 여성의 이미지를 떠올리는 이들이 있다. '글래머'라는 단어의 진짜 뜻은, ① 무언가를 매혹하다, ② 황홀한 매력, ③ 사람을 반하게 하는 아름다움이다. 운동을 통해 자신의 몸에 매력을 더하고 건강한 아름다움을 심어주고 싶은 마음, 사람들을 매혹시키고 반하게 만들고 싶은 욕망은 누구나 갖고 있는 것이다. 이러한 욕망을 충족시키고 자신감과 행복을 되찾길 바란다면, 여러 가지 운동을 결합해 만든 '안방 글래머 운동법'을 따라 해보자. '안방 글래머 운동법'이야말로 당신만이 가진 매력을 끌어내 줄 훌륭한 도구가 될 것이다.

모두가 운동을 사랑하게 되기를, 주어진 자신의 환경과 공간을 십분 활용해 자기 자신과 신나게 땀을 흘리며 데이트하는 자체를 즐기게 되기를 바라는 마음으로 나는 매일 아침 안방 글래머 운동 프로그램을 업데이트하고 있다. 블로그를 시작한 이후부터 당신이 이 글을 읽고 있는 지금 이 순간까지, 하루에 2개씩 올리는 포스팅을 하루도 거른 적이 없다. 내가 건강함이 주는 행복을 사랑하는 한 안방 글래머 운동도, 많은 이들과 나누는 다이어트와 운동에 대한 이야기도 결코 멈추지 않을 것이다.

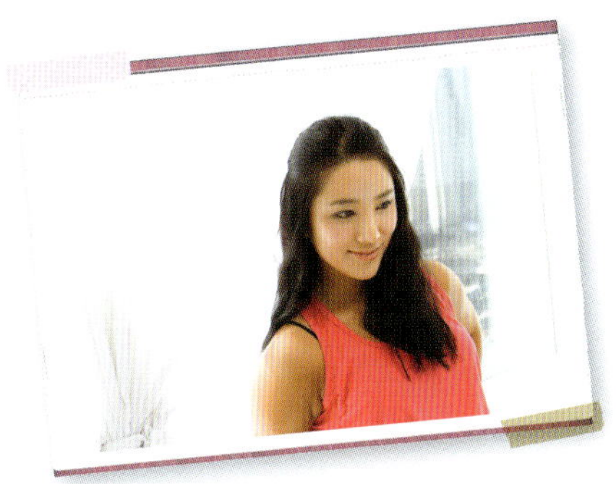

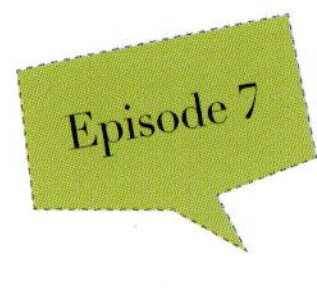

'정아름 몸무게'로
실시간 검색어 1위에 등극하다

대중적 활동을 하는 입장에서 사건 사고가 아닌 일로 인터넷 검색어에 오른다는 것은 영광스러운 일이다. 그만큼 사람들의 관심을 받고 있다는 뜻이니까. 2010년 SBS 〈스타킹〉을 통해 트레이너 정아름으로서의 첫 방송을 성공적으로 치룬 이후, 운동법이나 다이어트와 관련되어 몇 번 검색어에 이름이 오르는 기쁨을 누렸다. 운동법과 다이어트법을 소개할 때마다 매번 뜨거운 관심을 받았음은 물론이다.

"몸무게에 집착하지 마세요. 근육이 많으면 같은 몸이라도 몸무게는 무거울 수 있어요. 무조건 몸무게만 줄이기는 쉽지만, 중요한 것은 무조건 숫자만 줄이는 것이 아니죠!"

"내가 타고난 어깨를 깎을 수 없고 엉덩이를 잘라낼 수 없잖아요?"

수많은 사람들이 내가 했던 이런 말들에 열렬한 박수를 보내면서 격한 공감대를 형성했다. 그간 얼마나 힘들었으면 이렇게들 좋아하실까 가슴이 아리기까지 했다. 매일같이 블로그와 메일, 트위터와 페이스북 등을 통해 피드백을 받으면서, 얼마나 많은 사람들이 몸무게와 몸에 대해 스트레스를 받고 있는지 다시 한 번 느낄 수 있었다.

그런데 한 번은 검색어 1위에 올라있는 내 이름을 보고 울어야 할지 웃어야 할지 분간을 할 수 없었던 적이 있다. 2011년 삼성 갤럭시탭 클래스 진행 이후 떴던 '정아름 몸무게'가 그것이었다. 이벤트 강의 진행 중에 몸무게에 집착하는 무의미함에 대한 열변을 토하며 '나 역시 50kg을 훌쩍 넘는다'며 솔직 고백을 한 게 화근(?)이었다. 관심은 감사히 받았지만, 멋진 배우와의 스캔들이나 엄청나게 좋은 일 때문이 아닌 '몸무게' 때문에 대중들의 관심을 모으다니⋯⋯. 조금은 창피한 마음이 드는 것도 사실이었다.

⁂   ⁂   ⁂

    다이어트의 성공 여부와 몸매의 아름다움을 체중계의 숫자가 100% 대변할 수는 없음에도 불구하고, 꽤 자주 이해하기 힘든 광경들과 안타까운 이들의 사연을 접하곤 한다. 대표적인 예가 피트니스 클럽 락커룸이나 사우나인데, 탈의와 동시에 몸무게를 재고 열심히 땀을 빼고 샤워와 사우나까지 마치고 나서 다시 몸무게를 잰다. 한숨이 절로 나오는 시추에이션이다. 만약 42.195km 마라톤을 뛰었거나 험한 산을 오르고 난 후, 36홀 라운드를 걸어서 마무리하고 나서라면야 혹시 모르겠지만, 1시간 남짓 운동하고 나서 몸무게가 '짠' 하고 줄어있기를 기대한다면 그야말로 '도둑놈 심보'가 따로 없는 셈이다. 하루 반짝 공부하고 성적이 무한대로 오르길 기대하며 성적표를 펼치는 것과 다를 바 없다.

'근육이 지방보다 훨씬 무거우므로, 건강하고 탄탄한 몸매는 체중계의 수치로 비교할 수 없다'라는 이론은 누구나 알고 있다. 문제는 그 사실을 머릿속으로는 이해하고 받아들이면서 자신에게는 적용시키지 못한다는 점이다. 그렇기에 예쁜 몸을 만들어나가지 못하고 1~2kg 줄이기에 집착하는 악순환을 반복한다.

 몸무게와 수치, 그 부정적 강박관념의 고리를 끊어준 것은 한 아름다운 중년 여인과의 만남 이후였다. 우연히 알게 된 40대의 그녀는 오랫동안 운동으로 다져온 꿀빛 다리와 잘록한 허리를 가지고 있었다. 그 나이에 그런 몸매를 유지하고 있다니, 신선한 충격이었다.

"저… 실례지만 몸무게가 어떻게 되세요?"

"저요? 53kg이에요. 1~2kg 정도는 쪘다 빠졌다 하죠."

"어머, 정말요? 전혀 그렇게 안 보여요!"

당당하게 53kg이라고 말하는 그녀의 키는 160cm가 채 되지 않는 아담체구였지만, 그녀의 바디라인은 숨 막힐 정도로 섹시했다. 45kg 무근육의 젊은 아가씨들 뺨 100대는 너끈히 후릴 만큼! 그 이후 나는 무의미한 몸무게에 대한 집착을 놓을 수 있었다.

지금도 내 몸 상태를 철저히 체크하지만 체중계 수치만으로 모든 것을 평가하지는 않는다. 오히려 뱃살을 잡아보거나 옆구리를 눌러보고, 거울 속의 내 모습을 본 뒤 판단해봤을 때 정답인 경우가 더 많다. 뱃가죽이 종잇장처럼 얇아지면 다이어트가 성공적으로 잘 되고 있다는 뜻이다. 그러면 주변의 감탄사가 들린다.

"너 요즘 살 빠졌지? 얼굴 라인이랑 몸이 달라졌어!"

옷 사이즈 역시 몸무게와 마찬가지다. 사실 방송인이라는 직업 특성상 옷 사이즈에 대한 강박관념에서 자유로워지기는 어려웠다. 간혹 촬영을 위해 사이즈를 체크해야 할 경우가 생기면 김수희 씨의 '애모'라는 노래의 한 소절이 계속 리플레이되곤 했다.

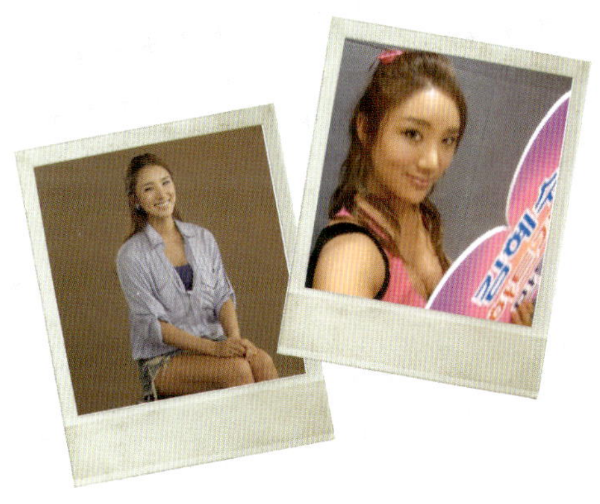

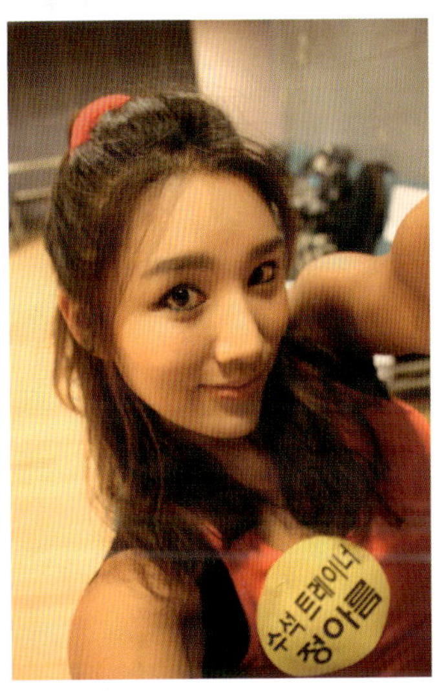

SBS 〈스타킹〉에 출연했을 당시, 숀리 선생님과 나는 '서머 다이어트 킹'이라는
살빼기 프로젝트를 진행 중이었다. 그때 63kg까지 몸무게를 불렸다가 61kg까지 뺐는데,
많은 사람들이 '그렇게 보이지 않는다'라며, 63kg도, 61kg도 믿을 수 없는 수치라고 말했다.
원래 몸무게보다 훨씬 날씬해 보이는 것, 이게 바로 운동으로 다져진 몸매의 힘이다.

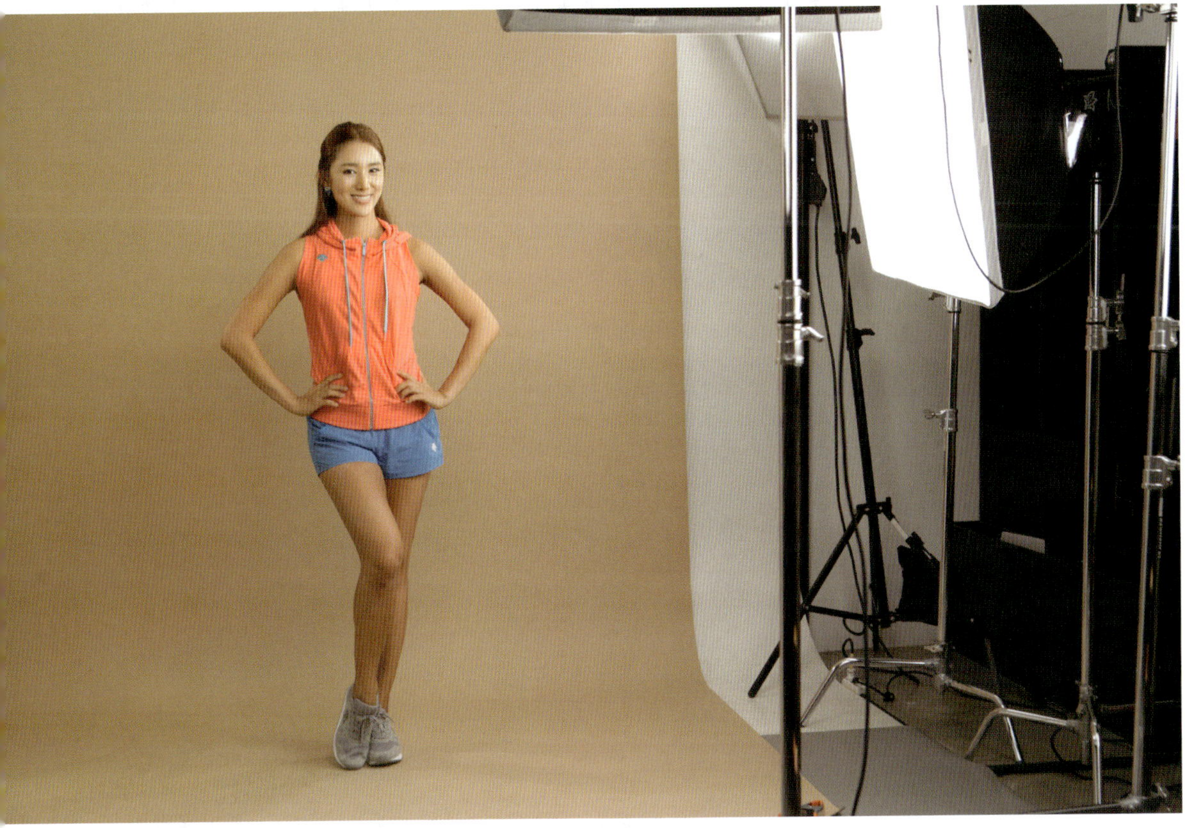

“그대 앞에만 서면, 나는 왜 작아지는가.”

사이즈가 작거나 깡마른 ‘초특급미니사이즈’의 친구들은 대개 매우 심플하게 대답을 한다. 주는 대로 전부 들어가고 옷이 남아돌면 핀으로 집으면 그만이므로 딱히 할 말도 없고 군소리도 필요 없다. 하지만 나처럼 특수체형을 가지고 있거나 살집이 있는 등 ‘초특급미니사이즈’를 벗어난 사람들은 설명에 군더더기가 붙는다.

“음, 저는 일반 사이즈는 55인데, 상의 사이즈는 작게 나올 경우는 66 입어요. 어깨가 넓고 팔이 길거든요. 하의 사이즈는 어떤 스타일이냐에 따라 다른데, 엉덩이가 튀어나와서……”

방송을 하게 되면 나는 먼저 내 스타일과 사이즈, 기본적인 옷 선택에 대한 기준을 세세히 적어서 메일로 보내곤 한다. 그럴 때마다 ‘어머, 정말 프로페셔널하시네요.’라고 칭찬을 듣곤 했다. 물론 프로정신에 입각한 행동인 것도 맞지만, 실은 협찬 의상이 안 맞아서 난감할까봐 연막을 친 것이었다. 생각보다 많은 친구들이 나와 같은 고민을 가지고 있다. 그들이나 나나 사이즈에 대한 문제가 전혀 없는데도 불구하고 스스로 다른 친구들과 비교당하지 않을까 걱정하며 강박관념을 만들어내고 있었던 것이다.

＊　＊　＊

간혹 잊고 있던 숫자에 대한 스트레스를 끄집어내며 올바른 몸과 다이어트에 대한 기준 정립에 태클을 거는 남자들이 있다. 다행히도 요즈음은 건강하고 스포티한 라이프를 즐기는 남자들도 많아져서 인식이 개선되기는 했으나, 아직도 꽤나 많은 남자들이 ‘여자들은 죄다 45kg일 거야’라는 환상 속에 살아간다. 대개 자신이 정신 못 차리고 사는 부류들이 그러한 생각을 많이 한다.

“몸무게가 어떻게 되세요? 꽤 많이 나갈 것 같은데, 혹시 45kg 넘나요? 그럼 좀 빼야 하는 것 아니에요?”

"뭐 청바지 28인치? 한참 빼야겠네. 여자라면 25인치 정도 입어줘야지."

혹시 다이어트를 하고 있는 와중에 아름다운 몸에 대한 기본 개념과 예의를 밥 말아먹은 남자가 이런 식의 멘트를 날려 온다면 상대할 가치도 없으니 '쌍큼'하게 무시해주자.

아름다운 몸의 기준은 옷을 파는 브랜드들이 만들어낸 숫자에 따라 좌지우지될 수 없다. 옷에 표기되어 있는 44, 55, S, M 등의 사이즈들은 재미있게도 브랜드의 특성, 옷의 종류, 소재 등등 무수히 많은 조건들에 의해 조금씩 달라진다. 동대문 시장의 가장 작은 사이즈가 들어가지도 않는데 해외에선 XS을 입기도 하고, 어떤 청바지는 28인치도 터질 듯 겨우 맞으면서 어떤 청바지는 26인치가 예쁘게 맞기도 한다.

극단적으로 말하면, 동대문의 가장 작은 사이즈는 외국에서는 아동복 사이즈나 마찬가지다. 옷에 표기된 사이즈에 몸을 맞추려고 하는 마인드야말로 에너지 낭비라는 말을 해주고 싶다. 귀중한 인생을 옷장사들이 만들어낸 각기 다른 숫자나 정해진 수치로 평가받으려 하지 말자. 몸무게, 사이즈보다 더 중요한 것은 바로 건강하고 탄력 있는 몸매와 시간이 갈수록 만족스럽게 발전해나가는 자신을 느끼는 것이니 말이다.

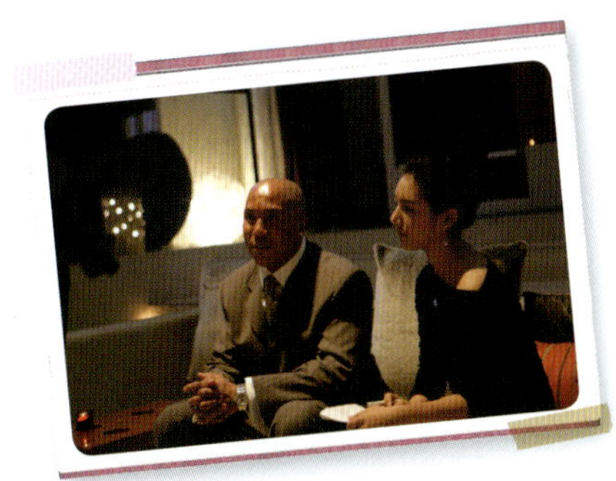

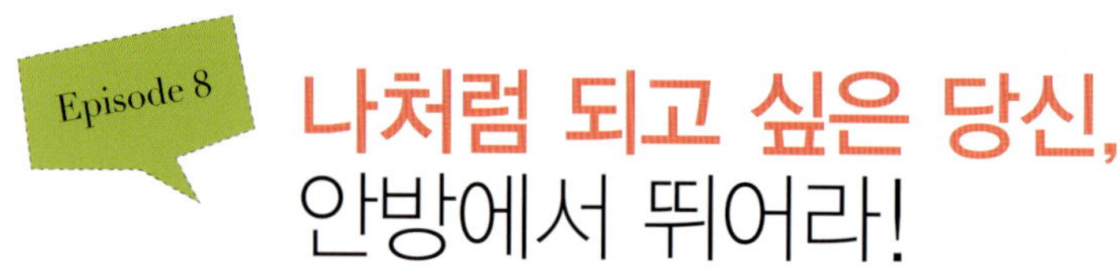

나처럼 되고 싶은 당신,
안방에서 뛰어라!

여유 있게 개인트레이닝을 받으며 유유자적 운동할 수 있는 사람들보다는, 현실이 빡빡한 나머지 다이어트와 운동은 늘 마음속에만 담아두는 이들이 더 많아 보여 시작하게 된 안방 글래머 운동. 모든 사람들에게 안방에서도 나 자신과 신나게 연애하고 땀 흘릴 수 있음을 알려주고 싶은 마음에 오늘도 나는 열심히 동영상을 제작한다. 운동하고 싶지만 상황은 허락지 않고, 몸매를 가꾸고 싶은 순수한 욕망을 가진 평범한 사람들을 위해 동영상을 올리다 보니 내가 할 수 있는 모든 움직임을 전해주고 싶어서 매번 혼자 방 안에서 그야말로 '쌩쑈'를 한다.

"아름아, 너 진짜 진지하다. 완전 빵 터졌어."

지인들은 혼자 방 안에서 어쩜 그리 심각하게 열심히 할 수 있냐며 웃지만, 동영상을 촬영할 때 나는 진짜로 운동한다! 땀을 뻘뻘 흘리고 녹초가 되어가면서 진짜 운동하는 장면을 찍는 것이다.

내게도 시행착오는 있었다. 남성적인 웨이트 트레이닝에 꽂혔던 때였다. 내가 여자임을 고려했다면 몸을 탄탄하면서도 슬림하게 만들기 위한 가벼운 웨이트를 해야 했지만, 남자 선생님들과 운동을 하면서 남자들의 운동에 꽂힌 나머지 몸을 크게 키우기 위해 실시하는 무거운 무게를 사용한 웨이트를 했던 것이다. 엄마와의 갈등은 더욱 심해졌다. 내 몸이 서서히 엄마가 매우 싫어하는 스타일로 변해갔기 때문이었다. '등빨', '어깨가 한 보따리' 같은 표현들이 엄마가 나를 공격할 때 주로 했던 말들이다. 지지 않고 끝까지 운동 방식을 고수해 나갔는데, 정작 완성된 내 몸은 여성스러운 라인이 사라지고 둔해진 느낌이었다. 결정적으로 예쁘지가 않았다!

맹목적으로 무겁게 운동하는 방식은 실수였다고 결론내리고 그만뒀다. 웨이트 트레이닝이라도 몸을 탄탄하면서도 슬림하게 만드는 똑똑한 방식으로 지속해야만 우리가 원하는 글래머러스하면서도 건강미 넘치는 날씬함을 가질 수 있다는 점을, 나는 또 몸소 부딪히고 나서야 깨달은 것이다.

❊　　❊　　❊

어쨌든, 안방 글래머 운동에는 그간 아름답고 싶은 1인으로서 배우고 느끼고 깨달아온 수많은 움직임들이 포함되어 있다. 전공인 골프를 포함, 수중발레, 체조, 수영, 요가, 에어로빅까지 쉴 새 없이 몸을 놀렸던 내 인생의 모든 운동이 녹아들어 있는 것이다. 아직도 배워나가는 중이고 앞으로 익혀야 할 새로운 것들이 무수히 많지만, 분명한 것은 각각의 움직임에는 각기

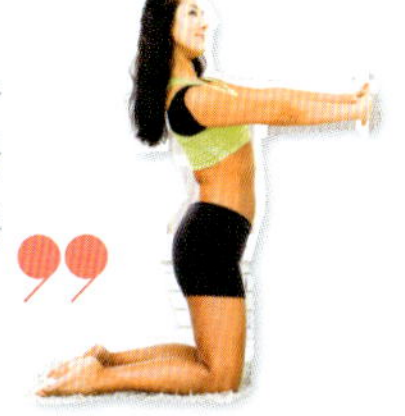

> ❝ 자신의 몸을 컨트롤할 수 있고 움직이는 자체에 재미를 느끼다면 안방이라는 협소한 공간에서도 얼마든지 몸을 만들 수 있다. 안방 글래머 운동이 많은 사람들에게 자극을 줄 수 있길 바란다. ❞

다른 장단점이 있으며 개인에 따라 효과적인 측면이나 선호도도 다르게 나타날 수 있다는 점이다. 딱 한 가지 운동만 골라 그것이 멋지고 건강한 몸매를 위한 정답이자 유일한 방법이라고 할 수는 없다고 생각한다. 그래서 안방 글래머 운동도 탄생하게 된 것이고.

나는 아직까지도 운동을 갈망한다. 다양한 몸의 움직임에 대한 호기심은 사그라질 줄 모른다. 요가를 비롯한 각종 운동을 체험하면서 몸의 움직임으로 만들어내는 모든 것들이 얼마나 경이로운지 느꼈다. 하다못해 3천배를 하게 되었을 때도 정신은 다른 곳에 팔려있었다. 젊은 나보다 훨씬 가볍게 절을 하는 스님의 가벼운 움직임에 꽂힌 것이다! 마치 무릎에 스프링이 달린 양 속도감 있게 튀어 오르던 모습이란! 결국 이틀간 꼬박 겨우 3천배를 해내고서 탈진한 후에야 스님의 노하우가 적절한 체중이동과 각도라는 사실을 깨닫고 기뻐했던 기억이 있다. 이렇게 늘 배우려고 노력하면서 익혀나가는 움직임과 운동들은 나 스스로를 위한 운동과 안방 글래머 운동의 귀중한 재료가 된다.

저마다의 장단점을 가지고 있는 많은 움직임들을 접해오면서 그때 그때 상황에 맞게, 자신의 스타일에 맞는 운동들을 선택하여 습관화하고 지속적으로 해 나가는 것이 옳다는 결론을 내려 만들게 된 안방 글래머 운동! 자신의 몸을 컨트롤하고 움직이는 것 자체에 재미를 느낀다면 '안방'이라는 협소한 공간에서도 얼마든지 몸을 만들 수 있다. 운동을 매일 빼먹지 않고 하게끔 만들고 싶다는 마음으로 시작했던 안방 글래머 운동이 나뿐 아니라 더 많은 사람들에게 자극을 줄 수 있길 바란다. 더 많은 사람들이 다운로드 받은 미드를 보면서, 좋아하는 음악을 들으면서 조금씩 움직여보기를 시작했으면 좋겠다. 언제든 핑계를 댈 수 없는 가장 쉽고 가깝고 편안한 운동장소인 안방에서 하는 안방 글래머 운동, R U ready for Joining me?

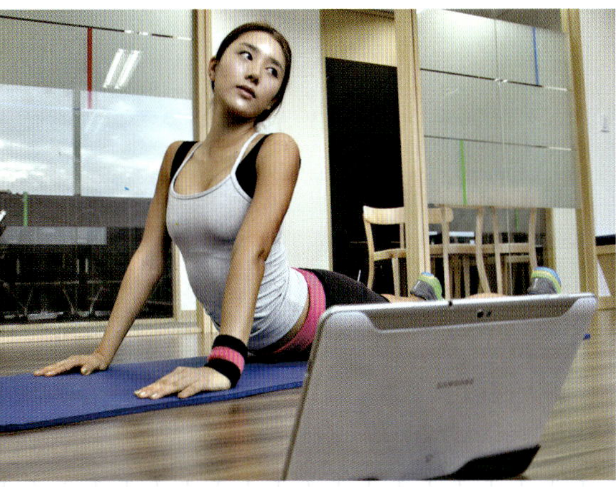

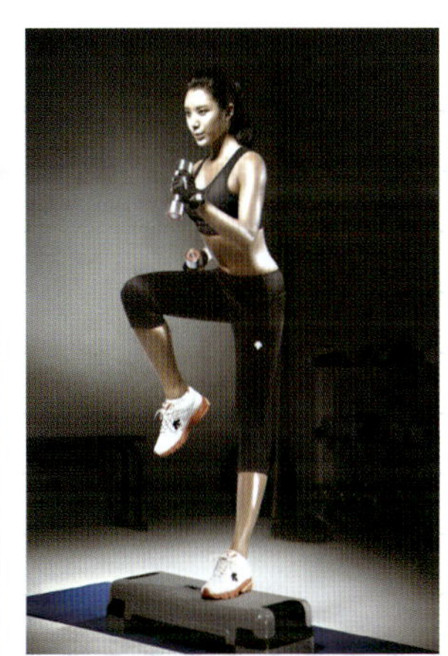

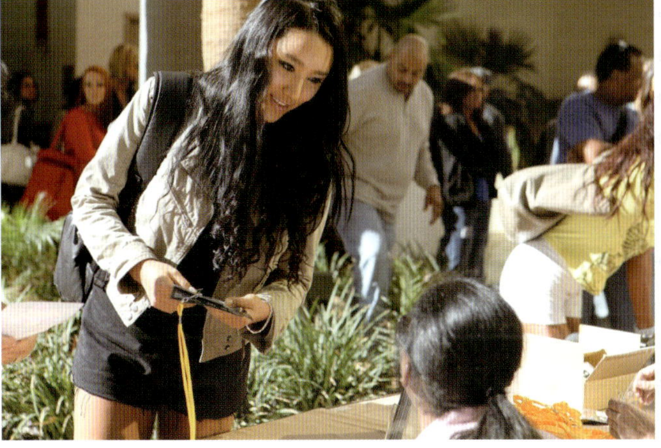

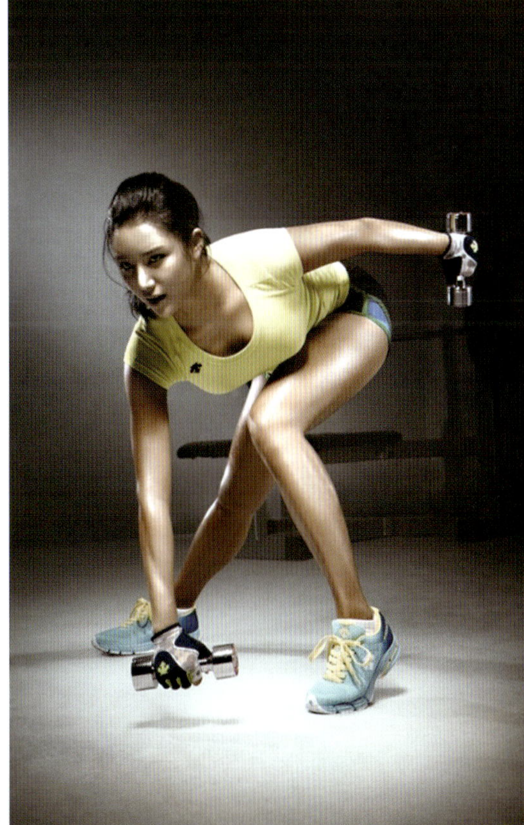

나는 다이어트에 도전하는 많은 이들이
나와 같은 시행착오를 겪지 않길 바란다.
그래서 매일같이 블로그에 올리는
안방 글래머 운동법과 방송 출연, 인터뷰 등을 통해
보다 건강한 다이어트법을 전수하고자 노력한다.
아름다워지길 꿈꾸는 여성들이
이 세상에서 사라지지 않는 한,
나의 노력 역시 끝나지 않을 것이다.

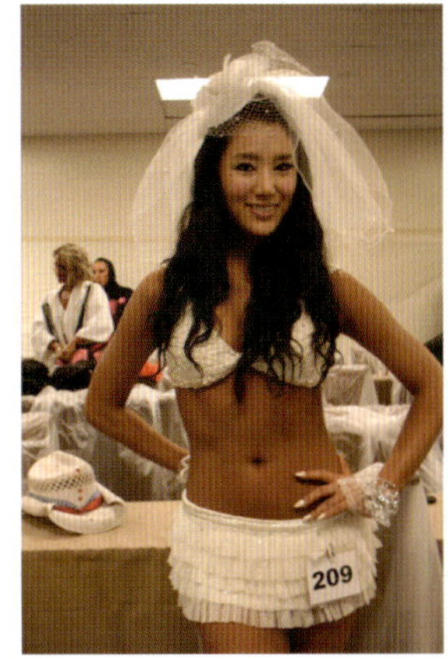

02

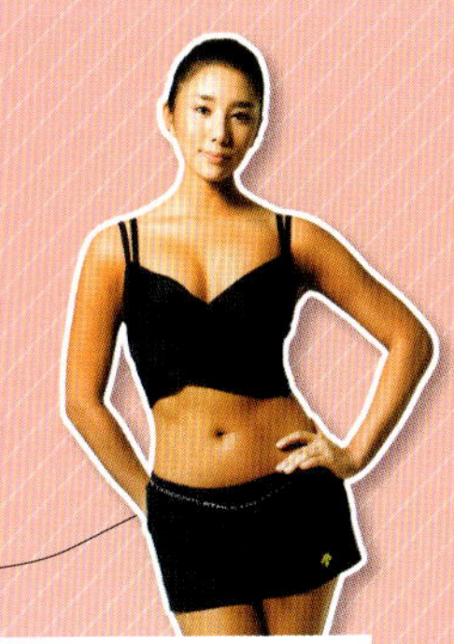

안방 글래머
10가지 원칙

The 10 rules of Home Glamour

정말 아름다운 여성의 몸이란 나올 데 나오고, 들어갈 데 들어간 몸이다!
자신의 몸에 생동감을 부여하자. 고민되는 부위를 슬림하면서도 탱탱하고
탄력 있게 만들어 섹시한 건강미가 흐르는 '할리우드 스타일 바디'를 만드
는 것이다. 깡마른 친구의 가느다란 팔다리와 납작한 엉덩이는 더 이상 부
러움의 대상이 될 수 없다! 모두가 꿈꾸는 몸매를 갖고 싶다면 반드시 지켜
야 할 안방 글래머의 10가지 원칙!

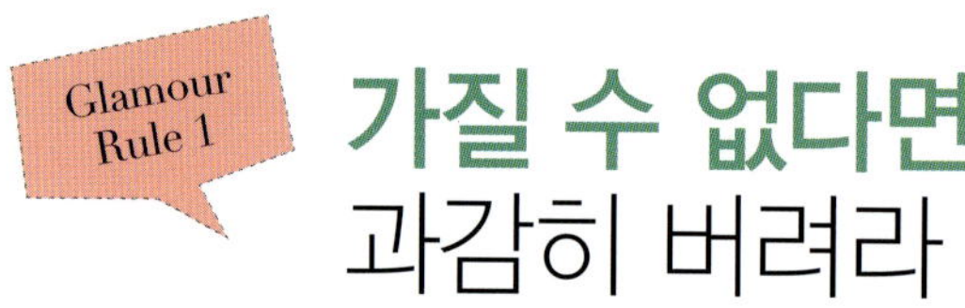

가질 수 없다면
과감히 버려라

누군가 '꿈은 크게 가질수록 좋다'라고 했지만, 나는 몸에 관한한 이 말에 반대한다. 꿈은 현실적으로 꿔야 이룰 수 있다. 아름다운 몸을 가지고 싶다면, 먼저 내가 가질 수 없는 것부터 과감히 버려야 한다. 기본적인 골격이 큰 사람이 소녀시대 같은 여리여리한 몸을 꿈꾼다면, 이루기도 어려울뿐더러 조금 하다가 지쳐버릴 가능성이 높다. 애초부터 완전히 다른 몸을 갖고 태어났으니까!

우리 모두는 저마다 각기 다른 유전자를 타고났다. 다이어트와 운동을 시작할 때 애초부터 비슷해지기도 어려운 대상을 목표로 설정하고 동경한다면, 대가는 조급함과 좌절, 괴로움과 포기뿐이다. 꿈을 꾼다는 자체가 무의미하다는 뜻이 아니다. 철저히 반대적인 특성을 가진 사람과 자신을 동일시하여 다이어트와 운동을 해 나갈 때의 '의미 없는 기대심리'를 말하는 것이다. 애초에 실현 불가능한 꿈을 가지는 건, 자신을 학대하는 것밖에 되지 않는다.

만약 마릴린 먼로가 오드리 헵번의 깡마르고 인형 같은 몸을 갖기 위해 몸부림쳤다면 어땠을까? 게슴츠레한 눈빛과 특유의 이미지로 만인의 감성을 뒤흔드는 섹스심벌은 영원히 존재하지 않았을 것이다. 오드리 헵번도 마찬가지. 마릴린 먼로의 글래머

스함을 부러워하며 가슴에 실리콘을 넣었다면, 원조 여신으로 추앙받는 오드리 헵번은 존재할 수 없었을 것이다.

물론 스스로에게 100% 만족하는 사람은 없다. 나 역시 남들과 다른 체형 탓에 생긴 몸에 대한 에피소드를 풀어놓자면 책 한 권이 부족할 정도다. 오랜 시행착오를 겪고 나서야 포기해야 할 부분을 쿨하게 던져버릴 수 있었다. 청순가련한 비련의 여주인공 같은 이미지를 갖고 싶다는 꿈을 날려버리고, 넓은 어깨와 툭 튀어나온 엉덩이를 사랑하게 된 것이다. 나 자신과의 대면이 가능해지자 단점이 장점으로 바뀌어 보였다. 나만이 가진 매력을 발견하고 실현 가능한 희망적인 목표를 세울 수 있었음은 물론이고, 나만을 위한 다이어트와 운동법, 즐겁게 몸을 관리할 수 있는 습관을 길러나갈 수 있었다.

먼저 시행착오를 겪어 본 입장에서 조언하건대, 절대 나처럼 실망감과 패배감에 사로잡혀 시간을 허비하지 않길 바란다. 그럴 시간에 내 몸을 사랑하고, 내 매력을 돋보이게 할 수 있는 방법을 찾는 편이 현명하다.

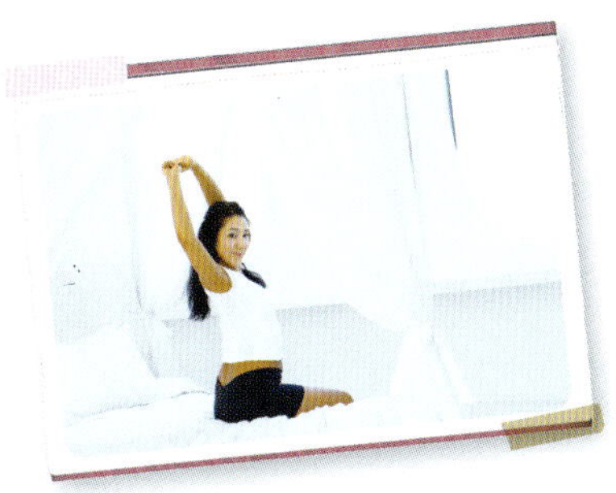

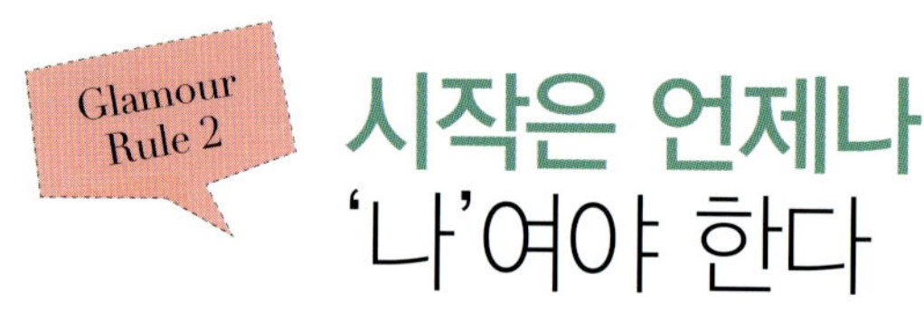

시작은 언제나 '나'여야 한다

만약 '왜 다이어트를 하고 싶은가?'란 질문에, 나 아닌 다른 이의 이름이 먼저 등장한다면 지금 당장 다이어트를 그만두어야 한다.

"오빠 후회할 거야……. 나 살 빼고 예뻐질 거니까!"

"더 이상 무시당하기 싫어! 살 빼서 당당한 모습을 보여줄 거야!"

이런 식으로 온갖 복수심과 울분으로 가득 차 다이어트와 운동을 시작한다면, 결코 바람직한 방향으로 발전할 수 없다. 물론 어떠한 정신적 충격이 '계기'가 되어줄 수는 있다. 다만 다이어트와 몸만들기가 자기계발이 아닌, 타인의 시선에 맞춰가기 위한 여정이 되어버려 하루하루 고통스러운 고문처럼 느껴질 것이다. 설령 원하는 만큼 목표를 달성한다 해도 남는 건 허무함과 또 다른 집착일 뿐이다.

뚱뚱하다는 이유로 나를 무시했던 전 남자친구에게 보란 듯이 복수하기 위해 다이어트를 해서 성공을 했다 치자. 달라진 내 모습에 다시 돌아와 달라며 애원하는 남자를 보며 희열을 느껴봤자 무엇이 남는가? 껍데기만으로 나를 평가했던 가치 없는 사람을 굴복시켰다는 뿌듯함을 느낄 수는 있겠지만, 그 뿌듯함은 가슴 한 구석을 다시금 공허하게 만들 것이다.

그 이후는 말하지 않아도 불 보듯 뻔하다. '절대 다시 살찌면 안 돼. 살찌면 남자들이 날 또 싫어할 거야'라는 강박관념에 사로잡혀 병적으로 몸무게와 사이즈에만 집착하게 될 것이다. 진정으로 나 자신을 사랑하지 못하고 학대하고 있는데, 아무리 살을 빼서 예뻐지고 날씬해졌다 한들 무슨 소용이 있을까?

다이어트와 몸만들기의 목적을 명확히 하자. 다이어트와 운동은 철저히 나 자신을 위해 이루어져야 한다. 누군가를 향한 분노, 서러움 등이 밑바탕이 된다면 건강이나 안정적인 부분은 간과한 채 브레이크가 고장 난 자동차처럼 마구 달리게 된다. 우리 몸은 자동차와는 비교할 수 없을 만큼 예민하고 섬세하다. 잘못된 다이어트와 무리한 운동을 통해 감량에 성공한다 해도, 너무 갑작스럽게 혹은 무계획적으로 목표 달성에만 치중한 나머지 감당해야 할 후폭풍만 커진다.

다이어트와 몸만들기는 원하는 결과를 얻어 유지하고, 조금 무너졌다가도 다시 만들어나가는 과정을 반복해야 하는 긴 여정이다. 자아의 소중함을 잃어버린 채 타인의 시선에 좌지우지된다면 머나먼 길을 지치지 않고 달리기란 불가능하다. 나 자신을 사랑하는 마음을 먼저 가지고 다이어트와 몸만들기, 운동을 시작하도록 하자.

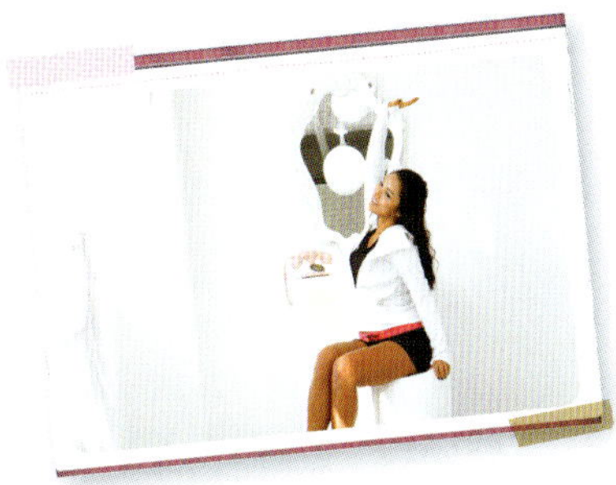

건강하지 못한 상태라면
시작하지도 마라

우리가 예뻐지려 하고 날씬해지고 싶어 하는 이유는 더욱 건강하고 즐거운 인생을 살아가기 위함이다. 그런데 간혹 뭔가 먹기만 하면 속이 아파 위장약을 삼킨다든지, 허리가 아파 조금만 걸어도 심한 아픔을 느끼는 등 건강하지 않은 상태에서 다이어트를 지속하려는 사람들이 있다. 자신의 건강 상태를 먼저 챙기지 않고 무조건 살부터 빼고 봐야 한다는 마인드의 소유자들! 내가 본 다이어터 중 가장 안타까운 경우다. 이들은 거의 굶는 식으로 살을 빼려 들거나, 불규칙한 식사와 폭식을 일삼으며 아픈 배를 부여잡고 매일 뻣뻣한 닭 가슴살을 씹어댄다. 그리고는 '속이 매슥거린다', '소화가 잘 되지 않는다'라며 울먹거린다.

몸 어딘가가 아프고 불편하다든지 건강이 좋지 않은 상태라면, 당장 다이어트를 그만두고 병원부터 찾아라. 정확하게 어디가 아픈지, 어디가 잘못되어 있는지 의사의 진단을 받고 근본적인 원인을 치료한 후 온전히 회복된 튼튼한 몸 상태로 본격적인 다이어트와 운동에 돌입해야 한다. 건강을 잃고 살만 쭉 빠진다면, 윤기가 흐르는 피부에 누가 봐도 부러워할 만한 에너지를 지닌 S라인은 고사하고 퀭해 보이는 눈과 다크서클, 비실비실 힘이 없어 보이는 몸을 갖게 될 것이다.

건강하지 않으면 운동도 다이어트도 무의미하다. 살을 뺀다는 의미는 근육이 빠지면서 몸을 망가뜨리는 것이 아니라, 지방이 날아간 자리에 날씬한 근육을 만들어 몸 상태를 탄탄하게 변해가도록 만드는 것이다. 즉 더욱 건강해지면서도 예뻐지는 것이 우리가 원하는 궁극적인 목표인 만큼, 다이어트와 몸만들기의 성공적인 수행과 지속을 위해서는 첫째도 건강, 둘째도 건강을 먼저 챙겨야 한다. 몸의 순환이 좋고 기능이 증진되어 활력을 유지해야지만 원하는 몸을 얻을 수 있다.

우리는 다이어트와 몸매 만들기라는 마라톤을 뛰고 있다. 42.195km를 뛰어야 한다는 뜻이다. 그런데 100m도 못 가서 발목을 삐끗하여 주저앉았다고 치자. 그래도 빨리 골인만 하면 된다는 욕심에 불편한 발을 질질 끌고 간다면, 점점 속도는 느려지고 부상은 더욱 악화되어 심각한 상황으로 이어질지 모른다. 골인 지점을 환희의 미소로 통과하는 것은 물 건너가는 셈이다. 절대 어리석은 마라토너가 되지 말 것! 무조건 건강부터 챙겨야 한다는 사실을 잊지 말자.

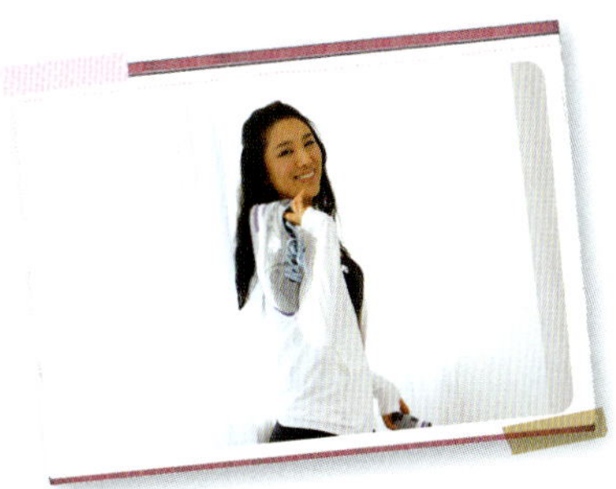

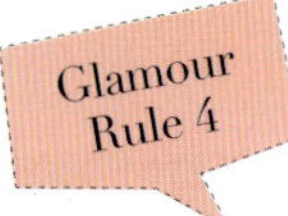

'평생 할 수 있을까'를
먼저 고민하라

새로운 다이어트를 시도해볼 때마다 항상 나 자신에게 묻는 것이 있다. '지금 이 방식, 평생 계속 지속할 수 있어?' 당신이 하고 있는 다이어트 방법에 대해 이렇게 질문했을 때 자신 있게 'Yes'라고 대답할 자신이 없다면, 그 방법은 틀린 것이다! 현실적으로 실천 가능한 플랜부터 시작해서 장기적으로 꾸준히 발전시켜 나가는 다이어트만이 멋진 몸매를 만들기 위한 해결책이 될 수 있다.

문제는 언제부터인가 미디어에 자극되어 '빨리빨리'에 익숙해진 우리들의 급한 성미다. 연예인 A가 3개월 만에 20kg을 감량했다는 기사가 뜨면, 단박에 실시간 검색어로 'A 다이어트'가 뜨곤 한다. 어떻게 살을 뺐을까 궁금해하며 인터넷을 뒤지는 것이다. 단기간에 '짜잔' 하고 변신해서 나타나는 연예인의 모습을 보며 나도 저렇게 할 수 있을 거라는 희망을 갖기 때문이다.

이러한 '연예인 다이어트'를 따라 하는 것은 비현실적이라는 걸 꼭 말해주고 싶다. 일반인과 연예인은 전혀 다른 포지션에 있는 사람들이다. 연예인은 많은 사람들 앞에 서야 하는 직업이다. 멋진 외모를 가꾸어나가는 것 또한 당연한 의무다. 늘 스트레스를 받고 힘들어하기도 하지만, 그들은 끝없이 다이어트와 운동에 매진해야 한다. 왜?

보여줘야 하는 직업이니까! 그것으로 돈을 버니까!

　하지만 일반인의 다이어트와 운동은 연예인들의 그것과는 완전히 달라야 한다. 일반적인 사람들은 저마다 다른 직업과 중요한 삶의 문제들을 가지고 살아간다. 연예인은 자신의 외모를 가꾸기 위해 하루 5~6시간씩 피트니스 센터에서 땀을 흘릴 수 있지만, 일반인들이 늘 바쁜 일상 속에서 외모에만 집착하기란 불가능하다. 다이어트와 운동이 인생의 중요한 부분을 빼앗아서도 안 되지만, 굳이 그렇게 할 필요도 없다. 일반 사람들이 당장 다음 달에 음반을 낸다든지, 영화제에서 드레스를 입어야 한다든지, 새 영화에서 이미지 변신을 해야 한다든지 하는 일은 없으니까!

　일반 사람들에게 가장 필요한 것은 오랫동안 시간을 두고 자신을 발전시키면서도 즐길 수 있는, 마음으로부터 우러난 다이어트와 운동이다. 연예인처럼 다른 사람들의 눈을 위해 살아갈 이유는 전혀 없다. 또, 연예인처럼 단기간에 만드는 몸은 그만큼 쉽게 사라진다. 하루 종일 운동에만 매달려있으면서 열심히 닭 가슴살만 먹는다면 유지는 할 수 있을지 모른다. 하지만 '평생을 같은 패턴으로 유지하면서 살 수 있겠는가'를 곰곰이 생각해보자. 사랑하는 이들, 좋은 사람들과 맛있는 것을 먹는 재미도 삶의 커다란 행복이자 축복인데, 이 모든 것들을 포기할 수 있겠는가? 다이어트와 운동의 목적은 철저히 자신을 위한 것이 되어야 한다. 나 자신의 건강과 행복이 기본이 되어야만 평생 숙제인 다이어트의 실마리를 풀어나갈 수 있다.

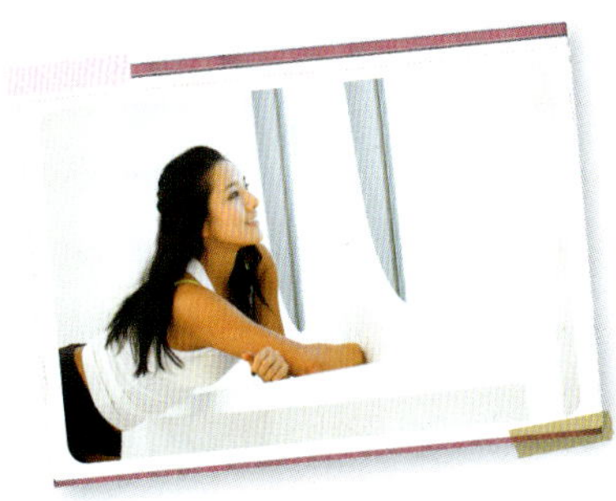

빼고 싶다면
스트레스부터 풀어라

다이어트에서 가장 중요한 것은 뭘까? 운동이나 식이요법도 물론 중요하지만, 나는 스트레스를 다스리는 것이 무엇보다도 중요하다고 생각한다. 다이어트를 성공으로 이끌고 멋진 몸매를 평생 유지하기 위해서는 부정적인 모든 것들과 이별하기 위한 노력이 반드시 수반되어야 하기 때문! 매사 부정적이고 스트레스를 많이 받는 사람들은 다이어트에 성공할 수 없다. 설사 처음에 세웠던 목표를 달성한다 하더라도, 만족하지 못하고 더 무리한 목표를 세워 끊임없이 스스로를 혹사시킬 가능성이 높기 때문이다. 이들은 자신의 아름다움을 깨닫지 못하며 쉽게 스트레스를 받는다. 항상 무언가에 쫓기듯이 강박관념에 시달리기도 하고, 제풀에 꺾여 포기도 빠르다.

스트레스가 좋지 않은 또 다른 이유는, 스트레스에 반드시 따라오는 '술'과 '담배' 때문이다. 이미 짐작은 했겠지만 다이어트와 몸매, 술은 친해질 수 없는 운명을 타고났다. 제 아무리 유명한 트레이너가 열댓 명씩 붙어 운동을 시킨다 해도 폭탄주와 원샷을 사랑하는 사람이 멋진 몸을 만들기란 어렵다. 사실 알코올 자체는 칼로리가 있긴 하지만, 오로지 술만 마신다면 그냥 소모되어 버리는 '공칼로리(Empty Calorie)'다. 하지만 알코올이 음식과 결합되면 먹는 족족 지방으로 쌓이고 애써 만든 근육을 분해해 버린다. 운동해서 좋아지고 있는 몸 상태를 망가뜨려 버리는 것이다.

담배는 술처럼 직접적인 살의 원인이 되지는 않지만 건강을 상하게 해서 '아름다워지려는' 우리의 목적과 멀어지게 만든다. 뿐만 아니라 심폐기능 및 전반적인 몸의 기능들을 저하시켜 운동의 효과를 떨어뜨리고 원하는 몸매를 빨리 만들 수 없도록 방해한다. 담배를 끊으면 살이 찐다더라, 담배를 피우면 살이 빠진다더라 하는 '카더라 통신' 때문에 담배를 끊지 못한다는 사람들이 있는데, 이는 큰 오산이다. 금연을 하게 되면 군것질을 하게 되고 잃었던 미각이 돌아와 식욕이 상승하여 살이 찌는 것이지 담배를 끊었다고 해서 살이 찌는 것은 절대 아니다. 담배를 피운다고 해서 살이 빠지는 것은 더더욱 아니다! 의학계의 설명에 따르면 흡연은 부신피질호르몬의 분비를 촉진시키는데, 이 호르몬이 복강 내 지방축적에 관여한다고 한다. 계속 담배를 피웠다가는 S라인은 커녕 남산만한 똥배를 자랑하게 될지도 모른다는 것!

완벽한 아름다움을 원한다면 한시라도 빨리 스트레스를 벗어버려라. 그에 따라오는 술과 담배도 눈 딱 감고 끊어야 한다. 눈 밑에 다크서클이 커튼처럼 드리워져 있고 얼굴빛은 누렇게 뜬 상태라면, 날씬한 게 다 무슨 소용일까! 당신을 늙게 만드는 스트레스에서 벗어나야지만 매력적인 글래머로 변신할 수 있다.

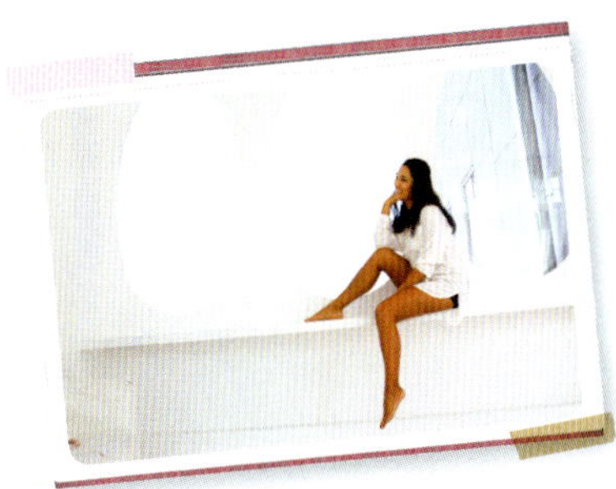

나의 스트레스 지수는?

다이어트와 몸만들기를 위해서는 잘 먹고 꾸준히 운동하고 잘 쉬어줘야 한다. 세 가지 중 어느 하나라도 부족하면 절대로 살이 빠지지 않으며 몸도 향상되지 않는다. 다음은 스트레스와 다이어트에 대한 체크리스트다. 해당되는 항목에 체크해보자.

CHECK LIST

☐ 가족과의 관계가 소원하다.

☐ 수면시간이 6시간 미만이다.

☐ 불안하고 초조해하는 경향이 있다.

☐ 야근과 밤샘 작업이 잦거나 밤낮이 바뀐 생활을 한다.

☐ 스트레스를 받으면 술이나 먹는 것으로 풀려고 한다.

☐ 직장에서 트러블이 있는 동료나 상사가 있거나 가족 구성원, 애인 등과 마찰이 잦다.

☐ 하고자 하는 일이 풀리지 않아 늘 다운된 상태다.

☐ 다이어트 실패 경험이 5회 이상이다.

☐ 요요현상을 경험했다.

☐ 하루에 3번 이상 거친 말을 한다.

☐ 항상 부정적인 시선으로 사물이나 상황을 바라본다.

☐ 혼자 있는 것이 훨씬 좋다.

☐ 사랑하는 상대가 없다.

☐ 아침에 일어나기가 힘들다.

☐ 새벽에 자주 깬다.

6개 이상 해당된다면, 막무가내로 운동을 하거나 닭 가슴살을 사두는 것보다 긍정적이고 편안한 마음을 갖는 것이 우선이다! 다이어트와 몸만들기에 성공하고 싶다면 마음부터 건강해져야 하기 때문. 일상 속에서 스트레스를 다스릴 수 있는 방법을 소개한다.

1 스트레스를 풀 수 있는 취미를 가진다.

2 안방 글래머 운동과 함께 몸을 움직이는 재미를 찾아간다.

3 일주일에 한 번은 무조건 영화나 공연을 보는 등 문화생활에 시간과 애정을 투자한다.

4 가족들과의 관계를 돈독히 하고, 항상 가족들을 먼저 챙긴다.

5 아침저녁으로 10분간 반드시 스트레칭을 실시한다.

6 매일 아침 거울을 볼 때마다 자신의 장점을 찾아보고, '나는 최고다'라고 마인드 컨트롤한다.

7 가공식품과 인스턴트 음식을 먹는 비중을 줄이고 자연식 위주로 식습관을 바꾼다.

8 연애하고 사랑하라.

9 물을 하루에 2리터 이상 수시로 마셔준다.

10 가능한 한 금주, 금연한다.

11 친구들이나 가족, 직장 동료들과 스터디그룹이나 동호회 활동을 해 본다.

12 몸을 항상 따뜻하게 한다. 특히 손발과 복부를 따뜻하게 유지한다.

13 아로마 향초나 오일을 휴대하거나 항상 가까운 곳에 둔다.

14 항상 멋지고 예쁘게 꾸미려고 노력한다.

15 늦어도 12시 이전에는 무조건 잠자리에 든다.

16 지금 현재 중요한 것이 있다면 다이어트에 대한 생각은 접어두고 건강만 지킨다.

17 야식을 먹지 않도록 주의하고, 먹게 된다면 담백한 단백질류나 가벼운 과일과 채소를 먹는다.

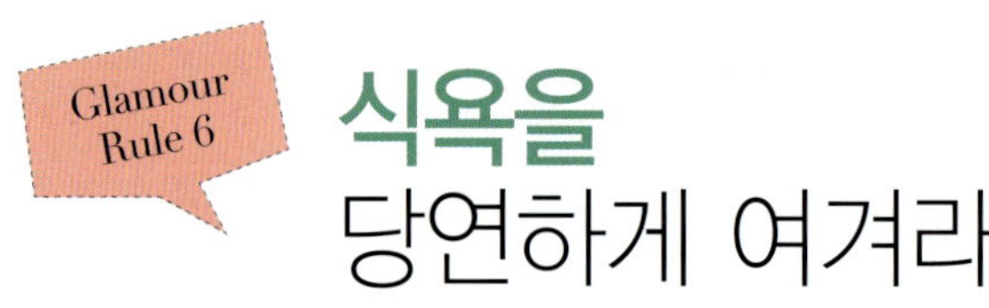

식욕을
당연하게 여겨라

내 메일 계정이나 트위터, 블로그 등은 항상 다이어트에 대한 고민을 토로하는 사람들의 이야기로 꽉 차있다. 요즘은 어린 학생들의 비중도 꽤 많아졌다. '닭 가슴살만 먹으면 일주일에 5kg 뺄 수 있나요?'라든지, '아이돌 몸매처럼 되려면 어떻게 해야 하나요?'라는 고민들을 읽다 보면, 한창 미래에 대해 고민하고 희망찬 계획을 세우고 하루하루 달려 나가야 할 꿈나무들이 비쩍 마른 몸을 미의 기준으로 세우고 있는 것 같아 마음이 아프다.

언젠가 섭식 장애로 사망한 영국 소녀에 대한 기사를 읽은 적이 있다. 당시 16세였던 안나 우드는 170cm의 키와 지극히 정상적인 몸매의 소유자였지만, 언제부터인가 자신이 뚱뚱하다는 생각을 하기 시작했다고 한다. 안나는 음식을 먹는 척하면서 소매에 음식들을 숨기거나 매일 공복에 1km가 넘는 길을 걸어 다니는 등 무리한 다이어트를 멈추지 않았다. 그러던 중 아르바이트를 하다 돌아오는 길에 정신을 잃고 병원으로 이송되었고 결국 심장마비로 사망하고 말았다.

다이어트를 하고 있는 우리 모두는 늘 '식욕'과 '음식 섭취'에 대해 스트레스를 받고 있다. 물론 안나의 예처럼 극단적인 경우는 드물겠지만, 지금 이렇게 글을 쓰고 있는 나조차도 잘 참고 열심히 다이어트를 하던 중 '빵' 터진 식욕을 주체하지 못하고 마구 먹은 뒤 후회하는 경우가 있다. 하지만 나는 자책하지 않는다. 또 하면 되니까! 물론 원하는 몸매를 만들고 운동 효과를 보기 위해서는 항상 긴장을 늦추지 않고, 나름대로 현실에 맞게 정해놓은 식단과 계획대로 의지를 불태워 실천하는 자세가 반드시 필요하다. 하지만 먹을 것을 보면 먹고 싶은 마음이 드는 건 너무나도 당연한 일이다. 비정상적인 게 아니라, 오히려 건강하다는 증거인 셈이다.

그러니 식욕이 든다는 이유로 스스로를 원망하거나 자책하지 말자. 즐겁고 성공적인 다이어트를 위해서는 음식과 식욕에 대한 자학과 과도한 집착부터 내려놓아야 한다. 강박관념에서 벗어나 음식을 즐길 수 있을 때 진정한 다이어트가 시작되니 말이다. 올바른 식습관이 병행된 상태에서의 다이어트야말로 밋밋한 삶을 청량하게 만들어주는 자극제가 될 수 있다는 점을 명심하자.

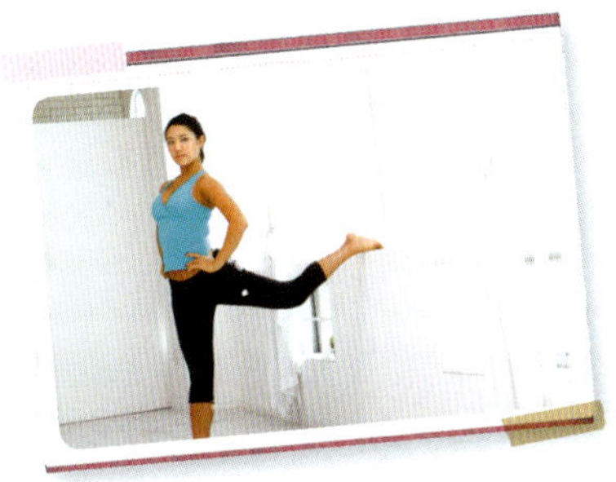

철저하게 관리하되
얽매이지 마라

다이어트와 운동에 성공해서 항상 좋은 몸매를 유지하는 이들은 스스로 자신의 몸 상태와 상황을 적절히 판단한다. 쉴 때는 제대로 쉴 줄도 알고, 운동할 때는 바짝 할 줄도 아는 부류들이다. 이들은 자신과의 약속을 칼같이 실천하면서도 유연하게 상황에 대처하는 자세를 갖추고 있다. 자기관리가 잘되는 바람직한 스타일이다.

비슷하게 보이지만 전혀 다른 부류도 있다. 완벽한 몸매를 유지하고는 있지만, 아프거나 일이 바빠서 운동을 빼먹거나 다이어트에 차질이 생겼을 때 도가 지나칠 정도로 불안해하고 스트레스를 받는 경우다. 이런 부류는 제풀에 지쳐 평생 즐겁게 다이어트와 운동을 지속해나갈 수 없다.

나머지는 핑계와 사연이 많아 다이어트와 몸만들기에 실패하고 건강을 잃어가는 부류다. 이들은 합리화의 대마왕이자 엄살쟁이들이다. '오늘은 쉬지 뭐…….' 혹은 '내일 더 하지 뭐…….'라며 스스로를 위안하며, '아, 오늘은 도저히 안 되겠어' 내지는 '안 먹으면 죽을지도 몰라'라며 스스로를 나약하게 만든다. 그렇게 미룬 운동과 야금야금 먹은 음식들이 쌓여 다이어트를 어그러뜨리면 다시금 자포자기 상태로 살아간다. 계속 악순환을 반복하는 것이다.

　평생 멋진 몸매의 주인으로 살고 싶다면, 절대 휴식과 나태함을 착각하지 마라! 사람들은 곧잘 '진짜 휴식을 취해야 하는 상황'과 '게으름 피우는 상황'을 헷갈리곤 한다. 애정남처럼 딱! 정해드리겠다. 몸이 아프고 다음날 운동과 일상에 지장을 미칠 만큼 컨디션이 최악이라면 쉬어야 한다. 하지만 정확한 명분이나 이유 없이 스스로 판단하여 '에라, 모르겠다. 내일 하지 뭐'라는 식의 심리에서 비롯된 게으름은 휴식이 아니라 나태함에 불과하니 절대 쉬어서는 안 된다!

　그렇다고 해서 지나치게 다이어트에 얽매이는 것 역시 좋지 않다. 너무 의지가 약해도 문제지만, 너무 강박관념에 시달리는 것도 문제인 것이다. 물론 정해진 식단대로 먹고 운동을 빼먹지 않고 하려는 책임의식과 진지한 자세는 필수다. 그러나 간혹 모두 팽개치고 다이어트와 운동에만 집착하면서 자신을 옭아매려는 사람들이 있다. 이게 바로 강박관념이다. 이런 사람들은 주로 다른 사람들까지 괴롭고 불편하게 하는 등 피해를 준다. 운동을 열심히 하고 살이 빠진다 한들 좋아 보이지 않고, 스스로도 괴롭다. 아무리 다이어트가 성공적으로 되어간다 해도 마음이 편하지 않고 늘 무언가에 쫓기는 기분으로 숨 막히듯 산다면 무슨 의미가 있을까?

　우리가 예뻐지기 위한 이유는 조금 더 행복하게 살기 위해서, 건강하게 잘 먹고 잘 살기 위해서다. 다이어트를 하겠다는 마음만은 확고하게 다지되, 과정은 즐기자. 휴식과 나태함, 철저함과 강박관념을 똑똑히 구분할 줄 알면 다이어트와 운동이 더욱 즐거워지며 쉽게 지치지 않을 수 있다.

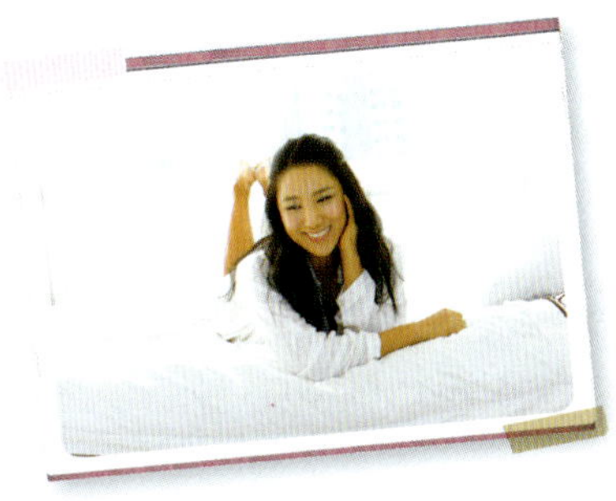

습관을 바꿔야
날씬해진다

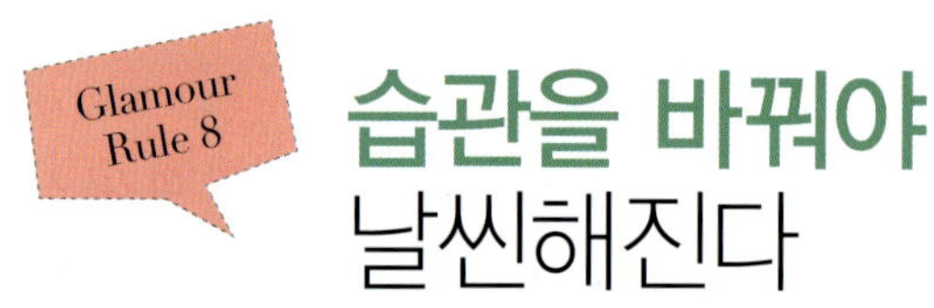

엎어지면 코 닿을 거리도 반드시 택시를 이용한다, 10층 미만의 건물에 올라가기 위해 엘리베이터를 기다린다, 지하철에서는 계단 대신 에스컬레이터를 이용한다……. 만약 앞선 예시들 중 하나라도 해당된다면, 다이어트나 몸만들기를 운운하지도 말아라! 그런 생활습관을 가졌으면서 어떻게 다이어트를 하겠다는 것인지 이해할 수 없다. 고작 몇 층을 걷기가 싫어서 엘리베이터를 타는 사람이, 헬스장에서 죽어라고 스텝퍼를 밟아댄다고 해서 살이 빠지겠는가?

애초에 움직이는 것 자체를 귀찮아하는 스타일이라면 운동을 바로 시작하기보다는 생활 속에서 움직임을 늘리는 것을 출발점으로 잡아라. 몸을 움직이는 것도 괴롭고 귀찮고 힘이 드는데, 운동은 얼마나 고통스러우랴! 괴로움은 지속성을 가질 수 없고 중도에 포기하게 만든다. 생활습관을 바꿔 몸을 움직이는 데 익숙해지면, 운동에도 금세 익숙해질 수 있다.

곧 예순을 앞둔 우리 엄마는 아직도 나와 옷 사이즈가 같다. 하지만 엄마가 하는 운동이라고는 숨쉬기 운동뿐이고, 하루 세끼를 소식하기는커녕 한 끼에 몰아서 배터지게 먹는 경우도 허다하다. 건강한 음식? 그건 내 스타일이고, 엄마는 내가 먹지 말라고 말리는 몸에 좋지 않은 음식들도 자유롭게 먹는다. 때로는 일부러 먹지 말라는 것들을 골라 먹나 싶기도 할 정도다. 그럼에도 불구하고 엄마가 날씬한 몸을 유지하는 건 잠시도 엉덩이를 붙이고 앉아있지 못하는 부지런함과 활동성 때문이다. 자는 시간을 제외하고는 엄마가 늘어져있거나 누워서 텔레비전 리모컨을 돌리는 모습을 본 적이 없다. 걸레질을 할 때도 온몸을 날릴 정도다.

그런 엄마를 닮았는지 나도 비슷한 성향을 가졌다. 해야 할 일이 있으면 꼭 하고 넘어가야 직성이 풀리며 언제나 계획을 세우고 실천하는 것이 재미있다. 집중해서 글을 쓰거나 책을 읽을 때를 제외하곤 앉아있거나 누워있지 못하고 끊임없이 움직인다. 그래서 우리 집 소파는 늘 외롭다.

살을 빼고 예쁜 몸을 만들고 싶은 이들의 가장 큰 적 중 하나는 '게으름'이다. 주변을 자세히 돌아보라. 비교적 게으르고 할 일을 미루는 일이 잦은 성향의 사람들은 그다지 멋진 몸매를 소유하고 있지 않을 확률이 더 높다. 귀차니즘에 빠져 만사 짜증나다보니 운동도 다이어트도 늘 실패하기 쉬운 것이다. 생활습관 자체를 활력 넘치는 부지런함으로 바꿔 가야 한다.

시간이 없어서 운동 못 한다는 핑계를 대기 전에 생활습관부터 바꿔라. 길게 늘어선 지하철 에스컬레이터 앞의 인파 속에서 꾸물대지 말고, 끝없는 계단을 오르며 스스로에게 최면을 걸어라. '다리는 액세서리가 아니다! 다리는 액세서리가 아니다!'라고 말이다.

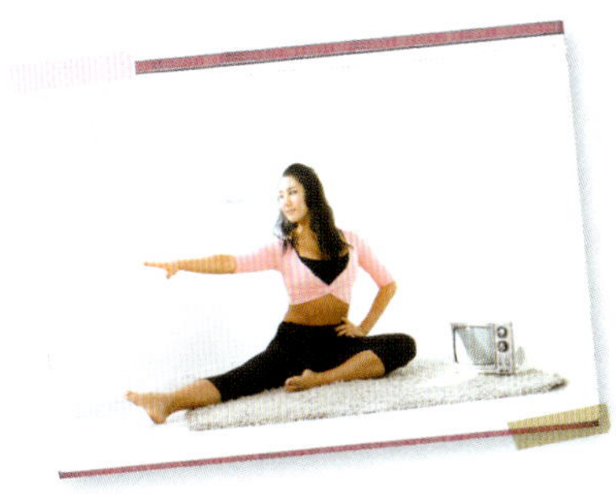

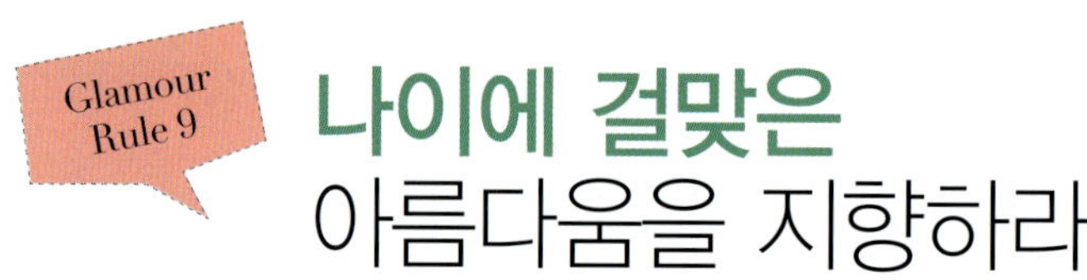

나이에 걸맞은
아름다움을 지향하라

수많은 사람들이 '동안'에 집착한다. 그런 모습들에 질려서일
까? 제 나이에 적당히 맞아떨어지는 아름다움을 간직한 이들에게 더 눈길이 간다. 자
신에게 잘 맞는 아름다움을 찾는 것은 안방 글래머 운동의 모토이기도 하다. 키와 몸
도 고려대상이지만, 자신의 나이에 걸맞은 향기와 섹시함, 아름다움을 지니는 것도 중
요하다.

배우 김희애를 떠올려보자. 예쁜 얼굴과 좋은 피부는 둘째 치고, 날씬하고 탄탄한
몸매는 철저하게 자기 관리를 한다는 소문이 거짓이 아님을 입증한다. 러닝머신 위를
달리는 그녀의 몸매는 40대라는 사실이 믿기지 않을 정도로 탄력이 넘친다. 너무 마르
지도 크지도 않은, 보기 좋을 정도로 날씬한 몸매에 우아한 원피스나 수트를 걸친 김
희애의 모습에서 자신의 나이보다 충분히 어려 보이면서도 그 나름의 적정한 아름다
움을 유지하는 현명함이 엿보인다.

반면 설날 오락 프로그램에서 동안에 선발된 40대 여인은 내 기억 속 김희애와는
다른 스타일의 '동안'을 뽐냈다. 타고난 체구가 작고 다소 마른 몸에 아이돌 느낌의 헤
어스타일과 동안의 필수조건이라는 앞머리, 클럽 가려고 나온 25살처럼 보이는 스타

일링은 보는 내내 눈살을 찌푸리게 했다. 아이가 딸린 엄마는커녕 웬만한 20대들 뺨칠 수준이었으나, 그녀를 보는 내내 '나의 40대를 저런 모습에 투영시키고 싶지는 않다'는 느낌을 받았다. 인위적인 느낌을 지울 수 없었기 때문이었다.

내가 원하는 미래의 모습은 10~20대처럼 거품이 확 이는 맥주 같은 느낌이 아니다. 한 번 향기를 맡으면 아찔할 정도로 매혹되며 혀끝이라도 대어 보고 싶은, 오래 숙성된 와인 같은 매력이다. 40대가 되었을 때, 청바지에 니트 차림만으로도 '와, 몸매 정말 멋지다!'라는 말을 듣고 싶다. 그러기 위해서는 운동이 필수적이다. 탄력 있는 몸은 굶는 방식으로는 절대 만들 수 없으니까.

살이 찔까봐 늘 노심초사하는가? 항상 다이어트를 해야 한다는 강박관념을 가지고 있지는 않는가? 나이 먹는 것을 두려워한 나머지 조금이라도 더 어려지고 싶다는 욕망만으로 미친듯이 운동하고 있지는 않는가? 그렇다면 마인드의 재정립이 필요하다. '동안'에 집착하고 특정 연예인을 따라잡고자 애쓸 시간에, 나만의 아름다움과 매력에 대해 생각하자. 운동을 통해 더 나아지는 나 자신을 발견하면서 스스로의 매력을 배가시키고, 멋지게 나이 드는 법을 배우는 것! 그것이야말로 안방 글래머 다이어트가 지향하는 바다.

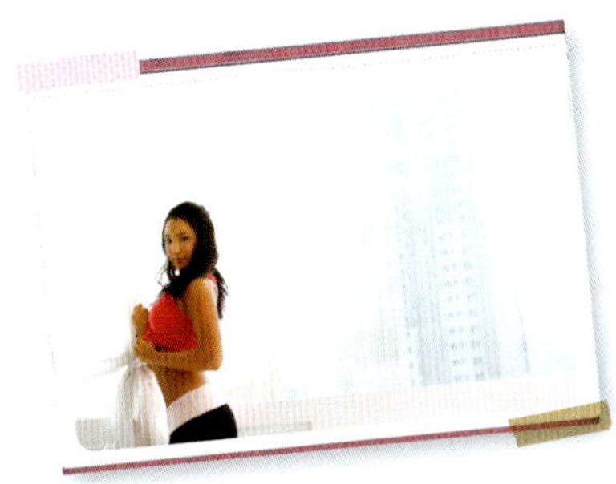

자신만의 기준을 정하자

다이어트와 운동에 대한 올바르고 탄탄한 마인드를 갖췄다면 자신에게 맞는 워너비와 목표를 구체적으로 설정해보자. 지칠 때마다 자극을 주고 새로운 느낌을 전해줄 수 있는 이상형을 정해둔다면 다이어트와 운동을 해 나가면서 활기를 얻을 수 있다. 단, 철저히 객관적인 견해에 입각해서 골라야 하며, 가능하다면 외국 스타들 중 찾아보길 권하고 싶다. 국내 스타들이 예쁘지 않거나 몸매가 좋지 않아서가 아니다. 외국 스타들은 다양한 체형을 갖고 있어 자기 몸에 맞는 워너비를 찾기에 수월하기 때문이다. 또, 애초부터 우리와는 다른 유전자를 타고났기에 '워너비와 자신을 비교하고 자책하는 어리석은 행동'에 빠지는 일을 막을 수 있다.

"그래, 너하고 난 애초부터 달라. 하지만 네 몸매는 꽤 맘에 드니 도전해봐야겠어!"

이렇게 생각하면 여유가 생기고 조급함과 절망감도 덜해진다. 물론, 외국 스타가 아닌 주변인일지라도 충분히 영감을 불러일으켜줄 수 있다면 당신의 워너비로 삼아도 좋다. 객관적으로 봤을 때, 나와 매우 동떨어져있는 체형이 아니라는 전제 조건에만 부합하면 된다.

나도 가끔 운동이 하기 싫어지거나 '에라, 모르겠다!'는 식의 마음가짐이 튀어나오려고 할 때면 내가 닮고 싶어하는 이들의 사진을 보며 정신을 가다듬는다. 나의 워너비들은 나와 비슷한 체형을 가졌거나, 충분히 실현 가능성이 있다고 판단되는 이들이다. 오래 전에 스스로를 파악하고 인정한 만큼 내 이상형들은 아담 사이즈에 깜찍 발랄 청순가련 스타일이 아닌, 할리 베리, 제니퍼 로페즈, 비욘세, 제시카 비엘같이 기본적으로 탄력이 넘치면서 섹시한 몸매를 가진 할리우드 스타들이다.

머릿속으로 스스로 나아가야 할 몸만들기 방향을 그려보자. 내 경우를 예로 들어보겠다. 키는 171cm로 큰 편이다. 뼈대 자체가 굵은 편은 아니지만 의외로 튼튼한 골격을 타고났다. 또 허리는 짧고 잘록한 편이며, 골반은 큰 편이 아니지만 엉덩이는 돌출되어 있고 전체적으로 탱탱한 근육형이다. 가슴은 약간 큰 편이며 어깨는 넓고 딱 벌어져 있다. 근육이 잘 생기는 편이며, 살이 잘 붙는 부위는 허벅지 안쪽과 엉덩이 아래쪽을 아우르는 하체부위다. 즉 나의 현실적인 다이어트와 운동의 목표는 큰 키를 돋보이게 하는 날씬한 근육과 탄력미, 타고난 엉덩이와 허벅지를 더욱 아름답게 가꾸는 방식이 되어야 한다.

반면 친구 K는 나와는 정반대의 몸을 가졌다. 운동은 숨쉬기와 약간의 걷기, 가사 노동 외에는 해 본 적이 없고 살은 찹쌀떡처럼 말캉거린다. 또 주머니에 쏙 들어갈 법한 가녀린 어깨의 소유자이며 키도 작고 뼈도 가늘다. K의 현실적인 다이어트와 운동의 목표는 근력운동을 통해 몸에 탄력을 주고, 생기를 심어 주는 방식이 되어야 한다.

나와 K가 그러하듯, 여러분과 나의 다이어트와 운동방식도 같을 수 없다. 다음에 소개할 '내 스타일 체크하기'와 '나만의 워너비 정하기'를 통해 자신과 50%이상 같은 조건을 갖춘 워너비를 정하고, 현실적인 다이어트 목표와 계획을 세워보자.

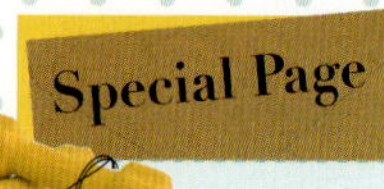

내 스타일 체크하기

나를 알고 적을 알아야 백전백승! 다이어트는 오랜 나 자신과의 싸움인 만큼, 나를 제대로 파악하는 것이 우선이다. 아래 제시된 항목을 통해 내 체형에 대해 알아보고, 앞으로 만들어 갈 내 스타일에 대해 정립하는 시간을 가져보자.

키 　□ 작은 편 | □ 보통 | □ 큰 편

키가 보통이거나 작은 편이라면 상체를 발달시켜서 시선을 상체 쪽으로 가게 하기보다는, 힙과 허리라인을 살리고 상체는 슬림하게 만들어 전체적인 느낌이 길고 슬림해 보이도록 하는 것에 집중한다. 키가 큰 편이라면 덩치가 더 좋아 보일 수 있다는 단점이 있으므로 라인 살리기에 주력해야 한다. 아름다운 몸매의 기준은 키가 아닌 비율임을 잊지 말 것!

골격 　□ 가는 편 | □ 보통 | □ 굵은 편

골격이 가는 편이라면 나이가 들수록 부상이 잦아질 수 있으며, 운동을 해도 쉽게 몸이 만들어지지 않는 경우가 많으므로 평소 근력운동에 더 집중해야 한다. 골격이 보통이거나 굵은 편이라면 늘상 통뼈를 불만 삼았겠지만, 통뼈는 다이어트와 몸만들기에 있어 오히려 큰 장점이다. 틀이 좋아 몸을 디자인하기 더 쉽기 때문! 자신감을 갖고 다이어트에 임하자.

살 　□ 잘 찌는 편 | □ 많이 먹으면 찌는 편 | □ 많이 먹어도 찌지 않는 편

살이 잘 찌는 편이라면 식단조절에 각별히 신경을 쓰면서 운동도 강도 있게 더욱 열심히 해야 한다. 많이 먹으면 찌는 편이라면 먹는 양만 줄여도 반 이상 성공할 수 있다. 많이 먹어도 찌지 않는 편이라면 방심하지 말고 건강한 식습관을 가지도록 노력하면서 운동을 해서 근력을 계속 보강해 나가야 한다. 기운 빠지는 이야기일 수도 있겠지만, 아무리 먹어도 잘 안 찌는 체질도 있다. 남들과 똑같이 먹고 '나는 왜 쟤랑 똑같이 먹는데 살이 찌지? 왜 같은 운동을 하고 있는데 살이 안 빠지지?'라며 고개를 갸우뚱하지 말자.

허리

□ 짧은 편 | □ 보통 | □ 긴 편

허리가 보통이거나 짧은 편이라면 장점이 하체에 있는 경우가 많다. 다리가 길어 예쁘지만 허리가 짧기 때문에 조금만 살이 쪄도 상체부분이 두루뭉술하게 보일 수 있다. 여성스러운 라인을 살리고 힙업시키는 데 주력한다. 허리가 긴 편인 사람들은 의외로 배에는 살이 잘 붙지 않고 하체에 집중되는 케이스들이 많다. 하체를 슬림하게 다듬는 것에 집중하면서 복근운동을 꾸준히 해주면 복근이 잘 잡힐 수 있다.

어깨

□ 넓은 편 | □ 보통 | □ 좁은 편

어깨가 넓은 편이라면 불평은 이제 그만! 어깨가 넓다는 것은 운동을 했을 때 예쁜 몸을 가질 수 있다는 뜻이다. 하지만 살이 붙으면 덩치가 있어 보일 수 있으니 어깨 라인은 살리고, 팔은 탄탄하면서도 얇게 만들도록 한다. 어깨가 보통이거나 좁은 편이라면 어깨 운동에 비중을 두어 어깨 라인을 살리거나, 시선이 분산될 수 있도록 엉덩이와 허리라인을 만드는 데 주력하자.

엉덩이

□ 풍만한 편 | □ 보통 | □ 빈약한 편

엉덩이가 풍만한 편이라면 우선 행복하다는 생각을 하자. 엉덩이는 여성미의 상징이니까! 하지만 살이 붙으면 하체비만으로 이어질 확률이 높으니 하체를 슬림하게 가꾸는 운동으로 이를 방지해야 한다. 엉덩이가 보통이거나 빈약한 편이라면 심플하다. 하체 운동에 비중을 두고 힙 운동에 매진해서 엉덩이를 탄탄하게 만들도록 한다.

가슴

□ 작은 편 | □ 보통 | □ 큰 편

가슴이 작은 편이거나 보통이라면 운동으로 라인을 탄력있게 가꾸도록 하자. 성의 없이 큰 가슴보다 작고 탄력 있는 가슴이 훨씬 매력적인 법이다. 무조건 크기만 한 가슴은 둔해 보이기만 한다는 점을 명심할 것. 가슴이 큰 편이라면 가슴 사이즈에 대한 콤플렉스를 가지기보다는, 전체적인 몸의 라인을 슬림하게 만들어 글래머로 거듭나기 위한 운동계획을 세우는 것이 좋다.

탄력 ☐ 탄탄한 편 | ☐ 보통 | ☐ 물렁한 편

살이 탄탄한 편이라면 근육이 잘 생기고 균형이 잘 잡힌다는 장점이 있으나, 지방과 근육이 같이 커지게 되면 더욱 부한 몸으로 변할 수 있다. 식이요법에 더 신경쓰면서 운동을 병행하면 날씬한 몸을 가질 수 있다. 살이 보통이거나 물렁한 편이라면 근력운동을 더욱 열심히 해서 근육량을 늘려가야 한다. 흐물흐물한 느낌 대신 찰지고 탄력있는 몸을 가지려면 운동하는 부위에 집중해서 꾸준히 하는 방법이 베스트! 쉽게 붓는 스타일이 많으므로 식사 전후나 도중에 물을 마시지 말고 평소 짜게 먹지 않도록 더욱 신경쓴다.

피부색 ☐ 하얀 편 | ☐ 보통 | ☐ 까무잡잡한 편

피부가 하얀 편이라면 청순, 순수, 깨끗해 보이는 이미지를 가지고 있지만 자칫 약해 보이거나 생동감이 떨어져 보일 수 있다. 운동을 통해 근육량을 늘려 슬림하면서도 탄탄한 몸을 만들자. 몸의 라인을 살리는 운동에 집중할 것! 피부가 보통이거나 까무잡잡한 편이라면 충분히 섹시한 이미지를 만들 수 있다. 힙과 허리라인을 살려 여성미를 강조하면 매력을 더할 수 있다.

근육 ☐ 잘 생기는 편 | ☐ 보통 | ☐ 잘 생기지 않는 편

근육이 잘 생기는 편이라면 살이 쪘을 때 살이 단단하게 뭉치면서 덩치가 커 보일 수 있다. 다이어트 식단과 운동을 병행하여 근육량을 늘리면서도 지방은 제거해 슬림한 느낌을 가질 수 있도록 해야 한다. 근육이 보통이거나 잘 생기지 않는 편이라면 답은 꾸준한 운동뿐이다. 근력운동의 비중을 높게 두고 평소 단백질 섭취를 비롯한 영양 섭취를 잘해줘야 한다.

운동경험 ☐ 많음 | ☐ 보통 | ☐ 없음

운동경험이 많다면 같은 루틴에 익숙해져 있거나 혹은 이런 저런 운동을 개념 없이 하고 있을 수 있으므로 운동계획을 세우고 그에 따라 3~4주 단위로 변화를 주면

서 규칙적인 반복과 자극을 줘야 한다. 운동경험이 보통이거나 없다면 어려운 운동, 희한한 동작들이 아닌 내가 아는 쉬운 동작들부터 차근차근 시작한다. 시간 역시 짧게는 20분으로 시작해서 일주일에 5분씩 늘려가자. 운동경험 유무를 떠나 기본적인 자세 인지와 호흡, 운동에 대한 개념 정리가 반드시 선행되어야 한다.

다이어트 경험 "

☐ 많음 | ☐ 보통 | ☐ 없음

다이어트 경험이 많다면 식이요법을 많이 시도해보았을 확률이 높다. 그럼에도 실패하는 원인은 자신의 스타일에 대한 파악이 부족하고 인내심이 없기 때문. 하기로 마음먹은 것이 있다면 적어도 한 달은 유지하면서 변화를 보고 그를 통해 피드백을 얻는다. 다이어트 경험이 보통이거나 없다면 기본 운동과 함께 단백질과 탄수화물의 비율을 알맞게 조절해서 섭취하는 것부터 시작해본다.

가장 먼저 살이 찌는 부위는 (   ) 이다. "

가장 먼저 살이 찌는 부위가 자신의 약점 부위일 수 있다. 평소 많이 먹거나 컨디션이 안 좋았을 때 가장 먼저 변하거나 망가지는 부위를 파악하고, 그 부위를 커버할 수 있는 운동을 실시하도록 하자.

나의 매력 포인트는 (   ) 이다. "

자신의 매력 포인트를 반드시 알고 있어야 한다. 자신의 매력과 장점을 진정 자랑스럽게 생각하고 자부심을 느끼는 사람만이 운동을 통해 더욱 많은 것을 얻어갈 수 있기 때문이다. 사소한 것이라도 상관없다. 메모지에 자신의 매력 포인트를 써서 화장대 앞에 붙여놓고 매일 되새길 수 있도록 하자.

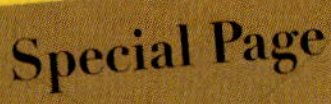

나만의 워너비 만들기

자신의 타고난 체형과 전반적인 사항들을 꼼꼼히 점검했다면, 나만의 다이어트 워너비를 만들 차례! 나와 공통점이 많은 할리우드 스타를 워너비 삼아 제대로 된 다이어트에 도전해 보자.

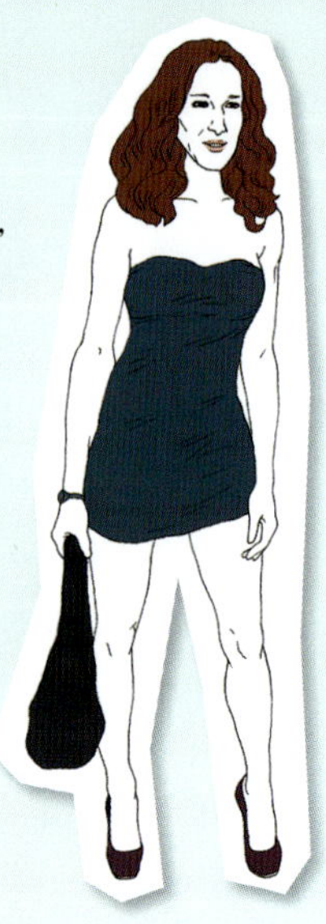

**키가 작고
골격도 작다**

사라 제시카 파커

키는 160cm 이하로 작은 편이지만, 비율이 좋고 잔근육이 살아있는 몸매 덕분에 전혀 작아 보이지 않는 할리우드 스타다. 키가 크지 않으면서 골격도 아담한 몸을 타고났다면 사라 제시카 파커를 워너비로 정해보자. 키가 작다는 점을 장점으로 살려 더욱 짜임새 있는 몸을 만든다고 생각하고 근력운동을 집중 실시하면 탄력 있는 몸매 라인을 잡을 수 있다.

브리트니 스피어스

**키가 작고
근육형이다**

키가 작은 데다 근육까지 빵빵한 스타일을 타고난 사람들은 아무리 운동을 해도 티가 나지 않고 살도 빠지지 않는다고 고민을 토로한다. 하지만 당신의 탄탄함을 가지고 싶어도 가질 수 없는 이들도 있다. 단점이라고 생각했던 부분을 장점화하자. 워너비를 마르고 아담한 몸으로 잡는다면 스스로도 지치고 실현 역시 불가능하니, 작지만 통통 튀는 탄력미를 갖춘 왕년의 브리트니 스피어스를 워너비로 정해보자. 다이어트와 운동이 희망적으로 바뀔 수 있다.

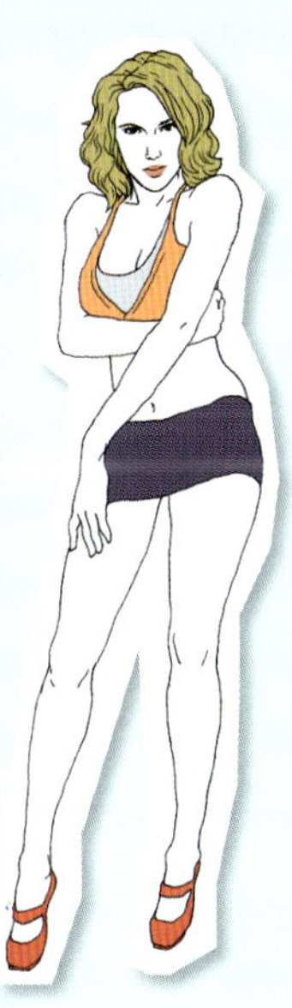

스칼렛 요한슨

키가 작고 살집이 있는 사람들은 자칫 잘못하다가는 포동포동한 인상을 줄 수 있다. 하지만 이런 체형은 여성미를 타고났다는 장점이 있다. 그러니 마르기만 한 몸매를 지향하기보다는, 타고난 여성미를 살리는 데 집중한다. 키는 작지만 굴곡이 확실하고 깡마르지 않아 더욱 매력적인 섹시녀인 스칼렛 요한슨을 워너비로 정해보자. 군살을 없애면서도 타고난 볼륨감은 살려주는 것이 이런 체형 다이어트의 핵심이다.

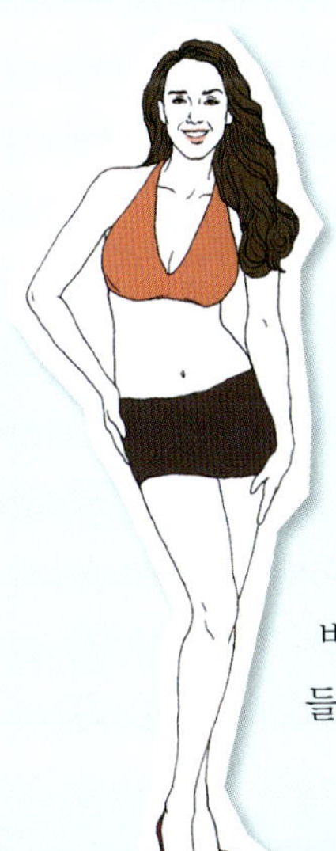

제시카 알바

키가 크고 골격이 크지 않다면, 좋은 몸매를 만들 수 있는 재료가 충분히 갖춰져 있다고 보면 된다. 슬림한 듯 건강한 몸매가 매력적인 스타인 제시카 알바를 워너비로 삼아 적당한 키에 보기 좋을 정도의 날씬한 근육이 잡힌 몸을 만들어보자.

안젤리나 졸리
지금의 안젤리나 졸리는 세월의 흐름 속에 다소 마른 경향이 강하지만, 전성기 때의 안젤리나 졸리는 콜라병 몸매를 자랑하는 탄탄 근육의 대명사였다. 지속적인 운동을 통해 속 근육을 다듬어간다면 탄력 있는 안젤리나 졸리의 몸매를 따라잡을 수 있을 것이다.

미란다 커

선천적으로 키가 크고 골격이 작거나 보통이라면, 세계 최고의 섹시함을 선보이는 속옷 브랜드 '빅토리아 시크릿'의 모델들을 워너비 삼아볼 만하다. 일반적인 패션모델들에게는 무조건 마른 몸이 필요하지만, 빅토리아 시크릿의 모델이 되기 위해서는 '나올 곳은 나오고 들어갈 곳은 들어간' 치명적인 섹시미가 더해져야 한다. 대표적인 스타가 바로 미란다 커. 가슴과 엉덩이의 라인은 살리되 팔다리에는 늘씬한 근육이 잡히도록 목표를 잡는다면, 당신도 충분히 미란다 커의 몸매를 따라잡을 수 있다.

제니퍼 로페즈

굴곡이 확실한 몸매와 오리 엉덩이, 허벅지에 근육이 잘 생기는 타입이라면 미안하지만 아무리 살을 빼도 바람 불면 날아갈 듯한 스타일로 변할 수 없다. 대신 마른 사람들은 넘볼 수 없는 자신만의 타고난 여성미를 극대화하자. 제니퍼 로페즈를 워너비 삼아 섹시한 몸을 만들어 나가겠다는 목표를 세운다면 자신만의 매력을 키울 수 있을 것이다.

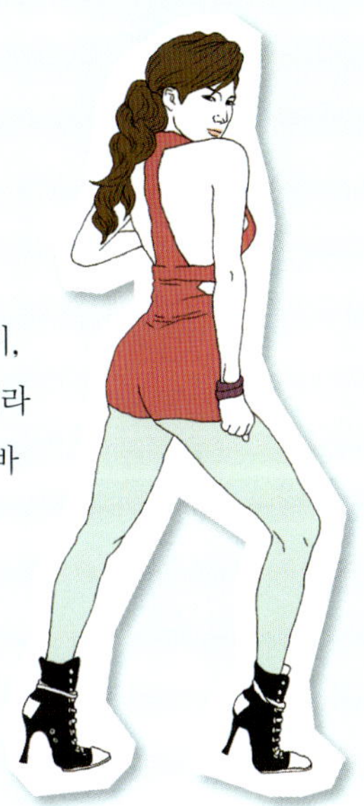

비욘세

들어갈 곳은 들어가고 나올 곳은 확실히 나온 몸이야말로 아름다운 여성의 몸이다. 당당한 매력의 비욘세를 워너비 삼아 허리에서 엉덩이로 이어지는 타고난 커브를 최대한 살려보자. 시간을 두고 슬림하게 가꾸면서 탄력을 더한다면, 당당한 글래머형 몸매로 거듭날 수 있게 될 것이다.

03

먹고 운동하면 빠진다는 착각은 버려라

먹는 양부터 줄여라

세 가지는 반드시 챙겨라

건강하지 않은 음식들과 이별하라

최선을 지키는 것보다 최악을 피하는 게 먼저다

모든 음식을 경계하라

싱거운 맛에 익숙해져라

탄수화물을 최대한 줄여라

단백질을 사랑하라

하루 여섯 끼, 착각에서 벗어나라

자신만의 '크레이지 데이'를 만들어라

안방 글래머
식사 원칙

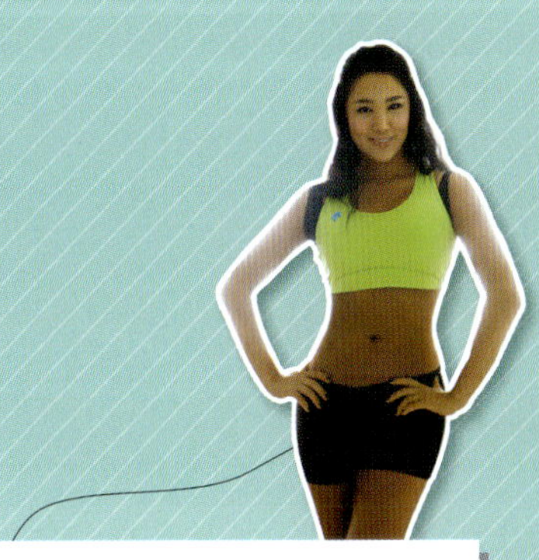

Home Glamour's Food Therapy

지나친 식사 제한으로 스스로를 스트레스 속에 살아가게 만드는 극단적인 식이요법은 오래 지속될 수 없고, 결국 몸매를 망치게 된다. 늘씬함이 잠시 잠깐 자신을 스쳐가길 바라는 사람은 아무도 없을 터! 평생 날씬함을 유지하고 싶다면, 꾸준히 실천해나갈 수 있는 건강한 식이요법을 실천해야 한다. 오랫동안 건강하고 날씬한 몸매를 유지하고 싶은 당신을 위한 안방 글래머의 식사 원칙을 살펴보자.

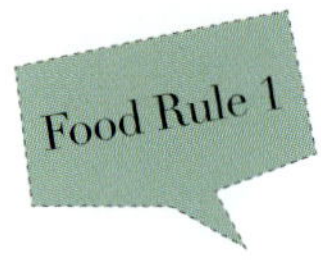

먹고 운동하면 빠진다는
착각은 버려라

하루에 운동을 5~6시간 이상 하는 '매우 비정상적인 경우'를 제외하면 대부분 사람들의 운동시간은 1~2시간 정도다. 그 시간 안에 먹은 양을 모두 소화하기란 불가능하다. 이해가 쉽도록 예를 들어보겠다. 피자 1조각은 대략 420kcal 다. 요즈음은 토핑과 치즈가 풍성한 피자들이 많아졌으니 열량은 더욱 높을 것이다. 어쨌든 피자 1조각을 먹고 그 열량을 태우기 위해서는 보통 속도로 192분을 걸어야 한다. 속도를 좀 더 내면 101분이고, 엉덩이를 씰룩대며 발이 움직이는 것이 보이지 않는 경보 수준으로 걷는다고 쳐도 무려 59분을 걸어야 한다. 2조각을 먹는다고 가정하면 약 6시간을 걸어야 한다는 뜻! 한 판은 너끈히 해치우는 사람이라면, 전국일주라도

❝ 매일매일 마라톤 42.195km를 뛰지 않는 한, 먹고 나서 운동으로 빼는 것은 불가능하다! 한시라도 빨리 '먹고 운동하면 빠진다'는 착각에서 벗어나도록 하자.**❞**

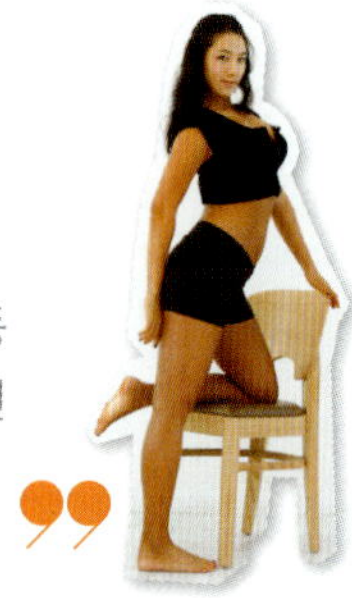

해야 겨우 빠질까 말까다. 한시라도 빨리 '먹고 운동하면 빠진다'는 착각에서 벗어나야 한다. 그렇다면 '먹고 운동하면 빠진다'를 맹신하는 부류와 폭식을 사랑하는 부류의 대표적인 착각에는 어떤 것들이 있을까?

먹고 운동하면 빠져. 괜찮아.

백날 운동해도 살이 빠지지 않는 대표적인 케이스다. 살이 빠지려면 섭취하는 칼로리보다 소비하는 칼로리가 높아야 하는데, 먹는 것에 맞추어 운동량을 늘린다는 것 자체가 불가능한 일이다. 흰 쌀밥 1공기는 313kcal인데, 이를 없애려면 약 2시간 30분을 걸어야 한다. 오로지 '밥'만을 이야기하고 있는 것이다. 줄넘기는 30분을 해야 하니 밥 1공기에 풀 반찬만 먹는다 해도 운동으로 살을 빼려면 적어도 3시간 이상 걷거나 50분 이상 줄넘기를 해야 한다는 계산이 나온다. 느낌이 팍팍 오지 않는가? '먹어도 운동하면 돼'라는 식의 마인드로는 절대 다이어트에 성공할 수 없다.

그냥 안 먹고 운동도 안 할래.

젊은 세대들 중 많이 볼 수 있는 케이스로, 음식 조절만으로 체중 감량과 몸매 관리가 가능하다고 생각하는 경우다. 이런 생각도 역시 최악! 먹지 않고 운동도 하지 않으면 수분과 근육이 손실된다. 일시적으로 체중이 줄기 때문에 슬림해진 것처럼 느껴진다. 그러나 이런 습관이 쌓이게 되면 몸은 '좀비화'된다. 게다가 사람은 나이를 먹어갈수록 근육이 줄어드는 속도는 빨라지고, 같은 양을 먹어도 자꾸 군살이 붙는다. 이럴 경우 대부분의 사람들이 음식량을 줄이는 것으로 해결을 보려 하는데, 이같은 패턴이 반복되다 보면 악순환이 이어져 몸이 망가지게 되고 건강까지 잃게 된다. 탄력 있고 생동감 있는 몸을 갖길 원한다면 적절한 운동을 병행해야 한다.

살을 빼겠다는 이유로 유산소운동만 죽어라 하는 사람들이 있다. 물론, 체중 감량을 목표로 삼고 있다면 반드시 유산소운동을 해야 한다. 하지만 무턱대고 유산소운동'만' 했다가는 급격한 요요현상을 경험하게 될 수 있다. 날씬한 몸매가 잠시 잠깐 자신을 스쳐가길 원치 않는다면, 유산소운동과 함께 근력운동을 병행해야 한다. 꾸준한 근력운동을 통해 근육량을 늘리면 기초대사량이 높아지는데, 기초대사량이 높아지면 같은 양을 먹더라도 더 빨리 열량을 태워 없앨 수 있다. 똑같이 먹더라도 덜 찌게 된다는 것! 상대적으로 요요현상을 경험할 확률도 적어진다. 유산소운동만으로 살을 뺄 수는 있지만, 결코 오래 갈 수는 없다는 점을 명심하자.

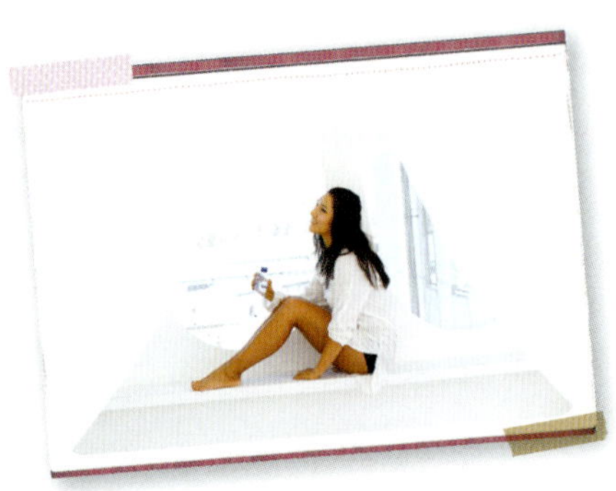

운동해도 살이 찌는 B양의 비밀

늘 빅토리아 시크릿 모델들의 사진을 화장대에 붙여 놓고 자극을 받는 친구 B양. 맘껏 먹어도 운동하면 살이 빠지리라 굳건히 믿고 산 지 어언 10년째이건만, 몸매는 점점 사진 속 모델들과는 반대로 간다. 함께 씨푸드 뷔페식 패밀리 레스토랑에서 저녁을 먹던 날, B는 가벼운 샐러드로 시작하여 모든 종류의 음식을 섭렵하는 기염을 토하며 무려 5접시를 먹어치웠다. 디저트로 아이스크림까지 깔끔하게 해치운 B는 입가를 닦으며 태연하게 말했다.

"지금 여덟시 반밖에 안 됐으니까 헬스장 가서 유산소운동 열심히 해서 다 소화시키고 가야지! 안 그러면 살쪄."

'B야! 너는 이미 족히 5,000kcal는 넘는 음식을 먹어치웠단다. 얼마나 운동을 할 작정이니!'

물론 혼잣말이었다. 그렇게 헬스장으로 달려간 그녀는 2시간 '열심히' 땀을 흘렸다. 한 달쯤 지난 후였던가? 다시 만난 B는 전보다 더 통통한 뺨을 씰룩이며 볼멘소리를 늘어놓았다.

"이상해. 나, 운동은 진짜 많이 하는데 왜 살이 자꾸 찌지?"

안타까운 마음이 들었지만, B에게 어떤 말도 해줄 수 없었다. 내가 해줄 수 있는 말은 B도 이미 알고 있는 것이니까! 여러분도 알다시피, 정답은 하나뿐이다. 건강하게 적당히 먹고, 들어간 만큼 소비해 주는 것. 이 심플한 논리야말로 멋진 몸매를 만드는 정답이다.

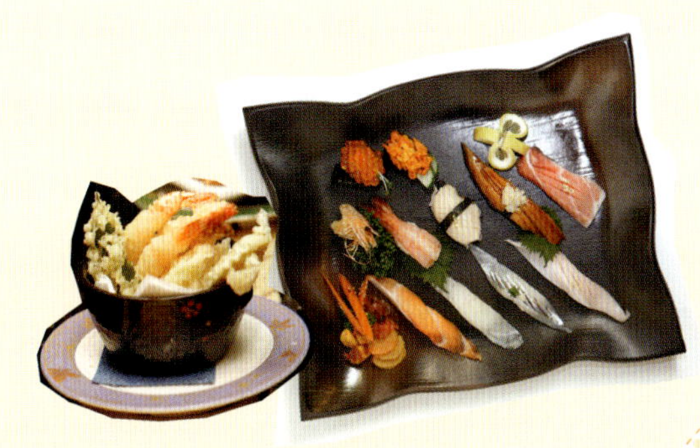

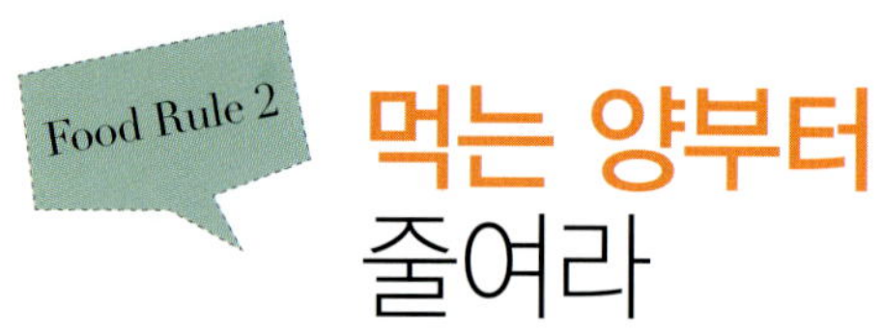

먹는 양부터 줄여라

먹은 열량을 운동만으로는 소비할 수 없다는 걸 배웠으니, 다음 차례는 먹는 양을 줄이는 것이다. 그렇다고 밥 두세 공기는 우습게 먹던 대식가가 하루아침에 반 공기로 양을 대폭 줄일 수는 없는 노릇! 자연스럽게 양이 줄고 식탐이 사라지도록 위를 길들이자. 습관이 되어 양이 적어지기 전까지는 음식을 주문하거나 상을 차릴 때 지나치게 양을 줄이지 않는다. 목적은 평생 습관을 바꾸는 것임을 잊지 말아야 한다. 억지로 적게 먹으려고 식당에서 평소 양의 반도 안 되는 양을 주문한다든지, 혼자 차려 먹거나 도시락을 쌀 때에도 어이없게 확 줄어든 양을준비한다면 중도 포기하기 쉽다. 기존의 양에서 조금씩 줄여가되 과한 시도는 금물! 예비 안방 글래머들을 위해 똑똑하게 먹는 양을 줄이는 방법을 공개한다.

> **"** 습관이 되어 양이 적어지기 전까지는 음식을 주문하거나 상을 차릴 때 지나치게 양을 줄이지 않는다. 자연스럽게 양이 줄고 식탐이 사라지도록 위를 길들이자. **"**

귀찮은 음식 즐기기

가시가 많은 생선, 젓가락으로 잘 집히지 않는 작은 조각, 뼈에 붙은 고기 부위 등 살점이 적고 손이 많이 가는 '귀찮은 음식'을 즐겨본다. 실제로 매우 효과 있는 방법이다. 살코기, 덩어리째로 쉽게 먹을 수 있는 것들은 날름날름 평소대로 많이 먹을 수 있으나 뜯어 먹고 발라 먹어야 한다면 일단 속도를 낼 수가 없다. 천천히 먹다 보면 평소 양보다 적게 먹었는데도 어느새 배가 불러오는 것을 느낄 수 있다.

먹으면서 딴짓하기

먹을 때는 먹는 것에만 집중하라고들 하지만, 먹는 양을 줄이려고 하는 이들에게는 전략적으로 딴짓을 하며 먹는 것도 도움이 된다. 이를테면 책이나 잡지, 신문을 보면서 밥을 먹는 식이다. 한 입 먹고 몇 줄 읽고, 또 한 입 먹고 몇 줄 읽고를 반복하다 보면 오로지 먹기만 할 때보다 속도가 현저히 줄어들어 평소보다 빨리 포만감을 느끼게 되고, 결과적으로 평소 양보다 덜 먹을 수 있다. 단 언제 먹는 것을 중단할 것인지 정하면 칼같이 지키자. 만약 40분 동안 책을 보며 천천히 먹는다고 다짐했다면, 40분이 끝난 후엔 미련 없이 젓가락을 내려놓아야 한다.

굶었다가 먹기

매우 배고픈 상태에서 무언가를 먹으면 끊임없이 들어가게 될 우려가 있다. 게다가 우리 몸은 또다시 굶게 될지도 모른다는 불안감에 사로잡혀 아주 적은 양의 음식도 태워 없애지 않고 지방으로 저장하는 '몹쓸 체질'로 변모한다.

대충 때우는 식으로 혼자 먹기

혼자 먹으면 느긋해지고 제한을 두지 않기 때문에 더 많이 먹게 될 수 있다. 먹는 양을 줄이고 싶다면 '대충 때우는 식'으로 혼자 먹는 것만은 피하도록 한다. 특히 우울하거나 스트레스를 받을 때는 홀로 폭식에 꽂힐 위험이 충만하니 주의하자.

젓가락, 티스푼, 작은 포크로 먹기

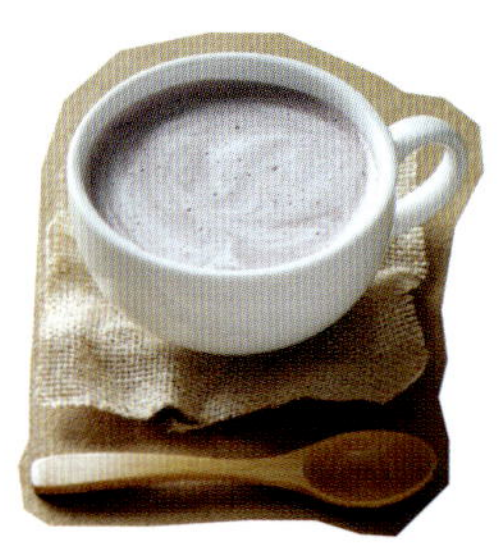

내가 추천하는 방법은 숟가락이 아닌 젓가락을 활용하거나 티스푼, 작은 포크로 먹는 것이다. 숟가락으로 푹푹 떠먹거나 큰 포크로 과감히 먹는다면 닭 가슴살 100g, 채소 한 접시, 현미밥이나 고구마 100g은 한 입 거리에 불과해진다. 하지만 젓가락, 티스푼, 작은 포크로 음식을 먹는다면 여러 번 먹게 되니 자연스럽게 포만감도 빨리 오고, 천천히 먹는 습관도 기를 수 있어 바람직하다.

완전히 씹어 삼킨 후 젓가락 들기

식탐 많은 사람들을 관찰해보라. 입에서 씹고 있을 때 이미 젓가락을 집어 음식을 가져와서 투입준비를 한다. 늘 먹이를 찾는 하이에나의 눈빛을 하고 있다. 많이 먹더라도 우선 입에 넣은 음식은 다 넘긴 뒤 새 음식을 가져오는 것을 실천하도록 노력한다.

공복 상태 4시간 넘기지 않기

3~4시간 간격으로 적정량의 음식을 계속 먹어 긴 공복이 유지되는 상황은 피하자. 잦은 식사는 공복감을 덜어주고, 자칫 쉽게 지칠 수 있는 다이어트에 지속력을 준다. 뿐만 아니라 신진대사를 활발하게 해 체내에 쌓여있는 노폐물이 배출될 수 있도록 돕는다.

배고픔을 느낀다면 물 1컵 마셔보기

우리 뇌는 수분 부족 현상을 배고픔으로 착각하기도 한다. 가짜 배고픔인지 아닌지 알 수 있는 방법은 우선 배가 고프다고 느껴지면 물을 1컵 마셔보는 것이다. 물을 충분히 마셨을 때 극심하게 밀려오던 허기와 식욕이 사라진다면, 목마름을 배고픔으로 착각했던 것이다. 만약 물을 마시고 30분이 지나서도 배가 고프다면 그때 먹는다.

주변 사람들에게 진지하게 도움 요청하기

자신이 다이어트 중임을 진지하게 알리고, 성공할 수 있도록 최소한 방해만은 하지 말아 달라고 부탁한다. 방해란, '오늘까지만 먹어', '이번 한 번은 괜찮아' 같은 액션들! 의지박약 스타일이라면 함께 식사할 때 더 먹으려고 드는 것을 말려달라고 부탁해보자.

지금이 아니라도 먹을 수 있다고 생각하기

사실 모든 음식은 마음만 먹으면 언제든 사 먹을 수 있는 것들이다. 굳이 지금 끝장 보지 않아도 즐길 수 있다고 생각하면 음식에 대한 조급함이나 식탐을 없앨 수 있다. 정말 희귀하거나 생소하여 먹어본 적이 없는 음식이 아닌 이상, 어차피 살면서 한 번쯤 먹어본 맛이다. 다 아는 맛에 집착할 필요가 있을까?

배 부분이 타이트한 옷이나 보정 속옷 입기

많이 먹게 될까봐 걱정스럽다면, 배 부분이 타이트한 옷을 입거나 보정 속옷을 입어준다. 매일매일 하루가 멀다 하고 몸을 조이는 것은 혈액순환과 소화에 좋지 않지만, 이따금씩 긴장감을 주는 것은 양껏 먹는 습관을 고치는 데에 도움이 된다. 많이 먹을수록 옷이 꽉 끼는 느낌이 들면서 배가 나오므로 먹는 양을 자제하게 된다. 단, 배가 부르다고 허리띠를 풀거나 단추를 풀지 않도록 하자.

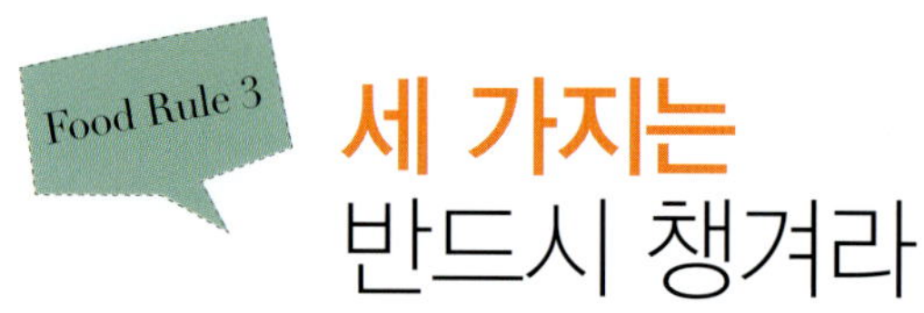

세 가지는
반드시 챙겨라

다이어트를 통해 건강도 지키고 미모도 업그레이드 되길 바라는 사람이라면 반드시 챙겨야 할 세 가지가 있다. 물, 채소, 건강기능식품이 바로 그것! 필요성과 중요성을 잘 알면서도 소홀히 하고 있었다면 반성부터 하자. 이 세 가지를 사랑하면 다이어트 효과와 건강 증진, 변비 해소, 피부 개선, 탄수화물 섭취의 자연스러운 감소 등 많은 이점이 따른다. 세 가지를 잘 챙길 줄 알아야 건강한 글래머로 탈바꿈할 수 있다. 반드시 챙겨야 할 세 가지를 똑똑하게 챙기는 노하우를 공개한다.

> **❝** 다이어트를 통해 건강 미인으로 거듭나고 싶은 사람이라면 반드시 챙겨야 할 세 가지! 물, 채소, 건강기능식품을 잘 챙겨야 건강한 글래머로 거듭날 수 있다. **❞**

충분한 수분 공급은 혈액 순환을 원활하게 하고 몸의 밸런스를 유지하는 데 도움을 준다. 뿐만 아니라 노폐물을 빠르게 배출시키고 수분대사를 활발히 해주기 때문에 다이어트와 건강에는 필수적인 요소라 할 수 있다. 하루에 최소 2리터 이상 마시는 것을 목표로 양을 조금씩 늘려 가도록 한다. 하지만 갑자기 물의 양을 늘리기는 어려우니 아래의 방법을 차근차근 따라 하면서 서서히 습관을 바꿔보자.

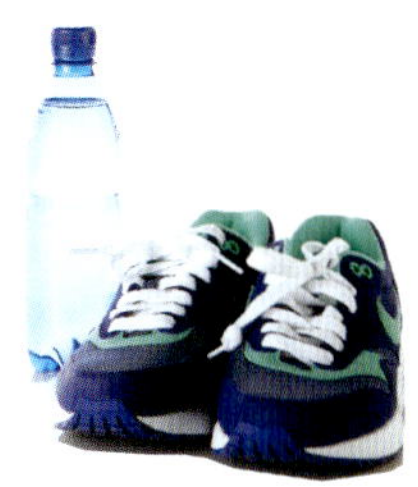

BEST

운동하면서 물 마시기

운동할 때 수분 보충은 필수! 운동 효과를 높여주고 계속 빠져나가는 수분을 공급해준다. 벌컥벌컥 마시지 말고 목을 축이듯 한 모금씩 천천히 마셔야 몸에 무리가 가지 않는다. 운동할 때 물을 항상 곁에 두고, 최소 1리터씩 마시는 것부터 시작해본다.

미지근한 물 마시기

차가운 물이 맛은 있지만, 몸에는 미지근한 물이 더 좋다. 특히 몸이 냉하다면 미지근하거나 약간 따끈한 물을 마시도록 하자.

WORST

식전과 식후 물 마시기

식전 식후 30분과 식사 도중에는 무조건 물을 잊어라! 식전과 식후에 마시는 물은 위액을 묽게 하여 소화를 방해하고 살이 찌기 쉬운 체질로 변하게 한다. 약간 목이 메는 듯한 느낌을 즐기려고 노력해본다.

소변 색깔로 판단하기

가장 이상적인 소변 색깔은 연하고 투명한 노란빛을 띠는 소변이다. 만약, 소변 색깔이 샛노랗거나 짙고 탁하다면 당신의 몸은 수분 고갈 상태라는 뜻이다.

기능성 물과 탄산수 즐기기

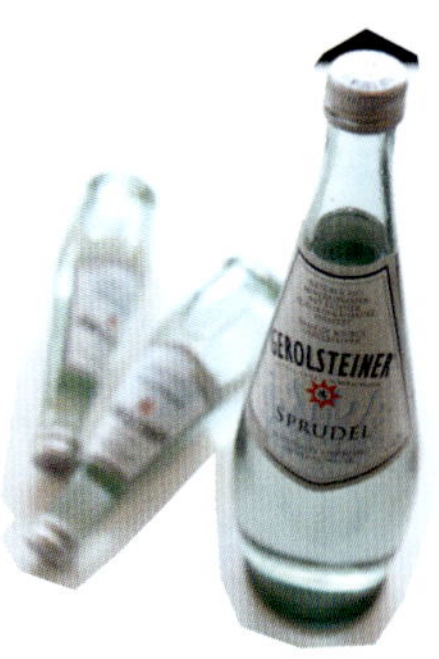

색다른 재미를 느끼면서 수분공급을 할 수 있는 나만의 노하우! 물 대신 알칼리수, 탄산수 등 시중에 판매되고 있는 각종 기능성 물을 마셔보는 것이다. 종류에 따라 미묘하게 다른 물맛을 즐겨보자.

쥐눈이콩물 끓여 먹기

물에 쥐눈이콩을 넣고 끓여 먹으면 구수하면서도 맛있다. 맛이 없다는 이유로 맹물 마시기를 꺼렸던 이들에게도 나쁘지 않은 맛이다. 또 노폐물 배출을 원활하게 해주어 다이어트 효과도 탁월하다. 농도는 입맛에 맞게 알아서 조절하면 되는데, 조금만 넣어도 색이 까맣게 우러나므로 물 2리터당 쥐눈이콩 3분의 2컵 정도의 비율을 추천한다.

예쁜 물통 장만하기

자신만의 예쁜 물통이나 머그컵 등을 사서 곁에 두면 물 먹는 것이 즐거워져서 평소보다 조금 더 마실 수 있다.

홍초나 레몬즙 활용하기

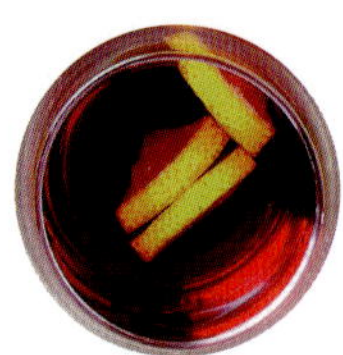

맹물을 마시는 게 괴로운 사람이라면, 물에 홍초나 레몬즙을 희석해서 마셔보자. 상큼한 맛이 더해져 물 마시기가 더욱 즐거워진다.

채소

비타민과 무기질, 식이섬유를 공급받을 수 있는 채소야말로 다이어트와 건강에 빠져서는 안 될 필수적인 요소다. 날씬한 몸매를 원한다면 억지로 채소를 먹기보다는 똑똑하게 챙겨 먹고 진정으로 즐기려는 노력을 기울여야 한다.

BEST

자신이 좋아하는 채소부터 응용하기

원래 채소를 좋아한다면야 금상첨화겠지만 그렇지 않은 경우도 많다. 몸에 좋다는 이유만으로 즐겁지 않은 맛을 견뎌내야 한다면 고문이 따로 없을 터! 하지만 제 아무리 채소를 좋아하지 않는 사람이라도 분명 좋아하는 채소가 한 가지쯤은 있을 것이다. 선호하는 채소부터 요리에 응용해 즐기다 보면 차츰 채소를 좋아하게 될 것이다.

채소 가능한 한 많이 먹기

고기를 싸 먹을 때는 서너 장 겹쳐 쌈을 싸도록 하자. 푸짐해서 포만감이 생기는 데다 섬유질과 비타민의 섭취도 늘릴 수 있어 일석이조! 전골 등 채소가 많이 들어가는 요리를 주문할 때는 특별히 채소를 아주 많이 넣어달라고 부탁해보자.

WORST

김치 사랑하기

김치는 유산균과 식이섬유가 풍부하지만, 염분 섭취를 늘리게 한다는 치명적인 단점을 갖고 있다. 양념과 젓갈이 많이 들어간 스타일의 김치는 다이어트의 적! 깔끔하고 심심한 김치를 먹는 것이 좋다. 또 같은 김치라도 줄기 부분이 잎 부분보다 덜 짜니 참고하자.

다양한 조리법 고안하기

'채소'라고 하면 무조건 생채소와 샐러드만을 떠올리는 이들이 많다. 식상할 뿐더러, 차갑고 무미건조하고 심심한 이미지 탓에 먹기 전부터 싫어진다. 생채소가 지겹게 느껴진다면, 오븐이나 프라이팬에 채소를 살짝 익혀 먹어보자. 가지, 버섯, 브로콜리, 콜리플라워, 당근, 양파, 파프리카, 각종 버섯 등을 삶거나 구워 조리하면 이태리 레스토랑이나 패밀리 레스토랑에서 식사하는 것 같은 색다른 기쁨을 느낄 수 있다.

심심한 한국식 샐러드 만들어 먹기

간을 거의 하지 않은 나물에 들기름이나 참기름을 넣어 무치면 담백하고 향긋한 한국식 샐러드가 완성된다. 위험할 정도로 칼로리가 높은 드레싱 때문에 걱정할 필요도 없고, 염분 걱정을 하지 않아도 된다. 습관이 되면 오히려 채소 본연의 맛을 즐길 수 있게 된다. 단, 매우 싱겁게 만들어 먹어야 한다는 것에 유의하도록 한다.

제철 채소 활용하기

틀에 박힌 매뉴얼에 사로잡혀 특정 채소들만 고수하지 말고, 제철 채소를 적극 구입하여 자기 스타일대로 조리해보자. 제철 채소는 신선도, 맛, 가격 모두 착하다. 또한 잘만 활용한다면 사계절 내내 다양한 채소를 즐길 수 있다는 이점이 있다.

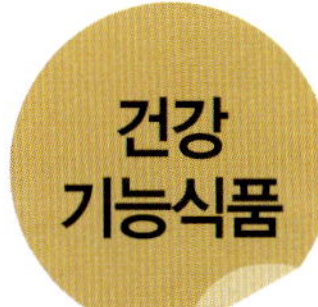

건강기능식품을 꾸준히 먹는 것은 나 자신을 위한 일종의 보험이자 후회 없는 투자다. 건강기능식품을 통해 음식으로 채워지지 않는 필수 영양소를 꾸준히 공급해주면 몸의 밸런스가 잡혀 예쁘게 살이 빠지고, 탄탄한 몸을 만들기가 한결 수월해진다. 안 먹고 팽개쳐 놓은 건강기능식품이 많다면, 이번 기회에 과감하게 정리하고 내 몸에 맞는 것을 골라보자.

BEST

믿을 만한 브랜드의 제품 선택하기

믿을 만한 브랜드의 퀄리티 높은 제품을 선택해서 영양성분과 함량, 기능 등을 꼼꼼히 살펴보고 선택, 구입하여 빼먹지 말고 챙긴다.

WORST

무조건 저렴한 것 고르기

요즈음은 저가로 판매하는 비타민과 오메가-3 등이 많지만 싼 가격에 혹하기보다는 제품의 질을 따져야 한다. 가장 양질의 오메가-3를 고르고 싶다면, 먹이사슬의 가장 위쪽에 있는 것들로 만들어진 제품을 골라야 한다. 먹이사슬 아래쪽에 있는 커다란 물고기나 물범 등에서 추출한 오메가-3는 중금속에 오염되었을 가능성이 높기 때문에 좋은 오메가-3라고 말하기 힘들다. 내 몸을 아낀다면 건강기능식품도 신중히 선택해야 한다.

HOW TO

종합비타민 챙겨 먹기

우리 몸에 비타민이나 무기질이 부족해지면, 섭취한 영양소가 충분히 체내로 흡수

되지 못하게 된다. 뿐만 아니라 신진대사 기능에도 장애를 초래할 수 있다. 신진대사가 떨어진다는 것은, 먹는 만큼 태울 수 없는 몸이 되어 간다는 뜻! 음식으로 채우기 어려운 영양소를 얻기 위해서라도 종합비타민은 반드시 챙겨 먹는 습관을 기른다.

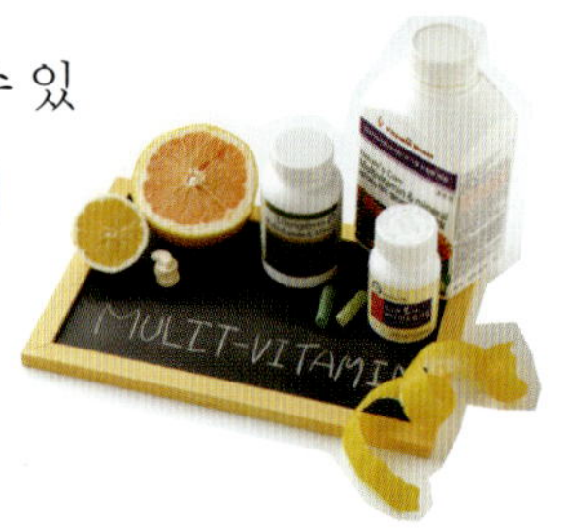

파우치에 넣어두기

아무리 좋은 제품이라도 챙겨 먹지 않으면 말짱 도루묵! 파우치 속에 몇 알씩 넣어 가지고 다니면서 챙겨 먹도록 하자. 여행이나 출장 시에는 작은 약통을 준비해 넣어 가면 된다.

눈에 잘 띄는 장소에 두기

화장대 위, 냉장고 옆 등 가장 눈길이 많이 가는 장소에 두는 것이 좋다. 눈에 보이는 위치에 두어야 잊지 않고 챙길 수 있기 때문. 아침에 머리맡에 두고 잔다거나 출근해서 바로 먹을 수 있도록 책상 위에 올려놓는 것도 방법이다.

Tip

여성에게 추천할 만한 건강기능식품

여성에게 건강기능식품은 꼭 필요하다. 남성에 비해 한층 예민하고 복잡한 몸을 가졌기 때문. 특히 다이어트 중인 여성이라면 반드시 건강기능식품으로 부족한 영양소를 채워줘야 한다. 내 경우 종합비타민을 기본으로 항산화제, 간보호제 등을 먹고 있다. 운동하는 날에는 아르지닌, 글루타민, 프로틴 등을 추가 복용한다. 아래 추천할만한 제품들을 소개하니 자신에게 맞는 제품으로 골라보도록 하자.

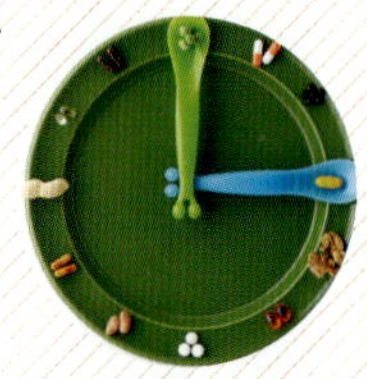

- **혈행 개선, 자궁 관련 신체기능 개선을 원한다면** 달맞이유 성분의 영양제, 포화 지방산
- **피부와 노화방지를 원한다면** 항산화 기능이 있는 제품들, 비타민C
- **운동 중이라면** 순수프로틴보충제, BCAA, 글루타민
- **뼈 건강과 골다공증 예방을 원한다면** 칼슘, 글루코사민

건강하지 않은 음식들과 이별하라

누군가 내게 좋아하는 음식이 뭐냐고 물으면, 나는 어김없이 "몸에 좋은 음식이요."라고 대답한다. 실제로 난 건강한 것들에 호기심이 많고 '건강한 음식' 자체를 매우 즐긴다. 지금은 건강하지 않은 음식은 싫어하는 입맛으로 변해버렸기 때문에 억지로 참지 않아도 통제가 가능하며 간혹 무너져도 복구가 빠르다. 반면 '몸에 좋지 않은 음식'을 좋아하는 사람들에게는 다이어트가 괴롭고 힘든 일일 수밖에 없다. 그러니 즐겁게 다이어트에 임하고 싶다면 먼저 건강하지 않은 음식들과 이별하라. 좋은 몸매와 건강을 위해서라도 입맛은 건강하게 바꾸어야 한다.

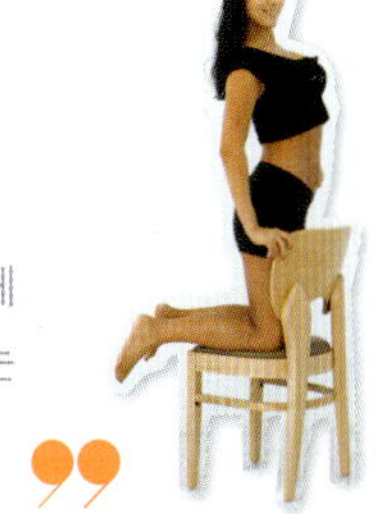

> **"** 실제로 난 건강한 것들에 호기심이 많고 건강한 음식 자체를 매우 즐긴다. 이것이 내가 운동을 지속할 수 있게 하는 힘이자, 다이어트를 계속할 수 있게 해주는 원동력이다. **"**

음식에 지출하는 돈 아끼지 않기

몸에 좋지 않은 음식들은 비교적 값이 싸다. 라면 1개의 값과 샐러드 1접시의 가격을 비교한다면 바로 본전 생각이 날지도 모른다! 하지만 내 몸이 얻는 것과 잃는 것을 생각해서라도 질이 좋고 신선한 음식을 사는 데에 쓰는 돈을 아깝게 생각하지 않아야 한다.

대충 빨리 때우기

대충 빨리 때우자는 식으로 식사하는 것은 절대 금물! '빨리 먹고 치우자'라는 생각으로 급히 먹는 것이야말로 과식과 소화불량을 부르는 지름길이다. 게다가 귀찮다는 이유로 인스턴트식품이나 즉석요리 등을 선택할 가능성이 높으므로 건강과 다이어트에는 최악이라 볼 수 있다. 대충 한 끼를 꾸역꾸역 때우겠다는 생각을 버리고, 건강한 음식을 즐겁게 먹겠다는 마음가짐을 가져야 한다.

신선한 음식 욕심내기

몸속에 건강하지 않은 음식들이 들어간다고 상상해보면 그다지 유쾌하지 않을 것이다. 실제로 나는 자주 이런 상상을 하곤 한다. 그래서인지 인스턴트식품과 가공식품 등에 유혹을 느끼지 못한다. 좋은 음식들도 세상에 널렸는데 굳이 안 좋은 음식을 먹을 필요는 없다. 신선하고 좋은 음식을 먹는 식습관을 갖도록 노력하자.

칼로리보다는 영양성분 보기

식품이나 음식을 구입할 때는 칼로리보다 영양성분을 살피자. 칼로리가 아무리 낮은 음식이라도 온통 설탕범벅에, 도움이 되는 성분이라곤 눈 씻고 찾으려야 찾아보기 힘들다면 그 음식과는 당장 이별해야 한다. 단백질과 탄수화물 등의 비율을 체크하고, 인공적인 물질이 얼마나 들어가 있는지 꼼꼼히 확인하는 습관이 아름다운 몸매를 만든다.

설탕 대신 감미료 선택하기

하루라도 달달한 맛 없이는 못 견디는 스타일이라면 설탕 대체 감미료에 주목하자. 나의 경우는 늘 작은 파우치에 설탕 대체 감미료를 넣어가지고 다니는데, 단맛이 그리울 때면 설탕이나 시럽 대신 넣곤 한다. 인터넷으로 '설탕 대체 감미료'를 검색하면 쉽게 구입할 수 있으며 슈퍼마켓이나 마트에서도 구할 수 있다. 하지만 장기적으로는 서서히 달콤한 맛의 중독에서 벗어나야 한다는 사실을 잊지 말 것!

설탕 대체 감미료란?

설탕을 도저히 끊지 못하겠다면 설탕 대신 감미료를 먹는 것도 방법이다. 무조건 단맛을 피하려고만 한다면 스트레스도 더 쌓이고 식탐이 한꺼번에 폭발할 위험도 있기 때문이다. 대표적인 설탕 대체 감미료에는 올리고당, 스플렌다, 이퀄, 메이플시럽, 화인스위트, 과당, 자일리톨 등이 있다. 이들은 물론 설탕보다는 칼로리가 낮지만, 제 아무리 칼로리가 낮다해도 무턱대고 많이 섭취하는 것은 좋지 않다. 설탕을 조금씩 줄여 나가면서 아쉬울 때 아주 가끔씩만 먹는 것이 좋다.

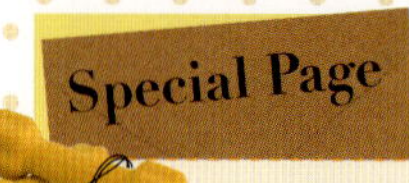

인스턴트 음식과 이별하는 법

내게도 작년 중반까지 끊지 못했던 것이 있었다. 바로 다이어트 탄산음료. 매일 일정량 이상의 탄산음료를 마셔줘야 속이 후련했다. 아, 그 짜릿한 맛! 지금은 살이 찌고 빠지고를 떠나 건강상의 문제를 더 고려하게 되면서 자연스럽게 이별한 상태지만, 한창 마실 때는 거짓말을 조금 보태서 하루에 1.5리터를 너끈히 해치우기도 했다. 나를 다이어트 탄산음료와 이별할 수 있게 해준 방법을 소개하겠다.

할 일	상태
하루 섭취량 파악하기	하루 1.5~2리터 가량 섭취한다.
문제점 직시하고 인정하기	하루에 여러 번 마신다. 이것 때문에 물 마시는 양이 줄었다. 다이어트 탄산음료 섭취가 과한 것 같다.
목표 세우기	정말 마시고 싶다면, 주 1~2회만 섭취한다. 매우 컨디션이 좋지 않을 때와 건강이 나쁠 때는 금지한다. 구입할 때 2리터짜리는 사지 않는다. 한 번에 다 마셔 버리지 않는다. 목표량 이상 마시려고 할 때는 엄마한테 말려달라고 부탁한다.
결과	몸에 좋지 않은 탄산음료 대신 물을 마시게 되었다.

위의 방법을 토대로 자신의 문제점을 분석해보고, 해결책을 마련해보자. 뭐든 단번에 끊기는 어려운 법! 매일 3잔 이상의 다방 커피를 마셨다면 일주일간 저녁때만 마시지 않는다든지, 일주일에 5번 이상 라면을 먹었다면 3번 정도만 먹는다든지 하는 식으로 조금씩 줄여나가는 것이다. 현실적인 대책을 세워야만 인스턴트 음식과 완전히 이별할 수 있음을 명심하자.

최선을 지키는 것보다
최악을 피하는 게 먼저다

'이것만은 꼭 지켜라'라는 식의 조언은 차고 넘칠 정도로 많다. 이것들을 모두 지키려면, 내 몸에 배어있는 잘못된 습관부터 버려야 한다. 하지만 오래된 습관을 버린다는 게 어디 말처럼 쉬운 일인가? 게다가 지켜야 할 것들은 왜 그리도 많은지. 건강해지고 날씬해지기 위해 다이어트할 마음을 먹었다가도 그놈의 '지켜라' 때문에 김이 새버린다. 그래서 고안하게 된 나만의 방식은, 모든 면에서 최선일 수 없다면 최악만은 피하자는 것이다. 항상 최선을 유지하기는 쉽지 않지만, 약간의 노력만 기울인다면 항상 최악을 피하는 것은 얼마든지 해낼 수 있기 때문. 지금부터 소개되는 최악의 습관들만 버린다면 당신도 충분히 안방 글래머가 될 수 있다!

모든 면에서 최선일 수 없다면 최악만은 피하자. 항상 최선을 유지하기는 쉽지 않지만, 약간의 노력만 기울인다면 항상 최악을 피하는 것은 얼마든지 해낼 수 있다.

섣부른 시도

특별히 과하게 살이 찐 상태라든지, 건강상 문제를 보인다든지 하는 경우가 아니라면 새로운 이론이나 유행하는 다이어트법을 따라 하는 섣부른 시도는 하지 않는 것이 좋다. 과한 시도는 화를 부르고 현재 상황마저 망칠 수 있다. 우리의 목표는 일반적인 생활을 유지하면서 적당히 조절해나 자신을 업그레이드하고자 하는 것이지, 나를 완전히 버리고 새로 태어나고자 하는 것이 아니다.

반짝 다이어트

특정 음식만 먹는 원 푸드 다이어트나 일시적인 효과를 불러오는 다이어트는 시작도 하지 말 것! 이런 '반짝 다이어트'들은 살을 빼주기보다는 요요현상을 불러와 오히려 살을 찌운다. 살을 반드시 빼야 하는 상황이라면, 습관 자체를 완전히 뜯어고치겠다는 각오로 다이어트에 임하는 것이 현명하다.

식탐을 자책하는 행동

언젠가 읽었던 재미난 통계 하나. 대부분의 성공한 사람들은 엄청난 식탐의 소유자이거나 미식가라고 한다. 우연의 일치인지 모르겠지만, 내가 만났던 사람들 중 맛있는 음식을 앞에 두고도 그다지 관심이 없거나 먹는 것 자체에 흥미가 없는 사람들은 무슨 일이든 최선을 다해 임하지 않는 성향이 강하고 적극적이지 못한 경우가 많았다. 그러니 자꾸만 맛있는 것이 당기고 음식 생각이 난다고 자책하지 않도록 하자. 식탐이 있다는 건 그만큼 삶에 적극적이라는 뜻이니 말이다.

　　사회생활을 하다 보면 '술'은 선택이 아닌 필수인 경우가 많다. 그러나 기본적으로 술을 즐기는 타입의 사람들은 정말이지 각이 안 나온다. '맥주는 음료수, 소맥은 필수'라고 외치는 당신! 다이어트 전문가는 고사하고, 전문가 할아버지가 와도 당신의 몸매를 멋지게 바꿔줄 수 없을 것이다. 술에 무시무시한 '안주발'까지 더해진다면 더욱 최악이다. 한두 잔 즐기는 정도는 괜찮지만 폭음하는 습관은 반드시 고쳐야 한다. 로맨틱한 애주가는 멋진 몸매를 가질 수 있지만, 인사불성 술고래는 평생 뱃살과 함께 살아가야 한다는 점을 기억하자.

　　늦은 저녁과 야식이 다이어트와 몸만들기의 적이라는 것은 두말하면 잔소리! 가장 기본적인 다이어트 룰임에도 불구하고 야근이나 각종 모임, 회식 때문에 가장 쉽게 어기게 되는 룰이기도 하다. 어쩔 수 없는 경우라면, 최소한 잠들기 4~5시간 전에는 먹지 않도록 하자. 만약 밤에 일하고 아침에 자는 라이프스타일을 가진 경우라면, 자신의 기상 시간을 기준으로 일정하게 식사 시간을 정하는 것이 좋다.

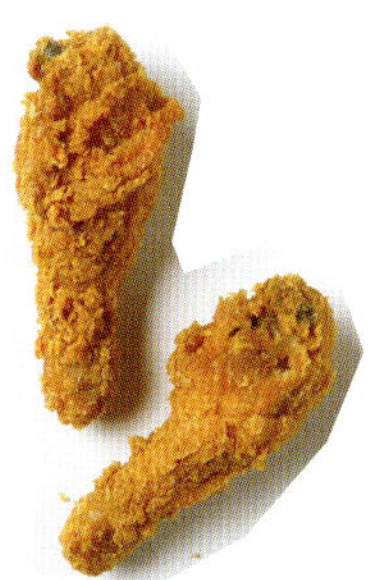

　　부정적인 인식에 사로잡혀 있는 사람은 포기가 빠르다. '난 안 될 거야'라고 생각하기 때문에 실패할 확률도 높다. 다이어트에 있어서도 마찬가지다. 맛난 음식 앞에서 군침을 흘리는 자신의 모습을 보며 자책하거나 부정적인 생각을 일삼다 보면, '난 왜 먹고 싶은 것도 먹지 못하고 살아야 하는 걸까?'라고 자책하게 된다. 이렇듯 부정적인 생각이 계속 쌓이면 참았던 식욕이 폭발하게 되고, 결국 폭식하게 된다. 인생은 길다. 부정적인 생각으로 자기 자신을 구렁텅이로 밀어 넣기보다는, 매사를 긍정적으로 받아들이려는 노력이 필요하다.

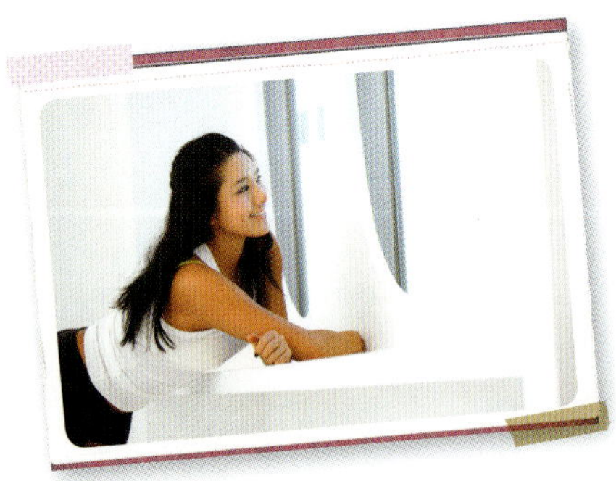

쉽게 배고파지지 않는 습관 만들기

① 무조건 취침 4~5시간 전에는 음식 섭취 금지
② 기상 시간을 기점으로 3~4시간 텀을 두고 식사 시간 정하기
③ 참을 수 없이 배고플 때는 두유나 과일 1조각 정도의 간식 먹기

늦게 먹기와 야식의 최후

불규칙한 패턴으로 생활하면 일정한 끼니의 기준이 사라져 아무 때나 먹게 되기 때문에 건강이 나빠지고 계속적으로 살이 찌게 된다. 아래 표는 같은 스케줄대로 움직였지만 몸매를 그대로 유지한 나와 살이 찐 직원의 라이프스타일을 비교한 것이다.

나		직원	
오후 8시	평소보다 저녁을 늦게 먹어 돌아다니면서 허기질 위험을 막는다.	오후 6시	원래대로 저녁을 먹는다.
오후 11시	본격적인 시장 탐방 전, 프로틴 1스쿱을 타서 마신다. 돌아다니면서 물을 수시로 마신다.	오후 11시	시장 돌아다니기 시작! 일찍 저녁을 먹은 탓인지 벌써부터 슬슬 배가 고프다. 하지만 살찔 것이 두렵기에 다방커피만 마신다.
오전 2시	미리 싸간 방울토마토 10개를 먹어 출출함을 달랜다.	오전 2시	출출함을 참지 못하고 포장마차에서 떡볶이와 순대를 먹는다.
오전 6시	집으로 돌아와 정리하고 샤워를 한다.	오전 6시	집으로 돌아오니 배가 고파서 라면 하나에 밥까지 말아 먹고 잔다.
오전 7시	잠을 자기 전에는 먹지 않는 습관이 들어있으므로 가벼운 속으로 잠이 든다.	오후 1시	기상! 씻고 점심을 먹는다. 얼굴과 손발이 부어서 그런지 몸이 무겁다.
오후 1시	기상! 정신을 차린 후 첫 식사를 한다.	오후 3시	간식 타임. 과자와 빵을 거리낌 없이 먹는다.
오후 6시	저녁식사. 밤을 새서 리듬이 깨지긴 했지만, 무리 없이 평소 패턴으로 복귀가 가능하다.	오후 6시	저녁식사. 배는 부르지만 시간이 되었으니 일단 먹고 본다.

야심한 밤, 같은 스케줄대로 움직였음에도 불구하고 나만 살이 찌지 않은 이유는 바로 야식을 멀리했기 때문이다. 밤늦게 돌아다닐 것을 감안해 평소보다 저녁을 약간 늦게 먹어준 것도 도움이 되었다. 자신의 기상 시간을 감안하여 식사 시간을 정하고, 밤늦게 뭔가를 먹지 않도록 주의한다면 얼마든지 현재 상태를 유지할 수 있을 것이다.

모든 음식을
경계하라

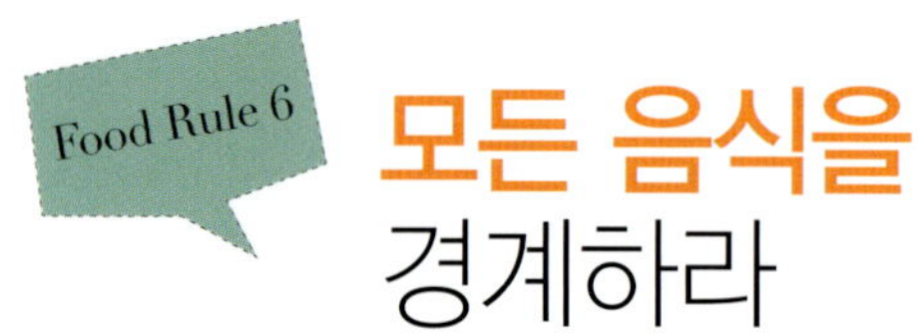

검은콩을 먹고 살을 무지 많이 뺐다는 한 청년이 책을 냈을 때, 대한민국엔 검은콩 다이어트 열풍이 불었다. 나 역시 '답은 검은콩이다!'라는 생각에 미친 듯이 검은콩에 집착했다. 아침에는 두부와 검은콩, 점심도 검은콩과 콩비지 혹은 두부, 저녁 역시 크게 다를 바 없는 식단이었다. 그렇게 며칠을 지속한 결과, 살이 빠지기는커녕 오히려 뽀얗고 통통하게 살이 올랐다. 그때 검은콩으로부터 배운 교훈은 '세상의 그 어떤 음식도 마음껏 먹어서는 안 된다'는 것! 그런 기적 같은 일은 죽었다 깨어나도 없다는 것! 수많은 사람들로부터 '얼마든지 먹어도 돼'라는 오해를 받고 있는 대표적인 음식들을 살펴보고, 오해를 푸는 시간을 가져보도록 하자.

> 세상의 그 어떤 음식도 마음껏 먹어서는 안 된다! 수많은 사람들로부터 '얼마든지 먹어도 돼'라는 오해를 받고 있는 대표적인 음식들을 살펴보고, 오해를 푸는 시간을 가져보도록 하자.

과일

많은 사람들이 과일은 다이어트에 도움이 되고 언제나 꾸준히 챙겨 먹어야 하는 건강식품이라고 생각한다. 수시로 과일을 먹는 것은 물론이고 포도즙, 배즙 등의 과일즙, 생과일주스도 자주 마신다. 그런 이들은 대부분 "과일은 살 안 찌니까 괜찮아."라는 말을 입버릇처럼 달고 산다. 그러나 안타깝게도 과일의 달달한 맛은 엄연히 당분의 일종인 '과당'에 속한다. 적당히 먹지 않으면 살이 찔 수도 있다는 뜻이다. 앉은 자리에서 귤 반 상자쯤은 거뜬히 먹어치우는 스타일이라면, 밥 대신 과일을 먹으며 살을 빼겠다는 생각부터 버려야 한다.

HOW TO

- 간식이라면 사과는 반 개, 오렌지나 바나나는 1개, 포도는 15알, 딸기는 8개 정도가 적당하다.
- 식사 후 과일이 먹고 싶다면 시차를 두어 식사 1~2시간 후에 소량 맛보는 것으로 만족하자. 식사 후 곧바로 먹으면 곧장 살로 가게 되므로 절대 금지!
- 과일의 과당은 에너지로 쓰이는 만큼, 활동이 많은 아침과 점심 사이에 먹는 것이 좋다. 상대적으로 활동이 줄어드는 늦은 오후부터 저녁, 밤으로 가까워져 가는 시간에 먹는 과일은 다이어트의 적이 된다.
- 아침식사로 과일을 먹는다면 조금은 넉넉하게 먹어도 좋다. 몸이 가벼워지고 변비해소 효과도 탁월해 다이어트에 도움이 된다.
- 마른 과일은 NO! 부피가 작기 때문에 많이 먹게 되고 상대적으로 포만감이 낮아 다이어트에 도움이 안 된다. 게다가 마른 과일은 설탕투성이인 경우가 많으므로 추천하고 싶지 않다.

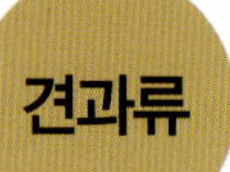

견과류는 양질의 불포화지방산을 제공해주고 포만감을 유도하여 과식을 방지하는 등 장점이 많지만 문제는 역시 '양'이다. 건강한 음식이라는 이유로 수시로 견과류를 먹었다가는 앞서 언급했던 나의 검은콩 스토리를 재연하게 될지도 모른다. 할리우드 스타들이나 영양사들이 조언하는 1회 적정량의 견과류는 1줌도 채 되지 않는, 잔인할 정도로 적은 양이다. 또 견과류라고 다 같은 견과류가 아니다. 이들 중에는 설탕 옷이나 밀가루 옷을 입고 있거나 소금간이 되어 있는 것들도 많다. 이것들은 무늬만 견과류이지 과자나 다를 바 없다. 편의점이나 마트에서 쉽게 볼 수 있는 캔에 든 것이나 호프집에서 안주로 제공되는 것들이 그러한데, 한 번 기름에 튀긴 후 조미했기 때문에 다이어트와 몸매, 건강에 결코 좋은 영향을 주지 않는다.

HOW TO

- 견과류는 생각보다 칼로리가 높은 편이다. 한 번 먹을 때 3분의 1컵 이상 먹지 말 것!

- 조미되어 있는 견과류는 절대 금물! 먹는 족족 살로 간다는 말이 딱 어울리는 것들이다. 구입 시에는 반드시 뒷면의 성분 표시를 꼼꼼히 살펴보고 기타 첨가물이 들어갔는지 확인하도록 한다.

- 많이 먹는 것을 방지하려면 피땅콩이나 호두, 피스타치오처럼 껍질이 있는 견과류를 구입하자. 직접 까서 먹어야 하므로 정작 먹게 되는 양은 현저히 적다. 견과류를 좋아하는 나도 통호두를 샀다가 10개쯤 까먹고 짜증나서 포기하고 말았으니, 가히 효과만점이라 할 수 있겠다.

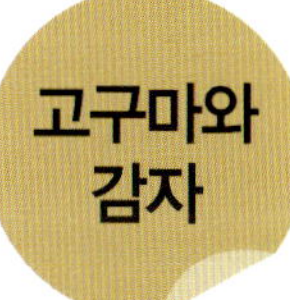

고구마와 감자

고구마와 감자는 양질의 복합 탄수화물로, 식이섬유와 비타민이 풍부하며 변비를 예방해주는 착한 친구들이다. 때문에 다이어트를 시도하는 사람들에게는 식사 대용으로도 각광받고 있다. 하지만 샛노란 호박 고구마에 신 김치를 얹어 먹는다든지, 갓 쪄낸 감자에 소금을 솔솔 뿌려 먹는다면 서너 개쯤은 우습게 먹어치우기 마련. 아무리 좋은 탄수화물이라도 이렇듯 적정량 이상 먹었다가는 그 즉시 살로 직행할 수 있다.

HOW TO

- 식사대용으로 활용하되 1회 분량 100~150g을 절대 넘지 않도록 한다. 보통 주먹만한 크기로 1~2개 정도다.
- 소금이나 기타 간을 하지 않고 자연의 맛 그대로를 즐기도록 한다.

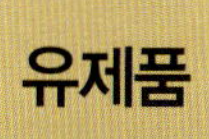

유제품

우유는 건강을 증진시키고 살도 빠지게 도와주는 음식이다. 하지만 요구르트는 생각보다 칼로리가 높기 때문에 생각날 때마다 수시로 마셨다가는 멋진 몸매와 멀어지게 될 가능성이 높다. 먹으면 먹을수록 가벼워진다는 요구르트 광고 속 그녀의 말, 믿을 게 못 된다는 소리다.

HOW TO

- 저지방 우유는 하루 1컵, 200ml 정도만 마신다.
- 저지방 요구르트라도 당분이 첨가된 경우가 많다. 가능하면 피하는 것이 좋다.

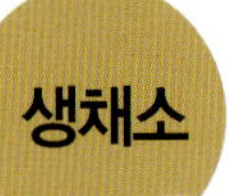
생채소

언젠가 후배인 S로부터 '오이만 먹고 다이어트를 했는데 효과가 좋았다' 는 자랑 비슷한 이야기를 들은 적이 있다. 하지만 이는 정말이지 무식한 방법이 아닐 수 없다! 오이로만 연명하는 방식을 고수했다가는 오이의 찬 성질이 소화기능을 방해해 몸의 기능 자체가 망가질 수 있기

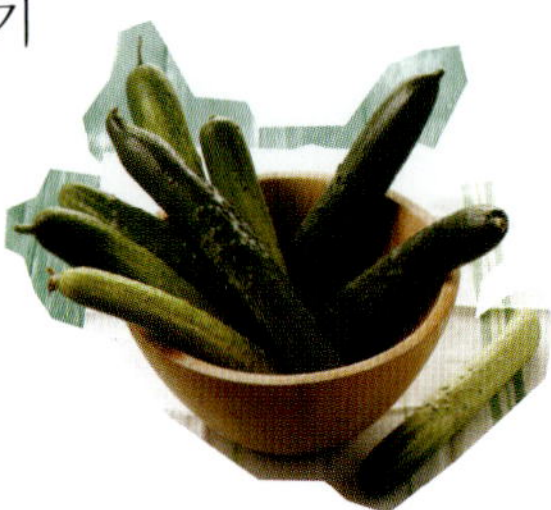

때문. 만약 다이어트를 위해 생채소만을 씹어 먹기로 마음 먹었다면, 뒤따라올 소화기능 저하와 요요현상을 담담하게 받아들일 준비부터 해야 할 것이다.

- 색이 변하지 않을 정도로만 살짝 데쳐서 먹는다. 수분기를 머금어 식감이 부드러워지기 때문에 먹기 편하다.
- 닭 가슴살이나 살코기를 싸 먹는다. 단백질과 함께 섭취하기 때문에 영양 면에서도 좋고, 생채소만 먹어 몸이 차가워지는 현상을 막을 수 있다.

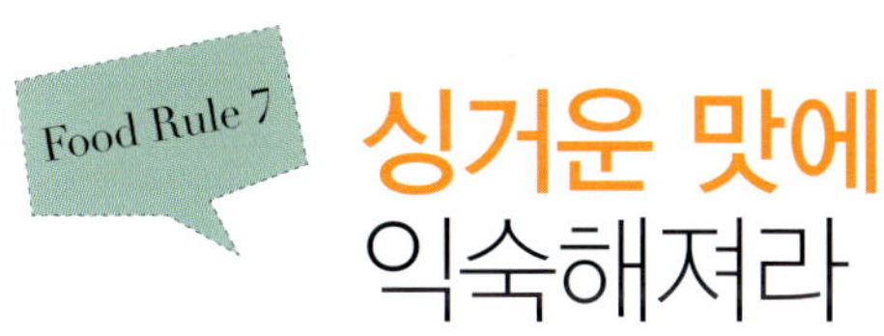

싱거운 맛에
익숙해져라

서바이벌 다이어트 프로그램이 인기를 끈 이후로 '무염식'에 도전하겠다는 사람들이 많아졌다. 하지만 그렇게 만든 몸매를 평생 유지하고 살기란 상당히 어렵다. 기본적인 입맛과 습관이 바뀌지 않는 한 언젠가는 다시 일반적인 음식을 먹기 시작할 테고, 그렇게 다시 섭취된 염분은 고스란히 살로 남게 될 테니 말이다. 오랫동안 멋진 몸매를 유지하고 싶다면 짜고 맵고 자극적인 음식에 익숙해진 입맛을 서서히 바꾸어나가려는 마음가짐을 가져야 한다. 짜지 않게 먹는 것에 익숙해지면 나중에는 자연스럽게 짠 음식을 멀리하게 된다. 갑작스럽지 않게, 서서히 입맛을 싱겁게 길들일 수 있는 노하우를 공개한다.

> **"** 오랫동안 멋진 몸매를 유지하기 위해서는 짜고 맵고 자극적인 음식에 길들어진 입맛을 서서히 바꾸어나가려는 마음가짐을 갖는 것이 바람직하다. 조금씩 간을 줄여 나가다보면 입맛은 바뀐다. **"**

저염 소금, 저염 간장, 함초 활용하기

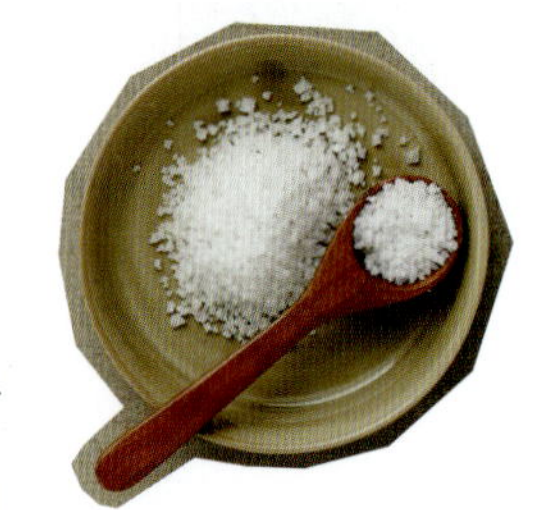

아주 짜게 먹는 입맛이라면 조미료부터 바꿔보자. 소금은 저염 소금으로, 간장은 저염 간장으로 바꿔보는 것이다. 맛은 같지만 염도를 낮춘 제품이므로 입맛을 차츰 바꾸는 데 도움이 된다. 또 소금 대신 함초를 이용하면 건강도 챙기면서 맛도 낼 수 있어 일석이조다. 가루 형태로 된 함초는 인터넷 쇼핑몰이나 마트 등에서 쉽게 구입할 수 있다.

짠맛을 다른 맛으로 대체하기

짜게 먹다가 갑자기 싱겁게 먹으면 맛이 없다고 느껴지는 것이 당연하다. 이럴 때에는 짠맛을 제외하고 음식의 맛을 풍부하게 해줄 수 있는 방법을 찾아보자. 조금만 생각해보면 방법은 무궁무진하다! 이를테면, 고추장 대신 고춧가루를 추가한다거나, 된장에 콩가루와 양파를 갈아 넣어 채소를 찍어 먹는 방법도 있다. 짠맛을 매운맛이나 신맛 등으로 대체하면 풍미는 더하고 소금기는 뺄 수 있어 다이어트에 도움이 된다.

짠 밑반찬 집어 먹기

장아찌나 젓갈 등의 짠 밑반찬은 피한다. 염분 함량도 무시무시할뿐더러 짠맛 때문에 밥을 많이 먹게 된다. 입맛을 짜게 길들이는 옳지 못한 효과도 가져오므로 과감히 패스할 것!

국물과 소스 즐겨 먹기

찌개, 국 등의 국물을 먹으면 염분섭취가 늘어난다. 건더기 위주로 먹도록 한다. 각종 소스에도 염분이 많으니 줄이도록 노력한다.

구이용 생선을 살 때

담백하게 구워낸 생선구이는 맛있고 건강한 음식이다.
문제는 생선을 살 때 의례적으로 뿌려주는 소금! 생선을 손질하는 직원에게 미리 '소금을 뿌리지 말아달라'고 부탁하는 것이 좋다. 먹을 때 싱거우면 고추냉이를 섞은 간장을 소량 찍어 먹도록 하자.

샐러드를 주문할 때

"밖에서 주문할 때는 드레싱을 따로 달라고 하세요."

그동안 읽었던 대개의 다이어트 책들이 공통적으로 했던 말이지만 내게는 효과가 없었다. 따로 달라고 해 봤자, '조금만 더, 조금만 더…' 하면서 어느새 다 쏟아 붓고 있는 나 자신을 발견하게 되었기 때문. 아예 앞에 놓인 양 자체가 얼마 없어야 한다. 그래서 나는 샐러드를 주문할 때 아래 세 가지 중 한 가지 멘트를 고른다.

① 아예 드레싱은 빼 주세요.
② 드레싱은 따로 주시구요, 꼭 반만 주세요.
③ 드레싱은 원래의 양에서 반만 넣어주세요.

고기 먹을 때

고기는 소금에 직접 찍지 말고, 젓가락으로 소금을 살짝 찍어 고기에 묻히도록 한다. 쌈장이나 된장 역시 마찬가지로 슬쩍 고기만 대고 마는 식으로 묻히는 것이 좋다.

채소를 찍어 먹을 때에도 마찬가지다. 이런 방식에 익숙해지면 나중에는 아무런 양념과 소금 없이도 고기 본연의 맛을 즐길 수 있게 된다. 또 소금이나 양념은 처음 세팅된 만큼만 먹고 더 달라는 말을 하지 않는 것을 원칙으로 한다.

일반 음식점에서 주문할 때

"소금을 아예 빼고 조리해주세요."

"정말 많이 싱겁게 해 주셔야 해요. 제가 고혈압이 심해서 싱겁게 먹어야 하거든요."

경험에 의한 나만의 노하우는 선의의 거짓말을 보태는 것이다. 그냥 적당히 싱겁게 해달라고 해봤자 식당에서는 예의상, 혹은 가볍게 하는 말이라고 받아들여 별반 차이 없이 조리한다. 하지만 당뇨나 고혈압 등 지병이 있어 절대적으로 싱겁게 먹어야 한다는 것을 강조하면 정말로 그렇게 만들어준다. 찜이나 찌개, 볶음 등 양념이 많이 들어간 음식이나 원래 짜게 조리되는 음식이라면 필수적으로 부탁한다. 외국에 갔을 때도 써 먹으면 다이어트를 유지하는 데 도움이 된다.

Tip 초 쉽고 초 간단한 샐러드 드레싱 만들기

- **담백한 맛을 좋아한다면** 진간장 3큰술 + 저지방 마요네즈 1큰술
- **새콤한 맛을 좋아한다면** 진간장 3큰술 + 올리브유 2큰술 + 사과식초 1큰술
- **한식 드레싱을 좋아한다면** 참기름 1큰술 + 소금 0.5작은술 + 고춧가루 0.5작은술
- **초 절정 심플파라면** 올리브유 3큰술 + 소금 0.5작은술 + 레몬즙 약간 + 후춧가루 약간

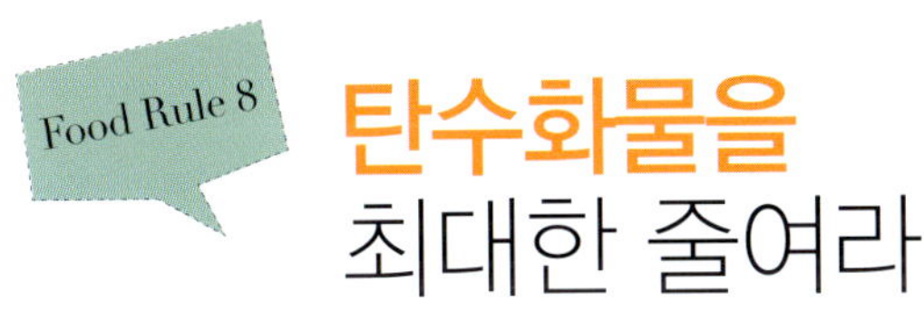

탄수화물을
최대한 줄여라

탄수화물과 밀접하게 결합되어 있는 식문화를 가진 대한민국에서 탄수화물 없이 살아가기란 참으로 버겁다. 밥 없이는 못 살고, 밀가루 음식에 무한한 애정을 보내는 사람들이 대부분이기 때문. 그러나 탄수화물을 지나치게 많이 섭취하는 습관을 버리지 않는다면 탄탄 쫀쫀한 탱탱볼 바디는 영원히 내 것이 될 수 없다. 조금만 생각을 바꾸면 흰 쌀밥과 밀가루로 배를 채우지 않아도 행복하고 맛있게 배를 채울 수 있으며, 몸매를 더욱 아름답게 가꿀 수 있다. 건강한 몸매를 위한 탄수화물 줄이기 노하우를 낱낱이 파헤쳐보자.

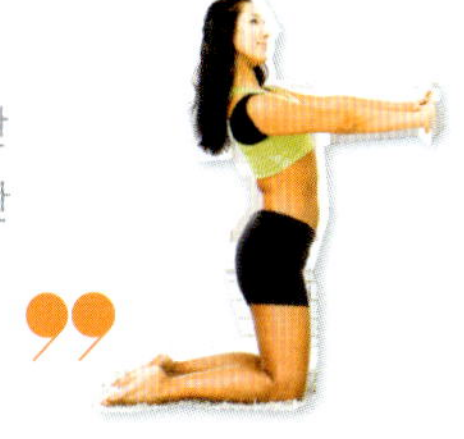

탄수화물을 많이 섭취하는 습관을 버리지 않는다면 탄탄 쫀쫀한 탱탱볼 바디는 영원히 내 것이 될 수 없다. 건강한 몸매를 위해서는 반드시 탄수화물 섭취량을 줄여야 한다.

현실적으로 줄이기

흰 쌀밥과 밀가루 음식을 줄이고 싶다면, 하루 동안 먹는 탄수화물의 섭취량을 생각해보자. 그런 다음 현실적으로 타협 가능한 대안을 제시한다. 밥을 끼니마다 1공기씩 먹었다면, 아침과 점심에만 밥을 먹고 저녁에는 단백질을 먹는 식으로 시작해볼 수 있겠다. 밀가루 음식을 좋아해서 하루 두세 끼를 밀가루 음식으로 채우고 있다면, 하루 한 끼로 제한하는 식으로 말이다. 탄수화물이 좋지 않다고 해서 갑자기 '흰 쌀밥과 밀가루 음식은 절대 금지!'라는 규칙을 세운다면 스트레스만 쌓일 뿐 궁극적인 식습관 개선은 어려워진다.

무슨 일이 있어도 밥은 꼭 먹기

'무슨 일이 있어도 밥은 꼭 먹어야 한다'라든지, '밥을 먹지 않으면 탄수화물을 섭취하지 못한다'는 생각은 잘못된 것이다. 우리가 평소 섭취하는 다양한 채소와 과일, 각종 음식들에는 알게 모르게 탄수화물이 숨어 있다. 굳이 밥으로 섭취하지 않더라도 이미 적정량 이상 먹고 있다는 사실!

백미 대신 현미와 잡곡 선택하기

백미 대신 현미와 잡곡 등 정제되지 않은 곡물을 선택해보자. 식이섬유와 비타민, 단백질이 풍부하여 성인병을 예방해주고, 변비를 해소시켜 멋진 몸매를 만드는 데 도움이 된다. 그러나 매끄러운 백미만을 먹던 사람에게 갑자기 껄끄러운 잡곡밥을 먹으라고 하면 습관

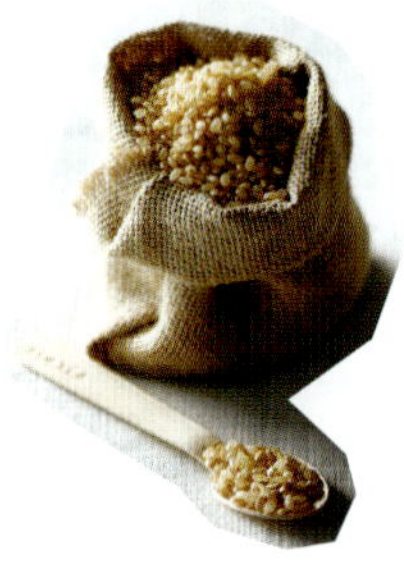

이 들기도 전에 중도 포기하게 될 가능성이 높다. 그러니 처음부터 잡곡만을 먹기보다는, 백미와 잡곡의 비율을 7대 3 정도로 잡고 시작해 점차 잡곡의 비율을 늘려가는 것이 좋다. 차츰 서서히 잡곡에 익숙해지면 나중에는 정제되지 않은 곡물만으로 지은 밥이 가장 맛있다고 느끼게 될 것이다.

1인분씩 얼려두기

매번 끼니때마다 번거로운 현미밥을 해 먹기란 여간 귀찮은 일이 아니다. 밥을 한 번 지을 때 왕창 해서 식힌 후에 1인분씩 나누어 얼려두는 것이 좋다. 전자레인지에 넣고 돌리면 갓 지은 밥처럼 따뜻하게 먹을 수 있다. 간편하기 때문에 귀차니스트들도 부담 없이 실천할 수 있고, 누구나 어렵지 않게 잡곡밥에 익숙해지게 된다. 단, 양은 1인분 평균 100~150g 정도로 제한한다.

자신의 취향에 맞는 잡곡 고르기

자신의 취향에 맞는 잡곡을 골라 밥을 지어보자. 나는 통통하고 달큰한 맛이 나는 율무와 찰지고 구수한 맛의 흑미, 그리고 현미 찹쌀을 섞어 밥을 짓는 것을 가장 선호한다. 그냥 현미는 껄끄럽게 느껴질 수 있으므로 현미와 현미 찹쌀을 베이스로 하여 잡곡들을 자유롭게 넣어서 밥을 지으면 된다.

밥 대신 죽 먹기

밥으로 양을 채울 수 없다면, 죽을 끓여보자. 같은 양의 쌀도 죽으로 끓이면 2배로 불어난다. 자연히 밥보다 더 빨리 배가 부르게 되고, 밥에 비해 소화도 잘된다.

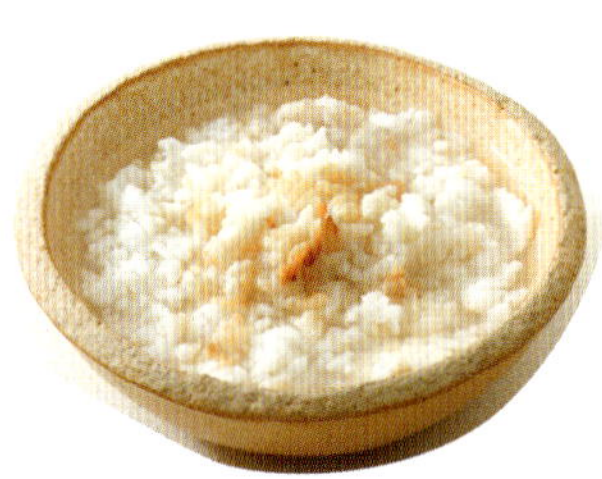

채소 넣어 밥 짓기

콩나물, 무, 버섯 등 다양한 채소를 넣고 지은 밥에 소량의 양념장을 얹어 먹는다. 다이어트 고수라면 양념장을 빼고 그냥 먹어도 좋다. 채소 본연의 맛도 느낄 수 있고, 자연스레 밥의 양도 줄어들 것이다.

두부 활용하기

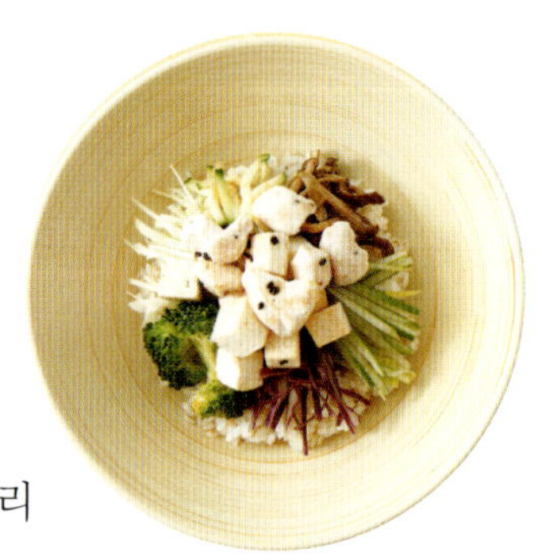

밥의 양을 줄이고 싶을 때 두부를 활용해보자. 맛도 있고 단백질도 충분히 섭취할 수 있어 바람직하다. 한 끼는 밥 대신 두부를 먹는 것도 좋다. 구운 김에 두부와 각종 채소를 넣고 쌈을 싸서 양념된장에 살짝 찍어 먹으면 담백한 맛이 난다. 비빔밥에 두부를 잘라 넣으면 밥만 넣은 비빔밥을 먹을 때보다 포만감이 빨리 느껴지니 활용해볼 것!

고추장 대신 된장 이용하기

쌈을 싸 먹거나 양념을 할 때 고추장보다는 된장을 이용한다. 둘 다 몸에 나쁘지는 않지만, 고추장에는 찹쌀이 들어가 있다. 다이어트를 노린다면 콩을 베이스로 한 된장이 훨씬 낫다. 대신 양은 티스푼 2술 미만으로 제한할 것! 가능하면 더 줄일 수 있도록 입맛을 길들이고, 그 이상 먹지 않도록 주의하자. 갈은 양파를 섞어 강된장처럼 만들어두고 먹는 것도 방법이다.

내 마음대로 잡곡밥 DIY!

여러 가지 잡곡들로 지은 잡곡밥은 흰 쌀밥에 비해 섬유질이 약 4배 정도 많이 들어 있어 포만감을 주고 폭식을 방지하는 효과가 있다. 다이어트를 결심한 사람들에게는 더없이 좋은 보양식인 셈! 정해진 룰은 없고, 자신이 좋아하는 잡곡을 마음껏 섞어 지으면 된다. 추천하고 싶은 방식은 현미와 현미 찹쌀, 발아 현미를 베이스로 하여 추가 옵션 잡곡들을 섞는 것이다. 아래 표를 참조하여 내 입맛에 꼭 맞는 잡곡밥 공식을 만들어보자.

베이스	현미	혈중 콜레스테롤 감소, 변비 해소, 유해물질 배설 촉진, 해독작용, 비타민 B2 풍부
	현미 찹쌀	현미에 찰기를 더한 것으로, 현미의 까끌한 식감이 싫은 사람에게 추천
	발아 현미	현미에 싹을 틔운 것으로, 비타민과 아미노산, 효소 등의 영양소가 더해진 현미의 업그레이드판. 해독작용과 소화 촉진 효과
추가옵션	보리	위장 기능 강화, 부기제거, 성인병 예방
	찰보리	보리에 찰기를 더한 것으로, 보리의 까끌한 식감이 싫은 사람에게 추천
	강낭콩	비타민 B1, B2, B6 다량 함유, 탄수화물 대사에 도움, 식이섬유 풍부, 변비 해소 효과
	율무	신진대사에 도움, 콜레스테롤 저하기능, 식욕억제기능, 피부 개선. 몸이 잘 붓거나 설사를 자주 하는 사람에게 추천
	흑미	철분 다량 함유, 변비 해소, 노화방지
	서리태	노화방지, 혈액순환 촉진, 콜레스테롤 제거, 항암효과
	서목태(약콩)	해독작용, 혈액순환 촉진
	흑태	서리태, 서목태와 비슷한 효과. 무난하게 넣기 좋음

단백질을 사랑하라

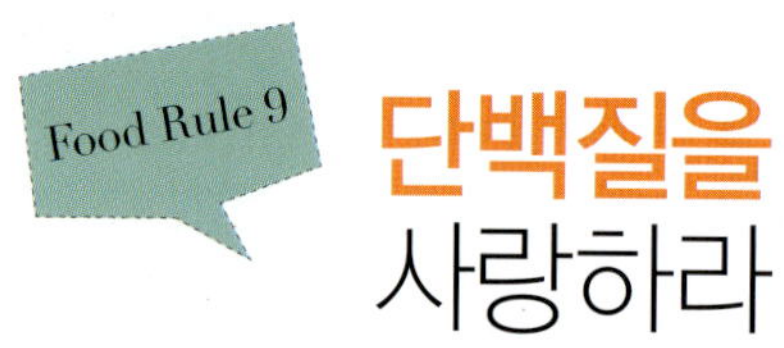

몸짱들에게 공통점이 있다면, 바로 단백질을 사랑한다는 사실일 것이다. 실제로 단백질은 우리 몸을 구성하는 근육, 피부, 뼈 등을 만들고 회복시켜 주는 중요한 몸 구성 성분이며, 빨리 소화가 되어버리는 탄수화물에 비해 천천히 소화가 되기 때문에 다이어트 시 쉽게 허기를 느끼는 현상을 막아준다는 장점도 있다. 아무리 운동을 열심히 해도 단백질을 잘 섭취해주지 않는다면 몸을 원하는 대로 디자인할 수 없다. 그렇다고 해서 단백질을 지나치게 많이 먹었다가는 몸에서 칼슘이 과도하게 배출되고 신장 기능이 저하될 수 있으므로 적정량을 유지하는 것이 무엇보다 중요하다. 양질의 단백질을 건강하게 먹을 수 있는 방법을 공개한다.

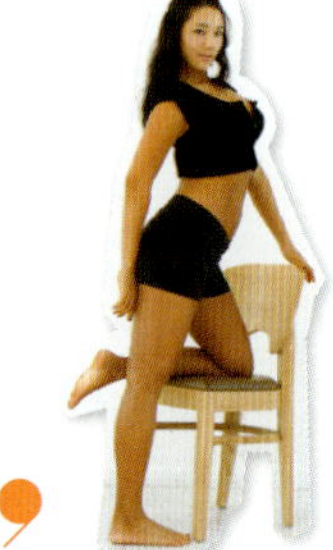

> 단백질은 탄수화물에 비해 천천히 소화되기 때문에 다이어트 시 쉽게 허기를 느끼는 현상을 막아준다는 장점이 있다. 또 아무리 운동을 해도 단백질을 잘 섭취해주지 않는다면 원하는 몸을 만들 수 없다.

무염, 저지방, 고단백 식품 사랑하기

지방이 적고 단백질 함량이 높은 음식을 선택하고, 최대한 염분기 없이 섭취하는 것이 좋다. 추천하고 싶은 단백질 종류로는 닭 가슴살, 닭 안심살, 닭 모래집, 돼지고기 안심, 소고기 살코기, 두부를 꼽고 싶다. 단, 1회 섭취량은 100~150g 정도로 제한한다.

양념된 단백질 먹기

양념이 되어 있거나 소금간이 된 고기류, 해물류는 같은 단백질이라고 해도 염분 때문에 다이어트 식사로는 적합하지 않다.

배 터지게 먹기

1회 섭취량은 100~150g까지만 허용된다. 그 이상 먹는 것은 절대 금물이다.

생활 속 단백질, 달걀 응용하기

달걀은 저렴하고 구하기 쉬워 이런저런 요리에 응용하기 좋다. 많은 책에서 '다이어트나 몸만들기가 목표라면 달걀은 흰자만 먹어야 한다'고 말하는데, 하루 기준으로 노른자 1~2개 정도는 괜찮으니 안심하자. 129쪽의 레시피를 참조하면 좀 더 다양한 달걀 요리를 즐길 수 있다. 단, 소금은 추가하지 않도록 한다.

양 제한하기

4회 식사를 기준으로 하루 적당한 총량은 400~600g 정도다. 아래 표를 참조해서 양질의 단백질을 골라먹을 수 있도록 하자.

Best	닭 가슴살, 닭 안심살, 닭 모래집, 소고기 살코기, 돼지고기 안심, 달걀흰자, 두부, 콩 등
Good	기름 뺀 참치 캔, 닭·오리 등 가금류, 기름기가 적은 살코기류, 소금 간하지 않고 구운 생선, 갑각류, 해산물 등
SoSo	지방 있는 고기류, 기름 빼지 않은 참치 캔, 고기 함량이 90% 이상인 삶은 수제 소시지나 햄, 저염치즈, 양념이 가미된 닭고기, 소금이 뿌려진 생선 등
Bad	양념갈비, 고추장삼겹살, 곱창, 전분함량이 많은 햄, 염분이 많은 모든 종류의 동물성 단백질 등

채소와 쌈장 활용하기

Best 단백질류 1인분을 각종 채소와 양을 제한한 된장을 이용해서 쌈을 싸 먹는다. 이러한 방식이라면 주변에서 구할 수 있는 다양한 재료들로 손쉽게 한 끼 다이어트식을 즐길 수 있고 다이어트식을 하고 있다는 거부감이 없다. 풍성한 채소 쌈 덕분에 포만감도 빨리 생기면서 다이어트식도 지겹지 않다. 저녁식사로 활용하기 좋은 방법. 단, 채소도 가능하다면 자신이 얼마나 먹는지 체크하여 지나치게 많이 먹는 것은 피하도록 노력해본다.

다이어트 음식, 더 맛있게 요리하기

① 달걀 맛있게 삶기와 굽기

물이 끓으면 굵은 소금을 넣은 뒤 타이머로 11분을 맞추고 달걀을 넣어 익힌다. 맛좋은 반숙 완성! 노른자가 투명한 노란빛을 띠는 완벽한 상태가 되며, 팍팍하지 않아 먹기 편하다. 흰자만 먹을 생각이라면 오븐기를 이용해 달걀을 굽자. 찜질방 달걀처럼 쫄깃해져 흰자만 먹기 좋다.

② 달걀오믈렛

달걀의 양을 넉넉하게 하고 채소를 다져 넣으면 한 끼 식사로도 손색없다. 치즈를 더해도 좋고 콜레스테롤이 걱정스럽다면 노른자 1개에 흰자 3~4개를 넣는 식으로 조절한다. 올리브유를 두른 팬에 양파나 버섯을 푸짐하게 넣어 달달 볶다가 달걀 풀어놓은 것을 넣고 휘휘 저어 익히면 끝이다.

③ 달걀찜

흰자로만 조리하는 것이 좋으나 노른자를 넣고 싶다면 노른자 1개에 흰자 3~4개를 넣도록 하자. 달걀을 풀고 소량의 물을 넣어 찜기에 익히거나 중탕한 뒤 맛나게 먹는다. 양파, 파프리카, 파, 버섯, 브로콜리 등의 채소를 송송 썰어 넣으면 씹는 맛도 느낄 수 있고 포만감도 생긴다.

④ 닭 모래집 볶음

닭 가슴살은 퍽퍽하고 맛이 없어 먹기 괴롭다면 닭 모래집을 이용해보자. 지방은 적고 단백질 함량이 높은 데다, 퍽퍽하지 않고 쫄깃한 식감 때문에 다이어트가 더욱 즐거워진다. 올리브유를 살짝 두른 팬에 깨끗이 씻은 닭 모래집 100~150g, 마늘, 부추, 깻잎, 양파 등을 넣어 볶기만 하면 끝! 후춧가루나 생강가루를 넣어주면 풍미를 더할 수 있다.

⑤ 돼지고기 안심 양배추쌈

돼지고기가 다이어트에 도움이 되지 않는다고 생각했다면 큰 오산! 저지방인 안심 부위는 오히려 다이어트를 도와준다. 올리브유를 살짝 두른 팬에 돼지고기 안심 100~150g을 넣어 익힌다. 오븐에 굽거나 끓는 물에 삶아도 좋다. 여기에 삶은 양배추, 갈은 양파를 넣어 섞은 된장을 곁들여 먹으면 마치 보쌈을 먹는 것 같은 기분을 만끽하게 해주어 다이어트의 괴로움은 사라지고 입은 즐거워진다.

하루 여섯 끼,
착각에서 벗어나라

"살을 빼려면 하루에 여섯 끼를 먹어야 합니다."

"배고픔을 느끼지 않도록 음식을 먹어줘야 살도 빠지는 것이지요."

다이어트 이야기가 나올 때 빠지지 않고 등장하는 내용이다. 물론 사실이다. 굶으면 많이 먹게 될 위험이 있고 허기졌던 세포들은 또다시 배고플 수 있다는 위기의식을 느껴 먹는 족족 지방으로 축척하려 드는 경향이 강해지니까. 문제는 그 여섯 끼의 양과 의미를 잘못 받아들였을 때 발생한다. 항상 부른 배를 두드리며 챙겨 먹어도 살이 쭉쭉 빠지며 복근도 '빡' 생긴다면 그 이상 무엇을 바라겠는가? 하지만 현실은 냉혹하다. 많은 여성들이 다이어트 롤모델로 삼고 있는 할리우드 그녀들의 식단은 가히 혀를 내두를 정도로 적디 적은 양을 자랑한다. 다음 표를 확인해보자.

> 오랫동안 아름다운 몸매를 간직하고 싶다면, 살을 빼고 싶다면, 지금보다 더욱 아름다워지고 싶다면! 하루 동안 먹는 총 음식량을 고려해 장시간 굶지 않도록 식사 시간을 잘 조정해야 한다.

	제니퍼 애니스톤의 식단	미란다 커의 식단
아침	황도 복숭아 1컵, 무지방 요구르트 1컵	레몬주스 1컵, 닭 가슴살 1쪽, 호밀빵 1쪽
점심	치즈 28g, 햄 28g, 삶은 달걀 1개를 넣은 채소 샐러드	아몬드 3알, 플레인 요구르트, 꿀
간식	×	오렌지주스 1컵, 고구마 1개
저녁	양갈비살 2개, 찐 완두콩 2컵	연어 샐러드, 오이, 삶은 달걀

하루 여섯 끼를 먹어야 빠진다는 이론에 쾌재를 부르며 실천했는데 왜 살이 빠지지 않았을까 하는 의문을 가지고 있었다면, 뭔가 다른 점을 발견할 수 있을 것이다. 음식의 양을 수치로 표시해 놓아 바로 와닿지 않는다고? 쉽게 설명하면, 치즈 28g은 한 젓가락도 되지 않는 양이다. 아몬드 3알은 어떤가? 손을 대면 한 통 다 비우기 전엔 놓기 어려운 것이 바로 견과류와 주전부리인데! 정말이지 잔혹한 양이 아닐 수 없다. 게다가 황도 복숭아나 찐 완두콩 옆에 표기된 컵은 머그컵이 아닌 종이컵이라는 사실은 우리를 좌절하게 만든다.

이들이 말하는 한 끼는 한 입 거리나 시장기가 가실 정도의 극소량을 의미한다. 일반적인 사람들이 마트 식품코너에서 카트를 끌고 다니면서 주섬주섬 먹는 시식 정도라고 봐도 좋겠다. 이 같은 사실을 모른 채 다이어트를 할 때는 굶으면 안 된다는 일념만을 가지고 끊임없이 먹는 패턴을 유지한다면 결과는 뻔하다. 살찐다! 기존의 하루 세끼에 간식까지 충실히 챙겨 먹는 꼴이 되기 때문이다.

하루 여섯 끼를 챙기라는 것은 배불리 먹으라는 이야기가 아니다. 장시간 굶으면 몰아서 먹게 될 가능성이 높아지므로, 이를 방지하기 위해 늘 조금씩 먹어주라는 뜻이다. 오랫동안 아름다운 몸매를 간직하고 싶다든지, 살을 빼고 싶다든지, 지금보다 더욱 아름다워지고 싶다면 장시간 굶게 내버려둬서는 안 된다. 다음에 소개될 '현실적인 여섯 끼 챙기기 법칙'을 통해 자신에게 꼭 맞는 식사 계획을 세워보자.

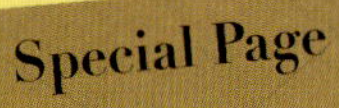

현실적인 여섯 끼 챙기기 법칙

　현실적으로 여섯 끼를 먹기 위해서는 우선 제대로 먹는 끼니, 가벼운 끼니, 간식을 철저히 구분지어야 한다. 또 제대로 차려 먹어야만 한 끼 식사라는 생각은 던져버리고 한 입 거리를 넘어선 간식은 모두 끼니로 포함시킨다. 그러면 연예인들처럼 매니저가 챙겨주지 않아도, 할리우드 스타들처럼 비싼 돈 들여 영양사를 고용하지 않아도 현실에 맞는 하루 여섯 끼 섭취하기를 실천할 수 있다.

제대로 먹는 끼니 "

- 생선구이 백반 1인분
- 스테이크 1접시
- 비빔밥 1인분
- 로스구이 1인분
- 호밀빵샌드위치 1쪽

가벼운 끼니 "

- 프로틴스무디 라지 사이즈
- 과일 1인분(사과 1개, 바나나 1개 등)
- 달걀흰자 삶은 것 3~4개
- 연두부 1컵
- 닭 가슴살 샐러드
- 굽거나 삶은 고구마, 감자
- 노른자 1개와 흰자 2개를 섞은 에그스크램블
- 참치 캔 혹 샐러드
- 옥수수 1/2개
- 단호박 200g

간식 "

- 검은콩 종이컵으로 2/3~1컵
- 바나나, 사과(큰 것은 1/2개, 작은 것은 1개)
- 소금기 없는 견과류 1/2컵
- 저지방우유 1잔
- 두유 200ml
- 저지방우유(혹은 두유)를 50~100ml만 넣은 라테나 카푸치노
- 방울토마토 1공기
- 오이, 당근, 양배추 등의 생채소 1공기
- 스무디 스몰 혹은 미디움 사이즈
- 단호박 100~150g
- 무지방 플레인 요구르트 1개

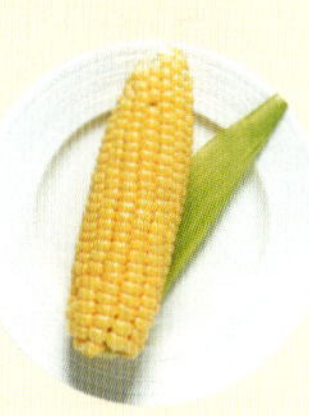
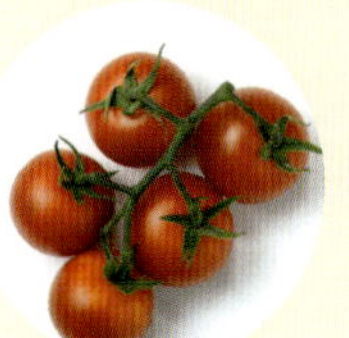
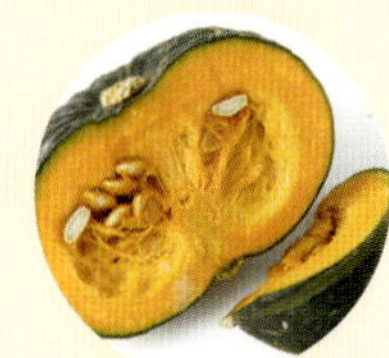

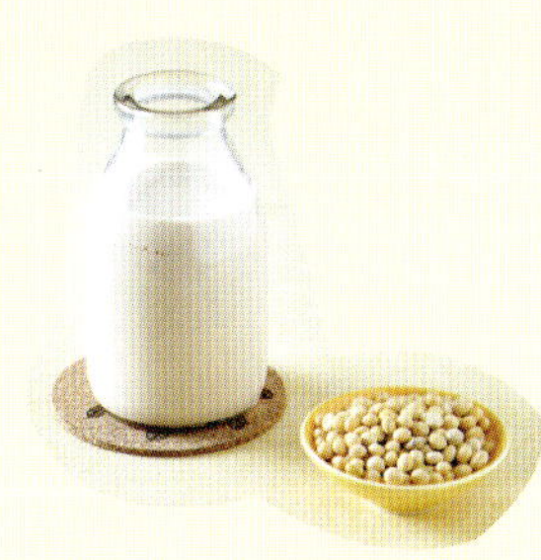

- 하루 총 3~4회 식사+1회 간식을 기준으로 한다.
- 단백질 섭취량은 1회 100~150g, 하루 총량 400~600g으로 제한한다.
- 저녁 식사에는 탄수화물을 포함하지 않도록 한다.
- 좋아하는 채소 2가지를 각 1공기씩 포함시킨다. 허기가 심하다면 채소의 양을 늘려도 좋다.
- 간식은 공복시간이 길어질 경우나 운동 전후에 먹는다.

건강한 식단의 예

나		사촌언니 K양	
오전 7시	두유 50ml에 프로틴파우더 1스쿱, 바나나 50g, 얼음 적당량을 넣어 만든 스무디 1잔	오전 7시	사과 1개와 바나나 1개
오전 10시	사과 1개	오전 10시	두유 200ml와 물, 감미료와 인스턴트 커피 2스푼을 넣은 두유 라테를 보온병에 싸가지고 가서 반쯤 마신다.
오후 1시	닭 가슴살 100g, 고구마 100g, 당근 1조각	오후 12시	점심은 생선구이 정식. 국은 건더기만 건져 먹고, 생선은 다 먹는다. 밥은 반 공기 남긴다.
오후 4시	아몬드 10알	오후 2시	남은 두유 라테를 모두 마신다.
오후 6시	고깃집에서 식사. 고기는 1인분인 200g까지만 먹고, 양념, 소금, 밑반찬 대신 생채소를 곁들인다.	오후 4시	아몬드 10알
		오후 7시	퇴근 후 집에 돌아가서 닭 가슴살 100g을 넣은 샐러드로 저녁식사를 한다. 드레싱은 가볍게 제외시킨다.

자신만의 '크레이지 데이'를 만들어라

이따금씩 '그분'이 오시는 날이 있다. 그분은 다름 아닌 '식신 님'이다. 불현듯 식욕이 급상승하면서 생전 먹지도 않던 음식들이 당기는데, 매번은 아니지만 가끔 마법에 걸리기 전이나 심하게 몸이 아프고 난 후, 에너지가 완전히 고갈되었을 때 나타나는 현상이다.

그럴 때 오시는 '그분'은 참으로 무시무시하다. 평상시의 나라면 그런 날에도 최대한 몸을 사리며 녹차 혹은 저지방 아이스크림, 도우가 최대한 얇은 피자, 다크초콜릿 등을 찾아 헤맨다. 하지만 안타깝게도 '저지방'이나 '하프' 같은 수식어가 붙은 음식들은 후보에도 들지 못한다. '아이스크림'이라 하면 기본적으로 견과류와 초콜릿이 덩어리

> 일정 기간 충실히 다이어트에 임했다면 상을 줘야 마땅한 법! 크레이지 데이가 찾아오면 개의치 않고 즐기는 까닭은 그 하루만큼은 내게 주어지는 달콤한 자유이기 때문이다.

째 씹혀야 하며, 피자는 기름이 뚝뚝 떨어지는 것을 먹어줘야 제맛이다. 그런 날은 정말이지 끊임없이 먹는다. 신기할 정도로 들어간다. 그렇게 위가 뚫린 사람처럼 먹어대는, 가끔 미치는 날을 나는 '크레이지 데이'라고 부른다.

'크레이지 데이'가 찾아오면 개의치 않고 즐기는 까닭은 그 하루만큼은 내게 주어지는 달콤한 자유이기 때문이다. 다이어트를 하고자 한다면 당연히 절제하고 인내해야 한다. 정확한 판단력과 자신의 몸에 대한 직감도 필수다. 하지만 일정 기간 충실히 다이어트에 임했다면 상을 줘야 마땅한 법! 밑바닥까지 떨어진 에너지와 의욕을 충전해야 할 시기라고 판단된다면 과감하게 휴식을 취해줘야 한다. 그래야 평생 즐겁게 운동과 다이어트를 해나갈 수 있으니 말이다.

단, 평소 정해놓은 기준을 쉽게 어기면서 즐기는 '크레이지 데이'는 자유가 아니라 의지박약에서 비롯되는 방종에 지나지 않는다. '크레이지 데이'는 앞서 설명했듯이 '잘한 나에게 주는 상'이지 절대로 해이해져도 좋다는 뜻이 아니다. 나는 내가 정한 '크레이지 데이'에 대한 룰은 절대로 어기지 않는다. 아래는 내가 정한 룰이다.

PERFECT CRAZY DAY

제대로 미치는 날. 두세 달에 한 번 이하로 극히 드문 경우다. 크리스마스, 추석, 설날, 생일 등 특별한 날이나 휴가 때가 이에 해당된다. 하루 종일 마음껏 먹고, 음식 종류를 가리지 않는다. 오히려 살찌는 음식을 맘껏 즐긴다. 단 것, 기름진 것 등 그 어떤 것도 가리지 않는다. 운동은 하지 않으며, 잠을 충분히 자서 피로를 풀어준다. 단, 어떤 음식이든 수분과 함께 섭취하는 것은 금물! 염분, 당분이 수분을 끌어당기기 때문에 몸은 더욱 붓고 지방도 쉽게 낀다. 음식을 먹을 때 음료수나 물을 벌컥벌컥 들이키지 말고 식사 1시간 후부터 물을 마신다. 한 달에 1회 이상은 절대 금지다.

PERFECT CRAZY DAY's FOOD

토핑이 가득 들어간 아이스크림, 치즈토핑을 추가한 팬 피자, 포테이토칩, 쿠키, 염분 가득한 견과류와 초콜릿, 케이크와 파이류 등

SEMI CRAZY DAY

평상시 저녁 약속이 있는 경우가 이에 해당된다. 지나친 탄수화물과 과도한 당분, 지나치게 짠 음식을 제외한 모든 음식을 먹을 수 있다. 양도 지나치게 과식을 하지 않는 선에서 맛있게 먹는다. 일상으로 복귀하기 어렵지 않도록 약간의 긴장은 놓치지 않는다. 먹기 전에 운동을 열심히 하여 과잉섭취하게 되는 상황을 커버하고, 먹고 난 후 완전히 소화시키고 잠이 든다. 매우 늦게 먹는 상황은 피하고, 단백질(고기와 생선) 위주로 섭취한다. 평소에 다이어트 식단을 잘 유지해 왔으며 특별히 관리가 필요한 경우가 아니라면 한 달에 3~4회 정도 쓸 수 있다. 마찬가지로 음식을 먹을 때 음료수나 물을 마시지 않도록 노력하고, 식사 1시간 후부터는 물을 마셔도 좋다.

SEMI CRAZY DAY's FOOD

삼겹살이나 생등심 등 양념이 되어 있지 않은 모든 고기류, 족발, 한정식, 김치와 채소류의 밑반찬, 쌈장 및 양념류 등

크레이지 데이는 즐길 때보다 즐긴 이후가 관건이다. 한 번 긴장이 풀어지면 아예 끈을 놓아버리기 십상이기 때문! 이후 3일간은 운동과 음식에 특별히 신경을 쓰자. 대부분 먹고 나면 곧바로 살이 찐다고 생각하지만, 먹고 난 직후 몸무게가 늘거나 배가 나오는 것은 살이 찐 게 아니라 먹은 음식의 양 때문이다. 먹은 음식들이 족족 살로 가길 원치 않는다면, 적어도 3일간은 아래 7가지 습관을 철저하게 지켜주자.

① 공복에 유산소운동을 30~60분 이상 실행한다.

② 근력 운동량을 2배로 늘린다.

③ 지방이 없는 단백질 음식과 채소, 과일 위주로 섭취한다.

④ 무염으로 먹는다.

⑤ 저녁을 늦게 먹지 않고 최대한 외식을 피한다.

⑥ 타이트한 옷을 입어 몸을 체크한다.

⑦ 마사지를 받거나 찜질방, 사우나에 들러 순환을 좋게 만들어 준다.

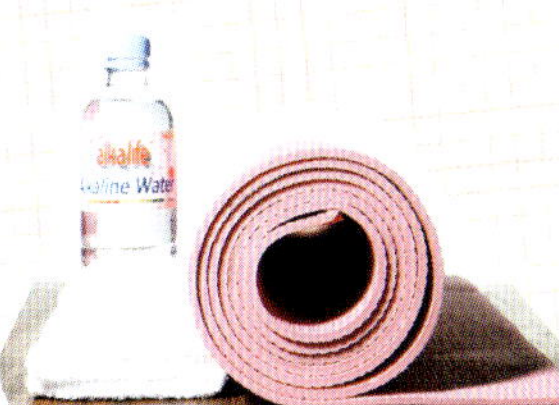

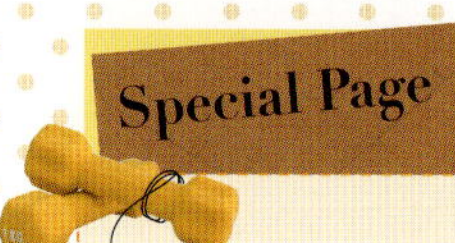

칼로리 vs 당지수, 당신의 선택은?

칼로리

저칼로리 위주로 식단을 구성하는 다이어트는 일반적으로 가장 많이 선택하고 있는 방식이다. 하지만 지나치게 칼로리에 집착하게 될 경우 문제가 발생할 수 있다. 평생 칼로리를 줄여 먹으며 살 수는 없는 일! 운동을 통해 근육량을 늘려 기초대사량을 높이고, 지나치게 칼로리에 집착하기보다는 참고사항으로 두고 건강한 방식으로 자신을 컨트롤해 나가는 습관을 가지려는 노력이 중요하다. 자주 먹는 음식들의 칼로리를 확인해보자.

국					
가지냉국	1그릇	50	쇠고기뭇국	1그릇	80
감자달걀국	1그릇	90	쇠고기미역국	1그릇	110
감자양파국	1그릇	120	쇠고기배춧국	1그릇	70
곰국	1그릇	240	쇠고기아욱국	1그릇	100
김치콩나물국	1그릇	60	시금치된장국	1그릇	100
냉이된장국	1그릇	140	시금치조갯국	1그릇	70
달걀실파국	1그릇	50	쑥국	1그릇	140
달래된장국	1그릇	90	아욱된장국	1그릇	60
동탯국	1그릇	170	양배추냉국	1그릇	110
두부된장국	1그릇	60	어묵국	1그릇	60
맑은 장국	1그릇	120	열무된장국	1그릇	80
뭇국	1그릇	60	오이냉국	1그릇	40
무된장국	1그릇	60	완자국	1그릇	100
미역냉국	1그릇	40	우거짓국	1그릇	50
바지락된장국	1그릇	130	유부된장국	1그릇	80
배춧국	1그릇	70	콩나물국	1그릇	60
보리새우뭇국	1그릇	80	토란국	1그릇	110
새우젓뭇국	1그릇	80	호박잎된장국	1그릇	80

찌개					
달래된장찌개	1인분	130	부대찌개	1인분	380
돈육김치찌개	1인분	300	순두부찌개	1인분	120
동태김치찌개	1인분	350	애호박된장찌개	1인분	100
두부된장찌개	1인분	130	참치김치찌개	1인분	160
맛조개된장찌개	1인분	130	청국장찌개	1인분	160
물오징어찌개	1인분	80	콩비지찌개	1인분	130
버섯된장찌개	1인분	60	해물된장찌개	1인분	90

전골					
고사리두부전골	1인분	230	문어전골	1인분	150
곱창전골	1인분	200	새우전골	1인분	90
낙지전골	1인분	180	소고기전골	1인분	190
두부전골	1인분	230	어묵전골	1인분	140
모둠버섯전골	1인분	180	표고버섯전골	1인분	180

탕					
갈비탕	1인분	450	모시조개탕	1인분	70
감자탕	1인분	180	새우탕	1인분	70
꽃게탕	1인분	150	설렁탕	1인분	240
닭곰탕	1인분	250	육개장	1인분	210
대구탕	1인분	170	조개탕	1인분	50
도가니탕	1인분	200	조기매운탕	1인분	140
동태매운탕	1인분	170	추어탕	1인분	250
메기매운탕	1인분	170	해물탕	1인분	200

구이					
가자미구이	1인분	110	닭구이	1인분	370
가자미양념구이	1인분	170	대합구이	1인분	300
가지양념구이	1인분	160	더덕구이	1인분	170
갈비구이	1인분	220	삼치구이	1인분	130
갈치구이	1인분	130	연어구이	1인분	180
갈치양념구이	1인분	180	임연수어구이	1인분	160
감자버터구이	1인분	150	조기구이	1인분	90
고등어양념구이	1인분	250	청어소금구이	1인분	200
굴비구이	1인분	90	청어양념구이	1인분	250
김구이	1인분	10	카레삼치구이	1인분	200
꽁치구이	1인분	160	홍어구이	1인분	250

밥

음식	단위	열량	음식	단위	열량
감자밥	1공기	440	오곡밥	1공기	300
강낭콩밥	1공기	300	완두콩밥	1공기	550
검정콩밥	1공기	300	찰수수밥	1공기	300
고구마밥	1공기	300	차조밥	1공기	300
밤밥	1공기	300	찰밥	1공기	370
보리밥	1공기	300	콩나물밥	1공기	370
보리수수밥	1공기	300	콩밥	1공기	300
비빔밥	1공기	560	팥밥	1공기	300
쌀밥	1공기	300	현미밥	1공기	300
영양밥	1공기	360	흑미밥	1공기	300

죽

음식	단위	열량	음식	단위	열량
굴채소죽	1인분	120	콩죽	1인분	160
단팥죽	1인분	340	타락죽	1인분	250
닭죽	1인분	670	팥죽	1인분	320
잣죽	1인분	340	호박죽	1인분	250
전복죽	1인분	200	흰죽	1인분	180

일품요리

음식	단위	열량	음식	단위	열량
감자수제비	1인분	390	열무물냉면	1인분	380
국수장국	1인분	420	열무보리비빔밥	1인분	500
김치볶음밥	1인분	630	오므라이스	1인분	690
그라탱	1인분	414	오징어덮밥	1인분	550
나물비빔밥	1인분	550	우동	1인분	450
닭칼국수	1인분	740	자장면	1인분	700
떡국	1인분	620	자장밥	1인분	370
만둣국	1인분	540	잡채밥	1인분	600
메밀국수	1인분	290	잡탕밥	1인분	580
물냉면	1인분	450	짬뽕	1인분	660
볶음밥	1인분	750	카레라이스	1인분	790
불고기덮밥	1인분	550	칼국수	1인분	580
비빔국수	1인분	460	콩국수	1인분	550
비빔냉면	1인분	470	포크커틀릿정식	1인분	980
생선초밥	1인분	360	포테이토피자	1쪽	420
생선커틀릿정식	1인분	880	해물스파게티	1인분	900
수제비	1인분	420	햄버거스테이크정식	1인분	979
안심스테이크정식	1인분	860	회냉면	1인분	540
양파스파게티	1인분	450	회덮밥	1인분	450

마른반찬 / 김치

음식	단위	열량	음식	단위	열량
가지장아찌	1종지	30	오징어볶음	1종지	170
건새우볶음	1종지	40	콩자반	1종지	50
깻잎장아찌	1종지	40	풋고추멸치볶음	1종지	60
꽃게장	1종지	40	깍두기	1종지	20
대구포무침	1종지	90	나박김치	1종지	10
마늘장아찌	1종지	60	동치미	1종지	10
마늘쫑양념무침	1종지	60	배추겉절이	1종지	50
매실장아찌	1종지	20	배추김치	1종지	20
멸치볶음	1종지	30	백김치	1종지	20
명란젓	1종지	20	부추김치	1종지	40
명태포무침	1종지	90	열무김치	1종지	20
무말랭이무침	1종지	50	열무물김치	1종지	20
무장아찌	1종지	40	오이소박이	1종지	40
북어채무침	1종지	70	총각김치	1종지	30
오이지무침	1종지	10	파김치	1종지	30

조림

음식	단위	열량	음식	단위	열량
가자미조림	1종지	130	무조림	1종지	50
가지조림	1종지	50	문어조림	1종지	40
갈치조림	1종지	150	삼치조림	1종지	180
감자조림	1종지	80	생선묵조림	1종지	70
고등어무조림	1종지	180	쇠고기달걀장조림	1종지	200
깻잎조림	1종지	70	쇠고기장조림	1종지	100
꽁치조림	1종지	150	알감자조림	1종지	110
달걀조림	1종지	70	연근조림	1종지	60
닭조림	1종지	600	오징어채조림	1종지	230
동태조림	1종지	120	우엉조림	1종지	60
두부조림	1종지	160	토란조림	1종지	100
메추리알조림	1종지	60	풋고추조림	1종지	80

전

음식	단위	열량	음식	단위	열량
감자전	1인분	110	달걀부침	1인분	80
고추전	1인분	110	부추파전	1인분	230
김치전	1인분	130	새우전	1인분	150
녹두빈대떡	1인분	320	소시지전	1인분	130
단호박전	1인분	100	애호박전	1인분	150

과일					
귤	2개	80	수박	1쪽	20
단감	1개	100	오렌지	1개	100
딸기	10개	50	자두	2개	60
멜론	1쪽	30	자몽	1개	100
레몬	1개	45	참외	1/2개	40
바나나	1개	100	키위	1개	50
배	1개	200	토마토	1개	30
복숭아	1개	100	파인애플	1쪽	50
사과	1개	150	포도	10알	25

채소					
가지	1cm	20	시금치	1단	60
감자	1개	100	양상추	1개	50
고구마	1개	175	양송이	5개	20
깻잎	10장	10	양파	1개	60
당근	5cm	20	오이	1개	40
도라지	50g	20	익힌콩나물	1컵	50
무	1개	140	토마토	1개	50
방울토마토	10개	25	표고버섯	3개	20
브로콜리	1송이	43	풋고추	10개	20
상추	7장	20	피망	1개	10
셀러리	1개	20	호박	1개	80

빵					
크로켓	1개	37	찹쌀도넛	1개	180
곰보빵	1개	300	초콜릿케이크	1조각	437
도넛	1개	310	치즈케이크	1조각	327
링도넛	1개	390	카스텔라	1개	320
마늘바게트	1조각	195	컵케이크	1개	420
모닝빵	1개	50	케이크	1조각	240
모카빵	1개	300	크루아상	1개	430
바게트	1조각	50	크림빵	1개	270
버터크림빵	1개	220	파운드케이크	1개	400
베이글	1개	200	팥빵	1개	270
생크림케이크	1조각	300	페이스트리	1개	325
슈크림빵	1개	130	프렌치토스트	2쪽	510
식빵	1장	100	플레인머핀	1개	300
와플	1/2개	260	호두파이	1개	400

술					
데킬라선라이즈	1잔	110	생맥주	500cc	185
마티니	1잔	220	소주	1잔	70
막걸리	1잔	60	위스키	1잔	110
매실주	1잔	140	적포도주	1잔	70
매취순	1잔	75	청주	1잔	50
백포도주	1잔	80	청하	1잔	65
보드카	1잔	100	체리소주	1잔	90
브랜디	1잔	250	캔맥주	1캔	168
샴페인	1잔	65	피나콜라다	1잔	200

볶음					
가지볶음	1종지	50	소시지채소볶음	1종지	130
감자고구마볶음	1종지	80	배추조갯살볶음	1종지	100
감자채볶음	1종지	110	쑥모듬버섯볶음	1종지	110
고구마줄기볶음	1종지	50	어묵볶음	1종지	100
김치채소볶음	1종지	120	오징어볶음	1종지	170
꼬막볶음	1종지	80	죽순볶음	1종지	50
낙지볶음	1종지	130	주꾸미볶음	1종지	100
느타리버섯볶음	1종지	110	팽이버섯볶음	1종지	90
당근채소볶음	1종지	150	표고버섯볶음	1종지	80
두부김치볶음	1종지	100	피망고기볶음	1종지	250
모듬버섯볶음	1종지	110	호박마늘쫑볶음	1종지	110
새우버섯볶음	1종지	130	호박버섯볶음	1종지	90

인스턴트 / 패스트푸드					
감자튀김	1팩	220	조미김	1봉지	25
냉동고기만두	10개	270	즉석카레	1봉지	175
너겟	5조각	240	치즈버거	1개	310
라면	1봉지	525	치킨너겟	6조각	310
맛살	1개	16	코울슬로	1컵	139
밀크셰이크	1컵	340	콘샐러드	1컵	134
베이컨	1장	46	크림치즈	1큰술	47
비엔나소시지	1개	53	통조림참치	1캔	450
빅맥	1개	500	통조림햄	2쪽	140
새우탕사발면	1개	455	프라이드치킨	1조각	210
슬라이스치즈	1장	66	피시버거	1개	440
슬라이스햄	1조각	50	피자치즈	20g	50
애플파이	1개	260	핫도그	1개	280
어니언링	1개	280	햄버거	1개	260

<table>
<tr><td colspan="6" align="center">음료</td></tr>
<tr><td>갈아만든배</td><td>1캔</td><td>144</td><td>실론티</td><td>1캔</td><td>80</td></tr>
<tr><td>게토레이</td><td>1캔</td><td>80</td><td>쌍화차</td><td>1잔</td><td>57</td></tr>
<tr><td>녹차</td><td>1잔</td><td>0</td><td>오렌지주스</td><td>1컵</td><td>140</td></tr>
<tr><td>다이어트콜라</td><td>1캔</td><td>0</td><td>우롱차</td><td>1잔</td><td>0</td></tr>
<tr><td>당근주스</td><td>1병</td><td>54</td><td>저지방우유</td><td>1컵</td><td>100</td></tr>
<tr><td>두유</td><td>1컵</td><td>90</td><td>초코우유</td><td>1컵</td><td>170</td></tr>
<tr><td>레몬차</td><td>1잔</td><td>59</td><td>카푸치노</td><td>1잔</td><td>70</td></tr>
<tr><td>매실차</td><td>1잔</td><td>60</td><td>커피우유</td><td>1컵</td><td>125</td></tr>
<tr><td>무가당오렌지주스</td><td>1컵</td><td>100</td><td>코코아</td><td>1잔</td><td>110</td></tr>
<tr><td>밀크커피</td><td>1잔</td><td>38</td><td>콜라</td><td>1캔</td><td>115</td></tr>
<tr><td>바나나우유</td><td>1컵</td><td>175</td><td>토마토주스</td><td>1컵</td><td>34</td></tr>
<tr><td>블랙커피</td><td>1잔</td><td>0</td><td>파인애플주스</td><td>1컵</td><td>140</td></tr>
<tr><td>사이다</td><td>1캔</td><td>100</td><td>포도주스</td><td>1컵</td><td>140</td></tr>
<tr><td>사과주스</td><td>1병</td><td>130</td><td>프림커피</td><td>1잔</td><td>10</td></tr>
<tr><td>설탕커피</td><td>1잔</td><td>10</td><td>플레인요구르트</td><td>1개</td><td>80</td></tr>
<tr><td>설탕프림커피</td><td>1잔</td><td>20</td><td>홍차</td><td>1잔</td><td>0</td></tr>
<tr><td>수정과</td><td>1컵</td><td>140</td><td>환타</td><td>1캔</td><td>150</td></tr>
<tr><td>식혜</td><td>1잔</td><td>100</td><td>흰우유</td><td>1컵</td><td>125</td></tr>
</table>

<table>
<tr><td colspan="6" align="center">간식</td></tr>
<tr><td>강냉이</td><td>100g</td><td>374</td><td>제크</td><td>1곽</td><td>551</td></tr>
<tr><td>건빵</td><td>1봉지</td><td>375</td><td>죠리퐁</td><td>1봉지</td><td>370</td></tr>
<tr><td>고래밥</td><td>1곽</td><td>70</td><td>참크래커</td><td>1곽</td><td>297</td></tr>
<tr><td>꼬깔콘</td><td>1봉지</td><td>246</td><td>초코다이제</td><td>1봉지</td><td>580</td></tr>
<tr><td>마가렛</td><td>1개</td><td>100</td><td>초코바</td><td>1개</td><td>189</td></tr>
<tr><td>버터링</td><td>1곽</td><td>430</td><td>초코파이</td><td>1개</td><td>160</td></tr>
<tr><td>빼빼로</td><td>1곽</td><td>175</td><td>초코하임</td><td>1봉지</td><td>186</td></tr>
<tr><td>새우깡</td><td>1봉지</td><td>440</td><td>초콜릿</td><td>1개</td><td>125</td></tr>
<tr><td>쌀로본</td><td>1봉지</td><td>925</td><td>칙촉</td><td>1개</td><td>75</td></tr>
<tr><td>양파링</td><td>1봉지</td><td>470</td><td>카라멜콘과땅콩</td><td>1봉지</td><td>420</td></tr>
<tr><td>엄마손파이</td><td>1곽</td><td>791</td><td>팝콘</td><td>1컵</td><td>90</td></tr>
<tr><td>에이스</td><td>1봉지</td><td>810</td><td>포테이토칩</td><td>1봉지</td><td>310</td></tr>
<tr><td>요플레</td><td>1팩</td><td>125</td><td>홈런볼</td><td>1곽</td><td>250</td></tr>
<tr><td colspan="6" align="center">견과류</td></tr>
<tr><td>밤</td><td>3개</td><td>50</td><td>땅콩</td><td>1큰술</td><td>45</td></tr>
<tr><td>아몬드</td><td>7개</td><td>45</td><td>잣</td><td>1큰술</td><td>45</td></tr>
<tr><td>건포도</td><td>15알</td><td>60</td><td>호두</td><td>1개</td><td>45</td></tr>
</table>

Point

똑똑하게 먹는 방법

밥, 면류, 빵류	다이어트를 하는 사람이라면 1회 섭취량이 100~150g을 넘지 않도록 하고, 칼로리가 낮은 탄수화물 위주로 골라 먹도록 한다.
육류, 어류	저지방, 저칼로리 종류와 부위를 파악해두었다가 1회 분량 100~150g을 섭취한다.
채소류	비교적 칼로리에 구애받지 않으니 먹고 싶은 만큼 먹어도 좋다. 특히 시각적으로 푸짐해 보이고 포만감도 큰 녹색채소류를 추천한다.
과일	수분이 많은 수박을 포함, 칼로리 낮은 과일 위주로 골라 먹는다.
과자류	대부분 칼로리가 높으므로 되도록 안 먹는 것이 상책! 먹게 된다면 토핑이나 기타 내용물이 없는 담백한 종류로 먹는다.
유제품	제법 칼로리가 높은 편이므로 가능한 한 피한다. 먹게 된다면 저지방, 무지방 제품으로 골라 먹도록 하자.
콩류	포만감도 있고 영양도 풍부한 두부나 순두부를 즐겨 먹으면 다이어트에 도움이 된다.
알코올	알코올은 다이어트의 적! 칼로리와 상관없이 되도록 피하고 마시게 된다면 최대 1잔만 허용한다.

당지수 (GI)

최근 칼로리보다 더 과학적이라는 평가를 받고 있는 당지수 다이어트. 칼로리가 낮더라도 당지수가 높은 음식을 먹으면 인슐린이 분비되고 그로 인해 지방이 쌓인다는 이론으로, 칼로리와는 무관하게 당지수 60 이하인 음식을 골라먹기를 권장한다. 다시 말해 당지수가 높은 음식을 섭취하면 몸 안에서 인슐린이 급격히 분비되고 살이 찌므로 당지수가 낮은 음식을 골라먹어 혈당치가 빠르게 상승하는 것을 막자는 뜻이다. 다이어트 시 당지수와 칼로리를 함께 참고한다면 금상첨화!

곡류 / 빵 / 면			
식빵	91	현미+정백미	65
바게트빵	93	파스타	65
정백미	84	흰죽	57
떡	85	현미	56
우동	85	밀가루	55
롤빵	83	호밀빵	55
베이글	75	오트밀	55
시리얼	75	메밀국수	54
라면	73	중화면	50
마카로니	71	보리	50
배아미	70	통밀빵	50
크루아상	70	현미죽	47

육류 / 어패류			
구운어묵	55	대합	43
찐어묵	51	가리비	42
참치통조림	50	모시조개	40
베이컨	49	참치	40
햄	46	전갱이	40
돼지고기	46	새우	40
소시지	46	오징어	40
닭고기	45	낙지	40
오리고기	45	명란	40
양고기	45	말린멸치	40
굴	45	연어알	40
바지락	44	고등어	40
전복	44	꽁치	40
장어구이	43	대구	40

채소 / 근채류			
감자	90	죽순	26
당근	80	풋고추	26
옥수수	75	부추	26
참마	65	무	26
호박	65	목이버섯	26
토란	64	아스파라거스	25
밤	60	브로콜리	25
은행	58	쑥갓	25
고구마	55	가지	25
마늘	49	양송이	24
우엉	45	곤약	24
연근	38	셀러리	24
양파	30	무순	24
토마토	30	실곤약	23
송이버섯	29	양상추	23
대파	28	청경채	23
새송이버섯	28	오이	23
표고버섯	28	샐러드채	22
생강	27	죽순	22
양배추	26	콩나물	22
피망	26	시금치	15

조미료			
후춧가루	73	마요네즈	15
된장	33	간장	11
청국장	33	소금	10
카레	49	양겨자	10
고추냉이	44	식초(곡물초)	3

과일			
딸기쨈	82	키위	35
파인애플	65	블루베리	34
황도통조림	63	레몬	34
건포도	57	귤	33
바나나	55	배	32
포도	50	오렌지	31
망고	49	자몽	31
멜론	41	파파야	30
복숭아	41	살구	29
감	37	딸기	29
사과	36	아보카도	27

설탕 / 과자 / 음료			
백설탕	109	크래커	70
맥아당	105	카스텔라	69
초콜릿	90	포테이토칩	60
벌꿀	88	푸딩	52
찹쌀떡	88	코코아	47
도넛	86	젤리	46
캐러멜	86	천연과즙주스	42
감자튀김	85	카페오레	39
쇼트케이크	82	과당	30
핫케이크	80	커피프림	24
쿠키	77	녹차	10
메이플시럽	73	홍차	10

유제품			
연유(가당)	82	탈지유	30
아이스크림	65	버터	30
생크림	39	가공치즈	31
크림치즈	33	저지방우유	26
드링크요구르트	33	우유	25
마가린	31	플레인요구르트	25

두류 / 해조류			
두부 부침	46	두유	23
팥	45	피스타치오	23
완두콩	45	땅콩	20
유부	43	톳	19
두부	42	다시마	17
연두부	42	파래	16
비지	35	미역	16
콩	30	김	15
캐슈너트	29	한천	12
아몬드	25	우뭇가사리	11

CHECK 〃 **당지수를 참고로 할 대상들**

☐ 복부 쪽에 지방이 집중되어 있거나 체중이 점점 늘어나는 사람

☐ 심장에 문제가 있는 사람

Point

똑똑하게 먹는 방법

밥, 면류, 빵류	빵과 면류는 우선 모두 피한다고 생각하는 것이 낫다. 칼로리, 당지수 면에서도 다이어트에 도움이 되지 않는다. 밥은 현미를 위주로 한 잡곡밥이나 현미밥을 추천한다. 면류 중에서는 메밀, 파스타 등이 비교적 당지수가 낮으니 참고하자.
육류, 어류	모두 당지수가 60 이하지만, 육류 중 지방이 많은 부위는 칼로리가 높으므로 다이어트 중이라면 가급적 피한다. 대신 저지방 고단백 부위를 섭취할 것을 권한다.
채소류	일반적인 채소들은 당지수, 칼로리가 낮으므로 적극 권장한다. 감자와 옥수수는 당지수 면에서나 칼로리 면에서 그리 적합지 않으니 고구마와 녹색채소로 대체한다.
과일	파인애플은 당지수가 다소 높은 편이지만 소량은 섭취해도 괜찮다. 통조림, 건조 형태의 과일은 칼로리, 당지수 모두 높고 수분이 적어 포만감도 덜 드니 주의하자.
과자류	모두 당지수가 높다. 다이어트할 때는 가급적 피하는 것이 상책이다.
유제품	유제품은 당지수가 높지 않은 편이라 혈당치를 빠르게 올리지는 않지만, 가공되면서 추가로 염분과 설탕이 추가되는 경우가 대부분이므로 성분표를 반드시 체크한다.
콩류	두부, 된장, 청국장, 콩비지 등의 콩을 이용한 식품은 당지수가 낮으면서도 좋은 단백질 식품이다. 단, 염분섭취가 과해질 수 있으니 소스나 양념은 최대 1큰술을 넘지 않도록 한다. 양파 등 각종 채소를 넣어서 염분을 낮추어 먹어도 좋다.
알코올	당지수가 낮은 편이지만 술안주와 결합되면 지방으로 쌓이므로 역시 피하도록 한다. 단, 어쩔 수 없이 먹게 된다면 저염, 저GI, 저칼로리의 안주를 소량 골라 먹도록 하자.

04

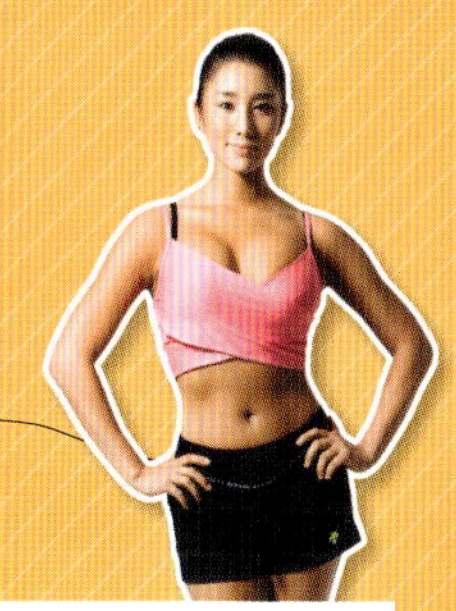

안방 글래머
운동법

진짜 글래머는 안방에서 만들어진다! 복잡한 도구를 구비할 필요도, 많은 비용을 투자할 필요도 없다. 운동화와 편한 옷, 생활 속 소품을 이용하면 누구든 안방 피트니스센터의 주인이 될 수 있다. 바른 자세와 호흡법을 익힌 뒤 몇 가지 안방 글래머 운동 원칙만 지켜 운동한다면 누구든 글래머러스한 몸매의 주인이 될 수 있다! 몸치도 쉽게 따라할 수 있는 초간단 안방 글래머 운동법으로 멋진 몸매의 주인공이 되어 보자.

왜 안방 글래머 운동이어야 하는가?

나를 비롯한 트레이너들은 그동안 배우고 경험한 많은 것들을 토대로 자신에게 가장 잘 맞는 운동법을 찾아 꾸준히 운동한다. 그러나 수많은 사람들이 운동이 어렵다며 푸념을 늘어놓는다. 수년간 만나 본 많은 이들의 고민은 다음과 같다.

☞ 헬스장에 가는 것은 지루하다.
☞ 너무 바빠서 시간이 없다.
☞ 이미 포기했다.
☞ 매일 다짐은 하지만 운동을 시작하기가 힘들다.
☞ 트레이너와 함께 운동할 때는 목표치까지 잘 하지만 혼자서는 안 하게 된다.
☞ 운동에 투자할 돈이 없다.
☞ 탄탄하고 예쁜 몸을 만들고 싶지만 무거운 웨이트 트레이닝은 싫다.

운동과 다이어트에 대해 부정적인 인식을 가진 사람들이 굉장히 많다는 사실은 내게 적잖은 충격이었다. 좀 더 많은 사람들이 자신의 몸을 사랑하고 운동에 흥미를 느낄 수 있게 만들 수는 없을까? 하지만 매일같이 헬스장을 찾으라는 것은 운동이 생활화되지 않은 사람들에게는 곤욕스러운 일일 터였다. 운동이 생활화된 나조차도 대기 시간이 긴 촬영 스케줄이 잡힌다든지, 지방 촬영을 가야 한다든지 하는 경우에는 매일 운동하기가 그리 녹록지만은 않은 것이 현실이기 때문.

오랜 고민과 시행착오 끝에 만들어낸 것이 바로 여러분께 소개하려는 '안방 글래머 운동'이다. 일단, 장점이 무척 많다!

안방 글래머 운동을 만든 이후로, 나는 틈날 때마다 안방 글래머 운동으로 몸을 다지고 있다. 지방 촬영을 가거나 정말 잘 시간도 없이 바쁜 날에도 작정하고 방에서 운동을 한다. 일단 5분이라도 투자하기 시작하면 운동의 재미를 느끼게 된다. 몸이 후끈해지고 땀이 맺히는 것에 쾌감을 느끼고, 내 몸을 이해하고 몸과의 대화를 즐길 줄 아는 사람으로 변하게 되는 것이다.

운동이 즐거워지게 되면 이후의 발전 가능성은 무한하다. 운동 자체에 취미를 붙여 언제 어디서나 오랫동안 즐겁게 운동할 수 있는 건강한 라이프스타일을 갖게 되며, 최종적으로는 살이 빠지고 몸이 예뻐지게 된다. 이것이야말로 안방 글래머 운동을 전하고자 하는 궁극적인 목적이다. 더 이상의 핑계는 그만! 의지만 있다면 100% 성공 가능한 안방 글래머 운동으로 S라인 몸매의 주인공이 되어 보자.

안방 글래머 운동 원칙

정확한 호흡과 자세를 유지하라

운동을 하는 동안 호흡이 끊이지 않도록 유의한다. 동작에 맞게 숨을 들이마시고 내뱉는 것을 반복하면 운동 효과를 극대화할 수 있다. 또한 운동을 하면서 늘 자신의 자세가 올바른지 체크하도록 하고, 평소에도 올바른 자세를 취하고 있는지 의식한다.

중간에 쉬지 마라

운동을 시작하면 마무리할 때까지 쉼 없이 움직여라. 중간에 정 힘에 부친다면 1분 미만으로 숨을 고르는 것은 가능하나 무한정 쉬지 않는다. 쉬는 동안 집중력이 저하되고 운동 효과가 현저히 감소할 수 있다.

무조건 100회를 채워라

수많은 책에서 말하는 운동량은 끽해야 '10회씩 3세트' 또는 '15회씩 3세트'가 대부분이다. 하지만 '15회씩 3세트'만으로 몸이 바뀐다면, 어째서 몸 만들기 어렵다는 말이 나오겠는가! 빼고 싶다면 무조건 더 많이 움직여야 한다. 최소 100번은 채우겠다는 마음가짐으로 운동에 임하자. 그 이상 하고 싶다고? 무조건 OK다!

특정 부위만 빼겠다는 마음을 버려라

대부분 사람들은 빼고 싶은 부위에만 집중하는 경향이 있다. 흔한 운동 실수 중 하나인데, 뱃살이 빼고 싶다며 배 운동만 죽어라고 한다거나 팔뚝만 얇아졌으면 좋겠다며 어떤 팔 운동이 좋은지 묻는 경우가 그렇다. 몸을 아름답게 가꾸고 싶다면 절대 해서는 안 될 행동이다. 완벽한 몸매를 만들고 싶다면 문제 부위만 공략한다는 인식은 버리자. 골고루 운동을 해주면서 유산소운동을 병행해야만 전체적으로 탄력이 생기면서 지방이 걷어져 날씬한 몸매로 거듭날 수 있다.

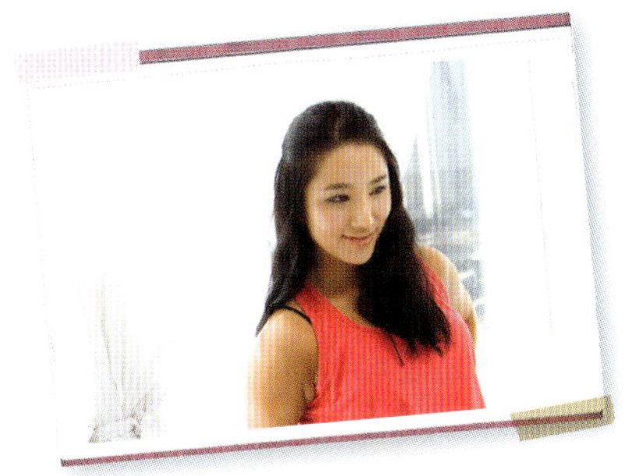

운동 전후 스트레칭을 시행하라

골반스트레칭 외에도 가볍게 목을 돌려준다든지, 기지개를 켠다든지, 손목과 발목을 털어주고 어깨를 돌려주는 등의 흔히 알고 있는 기본 스트레칭들을 운동 전후 시행해 몸을 충분히 풀어준다.

1회 30분 이상, 일주일에 3회 이상 꾸준히 운동하라

기본적인 목표를 한 번 운동할 때 30분 이상, 일주일에 3번 이상 하는 것으로 정한다. 다이어리나 달력, 휴대폰에 체크해서 자신의 몸을 사랑하는 방법을 익혀 나가도록 하자. 일주일에 3번 이상을 기준으로 익숙해지면 시간을 늘려 매일 실시한다. 단 주 1회는 충분한 휴식을 취한다. 물론 구체적인 운동의 시간이나 횟수는 철저하게 자신의 상황이나 스타일에 맞추도록 하자.

운동에만 집중하라

안방은 가장 쉽고 편하게 운동할 수 있는 공간이기도 하지만 나태한 자세를 가지고 운동한다면 더욱 나태해질 수 있다는 단점을 가진 곳이다. 정해진 시간 동안 최선을 다해 에너지를 모두 소진하지 않는다면 안방에서 운동 효과를 보기란 불가능하다. 운동하는 부위와 몸의 움직임과 근육에 집중하고, 자신의 몸과 나누는 대화를 즐기려는 자세를 갖도록 하자.

나만의 데이터를 만들어라

운동을 해 나가면서 그날그날 어떤 운동을 얼마나 했는지, 무엇을 먹었는지를 빠짐없이 기록한다. 셀프카메라로 사진을 찍으면서 예뻐지는 내 모습을 남겨보는 것도 좋고, 운동을 하는 모습을 동영상으로 찍어 보면서 자세나 몸 상태를 체크하는 방법도 좋다. 나만의 데이터를 만들다 보면 나의 체력과 몸이 어떻게 향상되어 가는지 확인할 수 있고, 운동의 즐거움을 찾을 수 있다. 내 경우 작은 수첩을 가지고 다니면서 꼼꼼하게 기록하곤 한다. 최근에는 스마트폰이나 태블릿 PC가 많이 보급되었으니 이를 잘 활용하는 것도 방법이다.

안방 글래머 운동,
이렇게 하면 더 재밌다!

안방 글래머 운동은 쉼 없이 운동해야 하는 것이 특징이다. 같은 동작을 최소 100회 이상 반복하다 보면 자신의 한계를 시험해야 할 상황에 놓이기도 한다. 그래서 고안하게 된 나만의 비법이 있다. 아래 소개하는 방법들은 운동에 대한 지겨움을 없애면서도 운동 분위기를 고취시켜 지속적인 운동이 가능하게끔 만드는 방법들이다. 스스로 정한 총 운동시간에 맞게 골라서 운용해 보자. 단, 총 운동시간은 반드시 최소 30분 이상이 되도록 구성해야 한다.

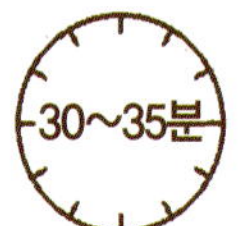

노래 10~15곡

음악과 함께 운동하는 것은, 운동을 지속하는 것에 지루함과 고통스러움을 느끼는 사람들이 많다는 사실을 알게 된 뒤 고안한 나만의 비법이다. 노래 한 곡당 보통 3~5분 정도이므로, 1곡이면 한 동작을 100회 이상 실시할 수 있다. 컴퓨터나 mp3 플레이어, 휴대폰에 자신만의 운동 노래 리스트를 만든 다음 운동을 시작하도록 한다. 저중량 고반복을 지향하는 안방 글래머 운동에서 카운트를 세어가며 목표한 숫자를 다 채우기는 쉽지 않다. 하지만 좋아하는 노래를 틀어놓고 운동부위에 집중해서 음악이 끝날 때까지 계속 동작을 이어간다면 나도 모르는 사이 정해놓은 목표 그 이상을 신나게 하고 있는 자신을 발견할 수 있을 것이다.

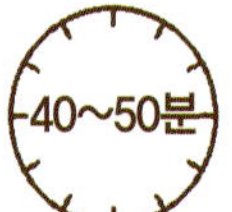

미드, 시트콤

내가 주로 많이 사용하는 방법으로, 컴퓨터 앞에서 미드나 시트콤을 시청하면서 운동하면 된다. 예를 들어 〈가십 걸〉 같은 미드는 한 편이 40~50분이니 운동하면서 한 편을 볼 수 있다. 또 〈더 시티〉나 〈더 힐즈〉 같은 리얼리티 드라마의 경우 20분이므로 두 편을 볼 수 있다는 계산이 나온다. 자신이 좋아하는 프로그램일수록 효과는 더 배가된다. 시간 가는 줄 모를 정도로 운동시간이 빠르게 흘러갈 것이다. 단, 눈은 화면에 가 있어도 정신은 동작에 집중해서 느슨해지지 않도록 한다.

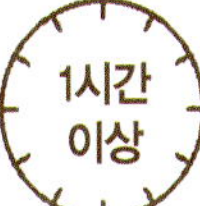

쇼프로그램, 영화

쇼프로그램이나 영화 등을 활용해도 좋다. 내가 좋아하는 오디션 프로그램 〈슈퍼스타 K〉는 무려 1시간 30분이다. 영화 역시 러닝타임이 1시간 30분~2시간 정도이므로, 오랜 시간 운동하고 싶을 때 다운받아서 틀어놓고 운동을 한다. 재차 강조하지만 프로그램이 틀어져있는 동안 한 번도 쉬지 않는다는 것이 중요하다.

> **Tip**
>
> ### 활용할 프로그램이 없다면? 휴대폰 스톱워치 활용하기
>
> 음악이나 모니터화면, 텔레비전과 함께할 수 없을 때에는 간편하게 휴대폰 스톱워치를 활용할 수 있다. 스톱워치를 1~3분 간격으로 맞춰 놓고, 알람이 울릴 때까지 운동동작을 지속하는 것을 목표로 하여 운동하면 된다. 예를 들면, 물통을 가지고 하는 운동의 경우 오른쪽을 1분간 지속한 다음, 바로 방향을 바꾸어 왼쪽도 1분을 실시한다. 그렇게 번갈아 가며 5~6회 정도 실시하는 것이다. 그러면 스톱워치 시간에 맞추어 운동하므로 양쪽 방향을 똑같이 운동할 수 있고 목표의식이 뚜렷해져서 운동에 대한 집중도도 높아지는 효과가 있다.
>
> 

안방 피트니스센터
개설하기

안방을 자신만을 위한 운동공간으로 꾸며보자. 공간이 넓어야 한다는 걱정은 버려라! 실제로 내가 카메라를 세워 놓고 동영상을 찍는 내 방의 경우도 좌우 폭이 고작 2m 정도에 불과하다. 몇 가지 도구만으로도 충분히 나만의 운동공간을 꾸밀 수 있다. 안방에 자신만의 피트니스 센터를 개설해 매일 운동하는 습관을 들이자.

전신거울

운동할 때 자세를 체크하는 것은 기본 중의 기본! 방에 큰 거울을 들여놓아 자신의 자세나 몸매를 지속적으로 체크할 수 있도록 하자. 여유가 된다면 전신거울을 두는 것이 가장 좋지만, 그렇지 않다면 화장대의 거울을 이용해도 좋다.

일회용 접시

일회용 접시는 내가 애용하는 도구 중 하나다. 바닥에 잘 미끄러지는 특성을 활용하면 근육을 더욱 자극하는 효과를 볼 수 있기 때문! 안방 글래머 운동에서도 사용되니 여유 있게 20개 정도 준비해 두면 좋다.

면봉

유산소운동을 할 때 횟수를 세는 데 집중하다 보면 운동 효과가 떨어질 수 있다. 이럴 때 사용하는 것이 바로 면봉! 20~40개 정도 준비해 손에 쥐고 운동을 하면서 10회마다 던지면 따로 횟수를 세지 않아도 된다.

운동가방

헌 잡지책 등을 넣어 무겁게 만든 뒤 운동에 사용하도록 한다. 운동가방이 따로 없다면 백팩을 이용해도 좋고, 가지고 있는 가방 중에서 큰 것을 이용해도 무방하다.

물통

안방 피트니스센터에서는 아령 대신 물통을 이용한다. 500㎖ 물통에 물을 가득 채우면, 약 0.5kg의 덤벨로 운동하는 것과 같은 효과를 낼 수 있다. 가벼운 무게로 횟수를 많이 해 날씬해지는 것이 우리의 목표이므로, 물통을 적극 활용하도록 하자.

운동복

내 경우 동영상을 촬영해서 올려야 하다 보니 운동복을 주로 입곤 하는데, 구태여 운동복을 차려입을 필요는 없다. 집에서 입는 편한 복장으로 운동해도 무방하다. 속옷만 입고 해도 상관없는 나만의 공간이기 때문!

방망이, 밥공기

셀프 경락마사지를 위해 꼭 필요한 준비물이다. 방망이와 밥공기를 이용하면 근육의 부착 부위를 자극해서 근육을 풀어줄 수 있다. 방망이는 가능하면 지름 3.5~5cm 이상의 것을 선택해, 2~3개 정도 준비한다. 밥공기는 스테인리스로 된 것을 선택하면 깨질 염려가 없어 안심이다. 2개 정도 준비해둔다.

운동매트

요가나 스트레칭 같은 운동이 보급화되면서 가격대가 많이 내려갔다. 1~2만 원 정도면 괜찮은 제품을 구비할 수 있다. 여의치 않다면 도톰한 담요를 이용하는 것도 좋다.

운동화

뛰거나 점프하는 동작들이 많으므로 가능하면 운동화를 신는 것이 좋다. 운동화를 신으면 좀 더 진지하게 운동하게 되는 효과도 있어 긍정적이다. 실제로 내 방 침대 밑에는 항상 운동화와 양말이 놓여 있는데, 운동할 시간이면 가장 먼저 꺼내는 것도 바로 운동화와 양말이다. 바깥에서 신는 운동화와 별개로 실내용 운동화를 하나 마련하도록 하자.

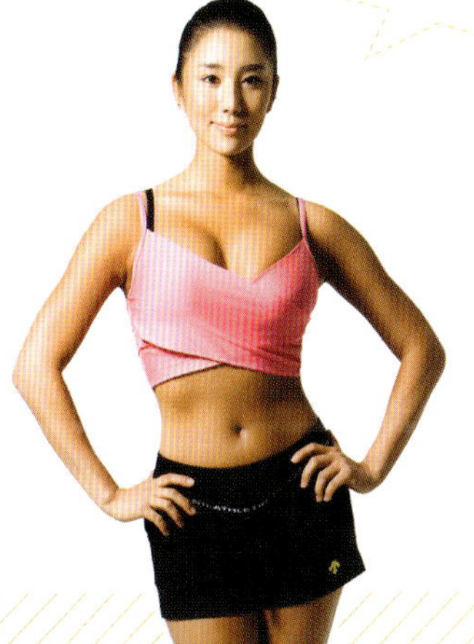

모든 운동의 중심,
호흡

혼자 운동을 할 때 지속력과 집중력이 저하되는 이유 중 하나도 호흡을 제대로 할 줄 모르기 때문인 경우가 많다. 분명히 호흡을 해야 하긴 하는데 어떻게 해야 할지 모르겠고, '배에 힘을 주어라' 혹은 '복부를 긴장시켜라'는 말을 따라 하려다가도 복부가 아닌 괄약근에 힘을 주거나 가슴을 부풀려 경직시켜 버리곤 한다. 하지만 '호흡만 잘 해도 살이 빠진다'는 말이 있을 정도로 호흡의 중요성은 아무리 강조해도 부족함이 없다. 만약 호흡의 중요성을 완전히 무시하고 있었다면 이제부터는 마음가짐부터 바꾸어야 한다!

호흡을 언급할 때 빼놓을 수 없는 것이 바로 '복횡근'이라는 근육이다. 복횡근은 우리가 어떤 움직임을 하든 가장 먼저 쓰게 되는 근육으로, 척추 하단부터 그 주변을 빙 두르고 있어 '복횡근 벨트'라고 부르기도 한다. 복횡근 벨트를 강화시키면 복부와 골반, 허리가 강해진다. 그러나 불행히도 잘못된 자세와 습관, 상해 등의 영향으로 복횡근은 계속 약해지고, 그로 인해 몸은 계속 틀어진다. 이는 노력한 만큼의 운동 결과를 보기 어렵게 만드는 지름길.

일상에서도 복횡근을 의식하고 올바른 호흡을 실시한다면 점차 운동의 효과와 함께 건강 증진을 경험할 수 있다. 항상 복횡근을 당겨 조이고 밀어내는 습관을 가진다면 내 몸에 투명한 코르셋이 생기게 된다. 복횡근은 우리 몸의 안전벨트이자 몸매를 잡아주는 보정속옷이기 때문! 복횡근을 단련하기 위한 호흡법을 배워보자.

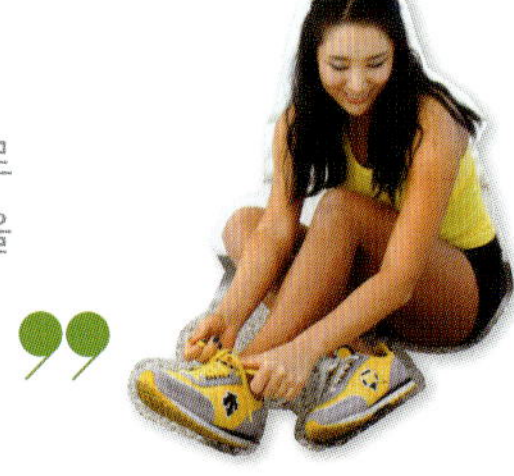

> **"** 운동 시에도 복횡근 호흡은 계속 되어야 한다. 의식적으로 흉곽이 뜨고 갈비뼈가 벌어지지 않도록 조이면서 배꼽을 등 쪽으로 당기며 운동을 해야 한다. **"**

>>> 첫 번째 방법

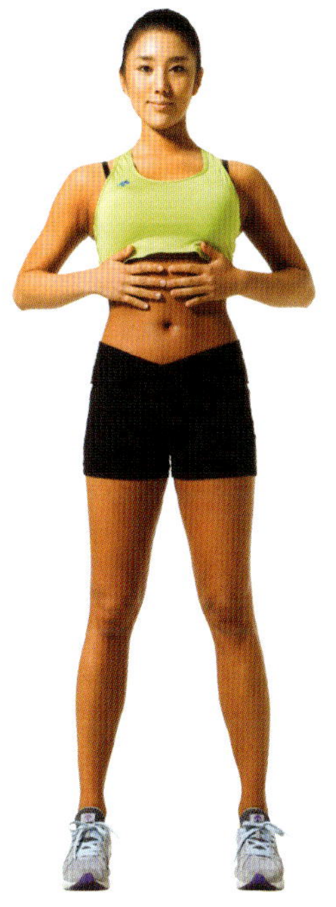

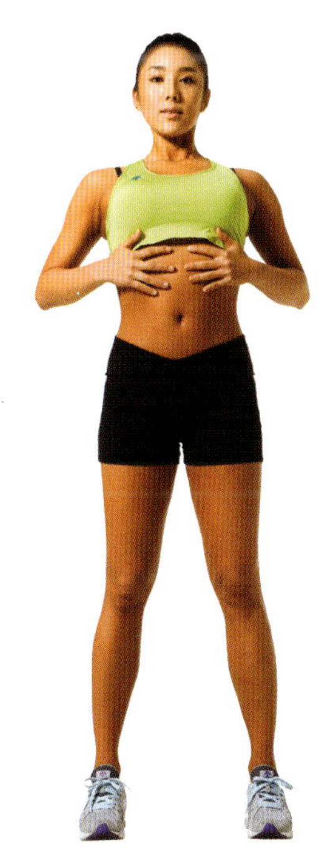

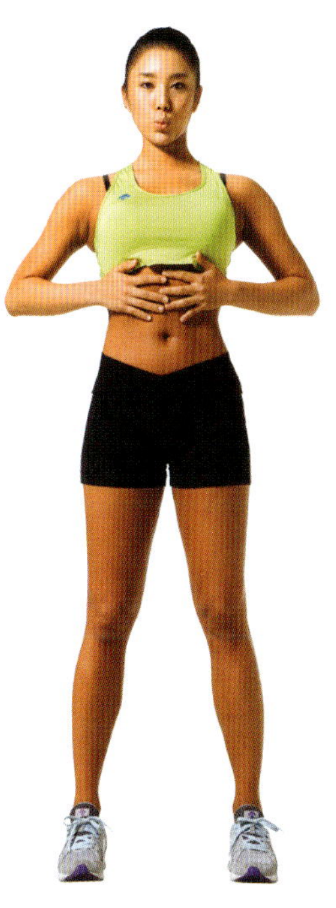

1 바르게 선 상태에서 양손을 주머니에 찔러 넣은 각도로 갈비뼈 위에 올린다.

Point 어깨를 최대한 끌어내려 귀와 어깨가 멀어진 상태를 유지하도록 한다.

2 코로 숨을 들이마셔 가슴과 등 뒤는 넓어지고 양손의 간격은 벌어지도록 한다.

3 '후' 하고 입으로 숨을 최대한 내쉬어 갈비뼈는 조이고 배꼽은 등 쪽으로 가깝게 당겨 양손이 맞닿게 한다.

Point 익숙해질 때까지 손을 얹고 반복 연습한다.

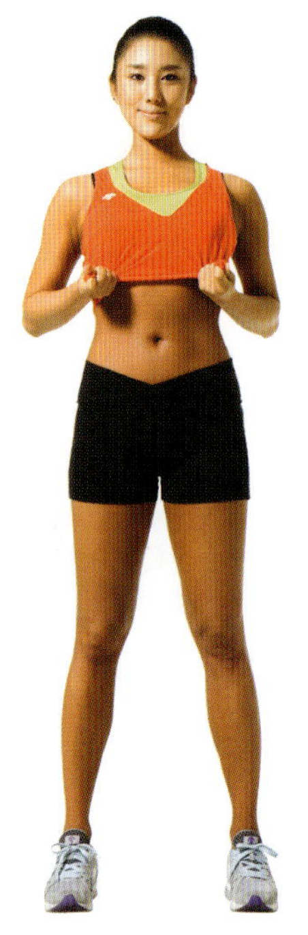

1 바르게 선 상태에서 양손으로 티셔츠의 양쪽 끝을 잡는다.

Point 어깨를 최대한 끌어내려 귀와 어깨가 멀어진 상태를 유지하도록 한다.

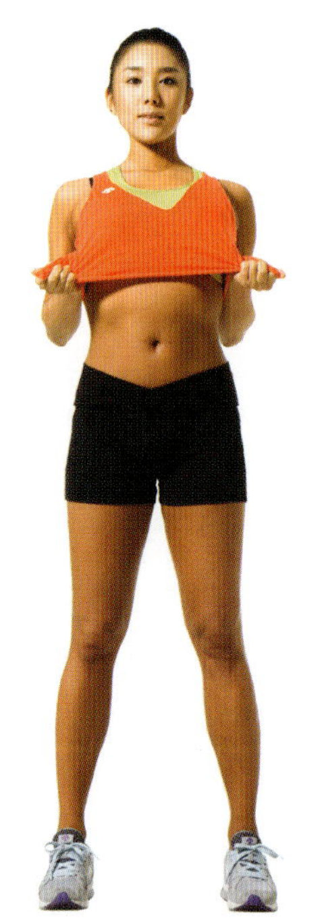

2 숨을 최대한 크게 들이마신다.

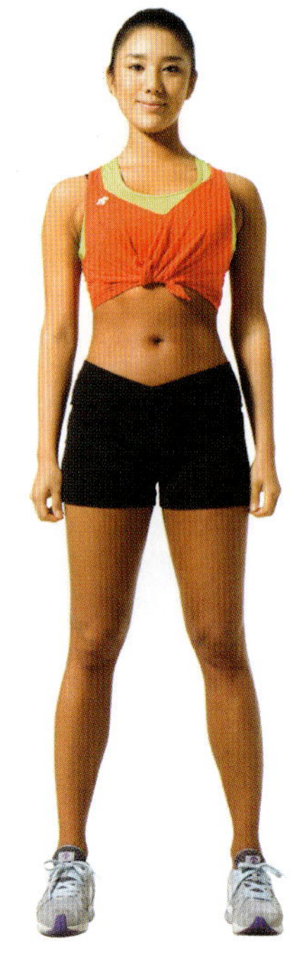

3 숨을 완전히 내쉬면서 갈비뼈는 조이고 배꼽은 최대한 끌어당긴 상태에서 티셔츠를 묶는다.

Point 티셔츠가 묶인 상태에서도 자연스러운 호흡이 가능하도록 한다.

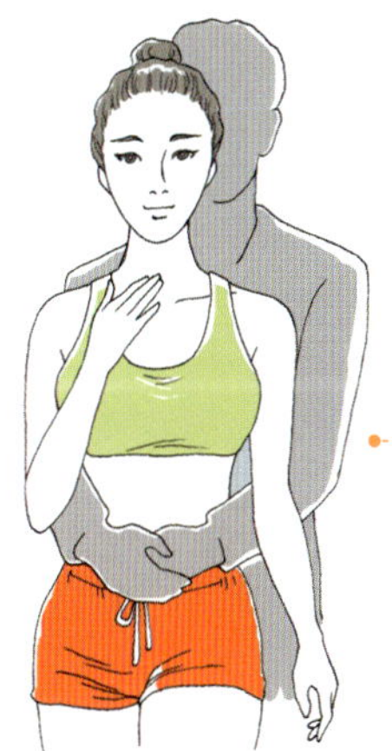

남자친구가 갑자기 허리를 감싸 안는다고
상상한다. 누구든 허리를 날씬하게 만들
기 위해 복부를 긴장시키면서 배꼽을 등
쪽으로 끌어당기게 될 것이다!

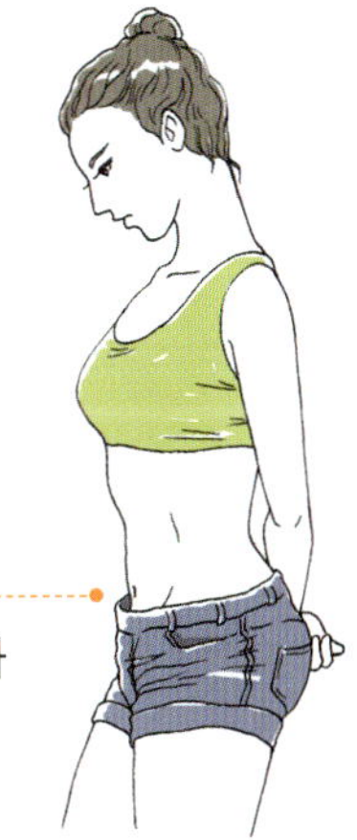

숨을 들이마셔서 스커트나 바지의 버클과
배꼽 사이 간격이 벌어지도록 해 본다.

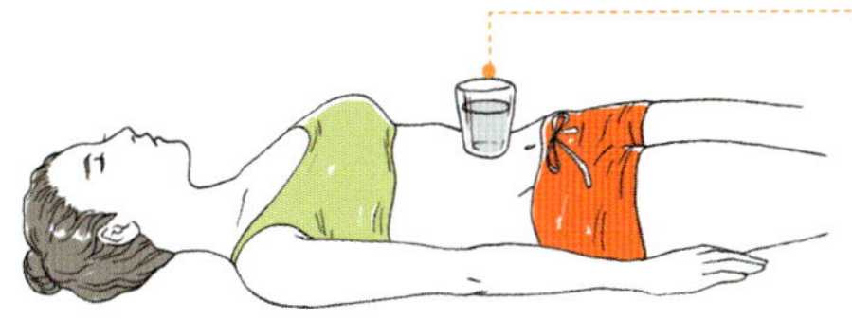

누운 상태에서 배꼽 위에 누군가 물컵을 올려두
었다고 상상하자. 물이 쏟아지지 않도록 천천히
호흡하며 상상 속의 물컵을 위 아래로 움직여
본다.

Tip

운동 시 호흡은 이렇게!

• **빠른 동작을 할 때** 계속 호흡을 '후– 후–' 하고 내뱉기를 반복한다.

• **느린 동작이나 부분 운동을 할 때** 움직임을 시작할 때 크게 호흡을 들이마시고, 동작이 진행
됨과 동시에 내쉬고 조이기 시작하여 정점 혹은 완성 자세에서는 완전히 모든 호흡을 '후' 하
고 뱉어내면서 복부를 납작하게 만든다는 느낌으로 배꼽을 등 쪽으로 당긴다.

★책 속 호흡법은 다음과 같이 표기되어 있다.

IN 들이마시기　**OUT** 내쉬기　**IN/OUT** 들이마시고 내쉬기
(＊표기되지 않은 부분에서는 자연 호흡한다.)

건강하고 아름다운 몸의 기본, 자세

호흡에 익숙해졌다면 이제는 자세를 잡아야 할 차례다. 자세는 내가 트레이닝을 할 때 언제나 운동보다 더 중요하게 강조하는 것이기도 하다. 나는 바른 자세와 움직임을 하기 전, 움직임을 하는 동안 몸이 안정적인 상태를 유지하는 것을 '정렬'이라 하는데, '정렬'이 제대로 이루어지지 않으면 운동은 당신의 몸을 망치는 가장 큰 독약이 되며 몸은 점점 망가지게 된다. 바른 자세를 만드는 방법을 공개한다.

운동 시 자세

>>> 서 있는 자세

NG!

허리가 과도하게 꺾이거나 말리지 않도록 주의한다. 엉덩이와 골반이 뒤로 빠져있으면 안 되며, 몸이 앞으로 기울어져 전체적으로 구부정한 자세가 되지 않도록 한다.

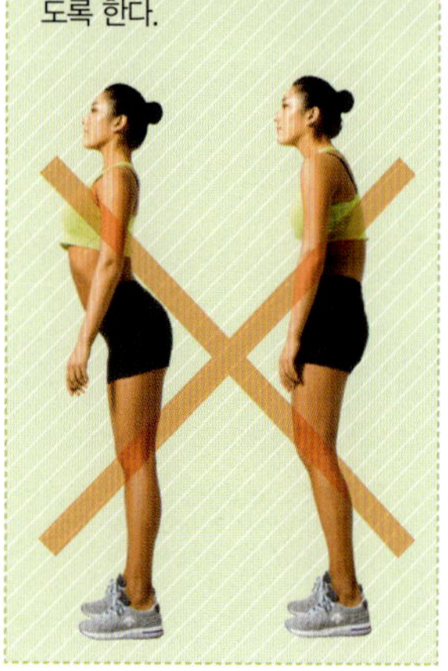

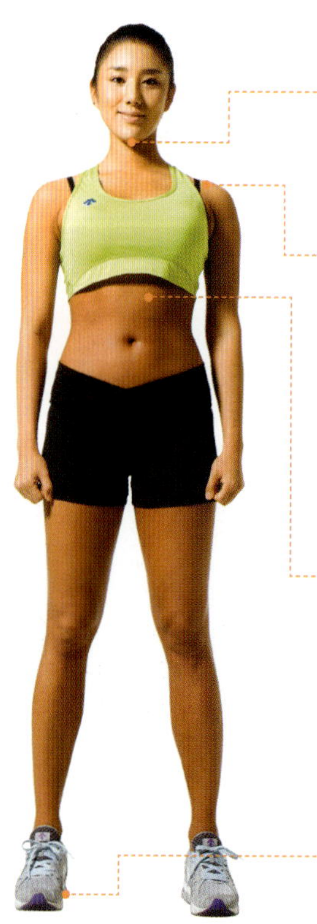

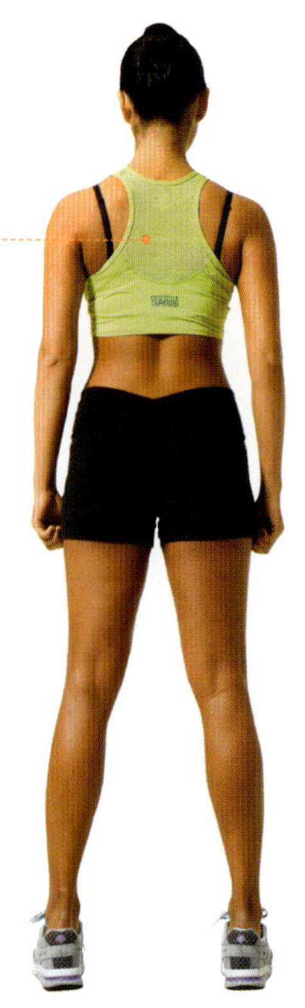

고개가 높게 들리지 않도록 하고 턱은 이중턱을 만들듯 당겨 안정적으로 유지한다.

어깨를 최대한 끌어내려 귀와 어깨가 멀어진 상태를 유지한다.

등 뒤 날개뼈(견갑골)를 안정적으로 유지한다.

복부를 긴장시켜 흉곽이 과하게 들리거나 뜨지 않도록 한다.

발바닥 전체에 안정적으로 무게를 싣는다.

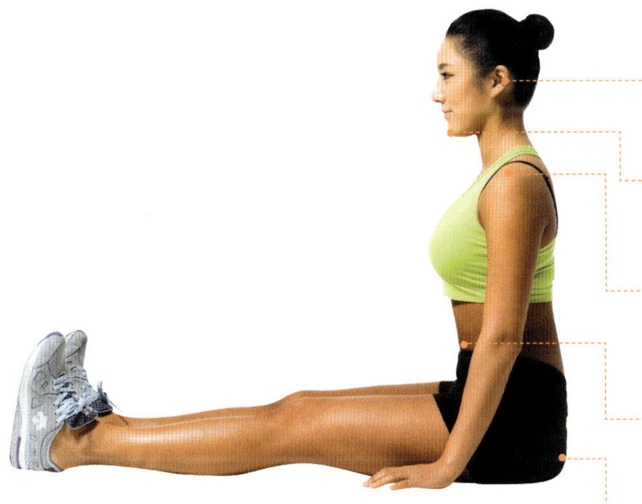

Tip

일상에서 자세 체크하기

안방 글래머 운동 시 거울을 보면서 자세를 체크하거나 자신의 운동 모습을 카메라로 찍어본다. 또 거울 앞에 십자로 테이프를 붙여두는 것도 좋은 방법이다. 어깨균형, 가슴의 위치, 골반의 위치 등을 수시로 체크하기 쉽다.

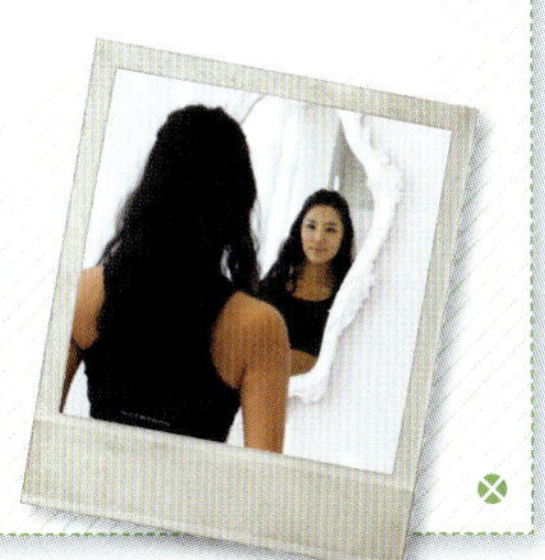

>>> 서 있는 자세

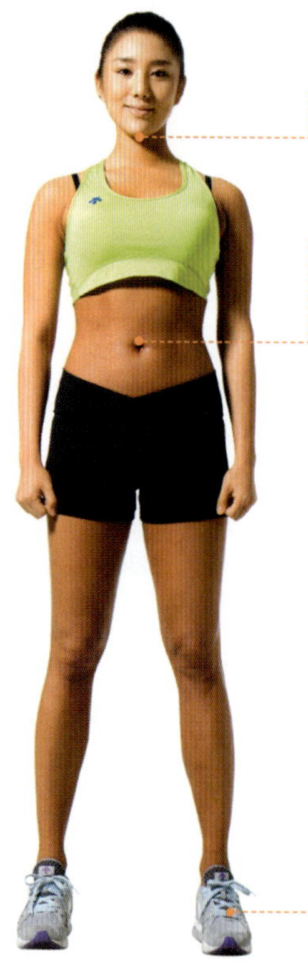

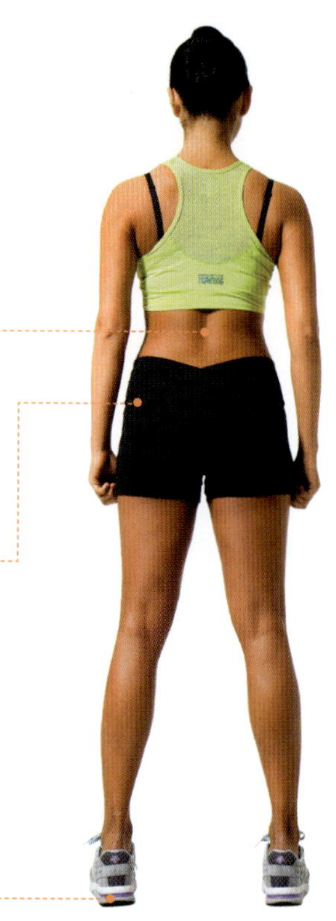

턱은 살짝 당긴다.

호흡을 들이마시고 내쉬며 배꼽을 등 쪽으로 당겨 조인다.

정수리에서 누군가 나를 당기고 있다는 이미지를 가지고 척추를 곧게 편다.

골반의 위치는 중립을 유지한다. 선 상태에서 골반을 최대한 뒤로 빼 보고 앞으로 기울여 본 뒤 중간 지점을 찾는다.

발바닥 전체에 무게가 실려 있어야 하고, 발바닥 위에 무릎, 무릎 위에 골반, 골반 위에 어깨가 올려져있는 느낌이 들어야 한다.

양발을 골반 너비 11자로 유지한다.

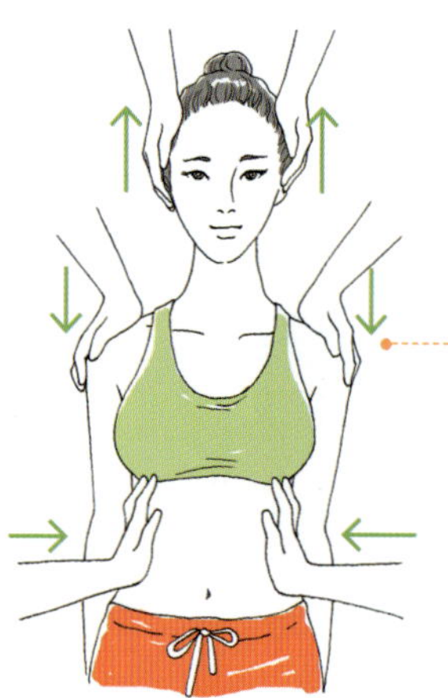

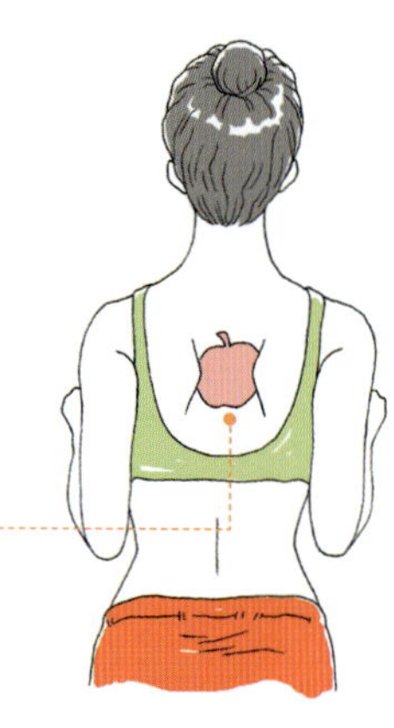

어깨를 최대한 끌어내려 귀와 어깨가 멀어진 상태를 유지한다. 발레리나가 되었다는 생각으로 누군가 내 어깨는 내리누르고 목은 위에서 잡아 뽑는 것처럼 항상 목을 길게 늘려 준다.

어깨를 뒤로 돌려 끌어내린 다음 등 뒤 날개뼈(견갑골)로 사과를 집고 있다고 생각하고 자세를 취한다.

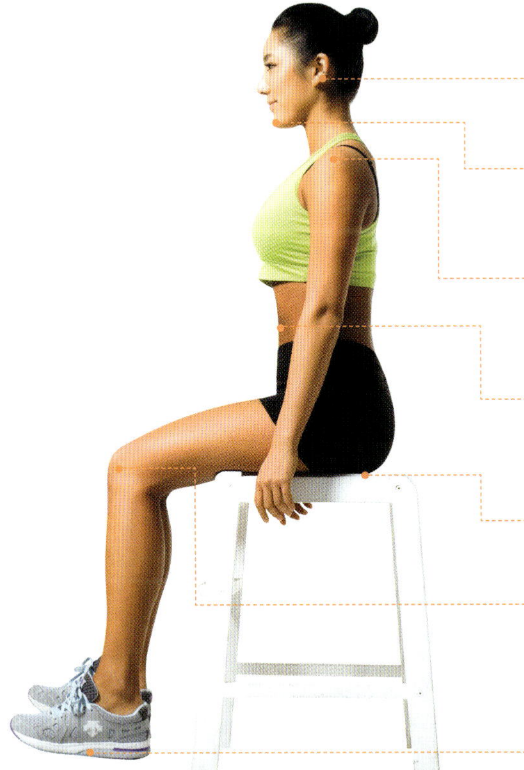

Tip

하이힐 건강하게 신기

하이힐을 즐겨 신는다면 골반이 뒤로 빠져 허리에 무리를 주는 자세를 취하기 쉽다. 이는 신체 불균형과 건강 악화의 원인이 될 수 있다. 계속 하이힐을 신고 다닌다면 틀어진 몸은 계속 망가지게 되고, 예쁜 몸매와 건강과도 친해질 수 없다. 평소 하이힐을 많이 신는 사람이라면, 일상생활에서 자세가 틀어지고 있지는 않은지 더욱 긴장하여 체크하고 고쳐나가야 한다. 또 걸을 때 엉덩이가 뒤로 쑥 빠진 채로 걷지는 않는지 걸을 때에도 자신의 몸 상태에 대해 바르게 인지하도록 한다. 복부를 긴장시키고 걸을 때 골반과 무릎, 다리 전체의 움직임을 느끼면서 걷도록 한다. 웬만하면 발이 편한 운동화와 하이힐을 번갈아 신는 편이 좋다.

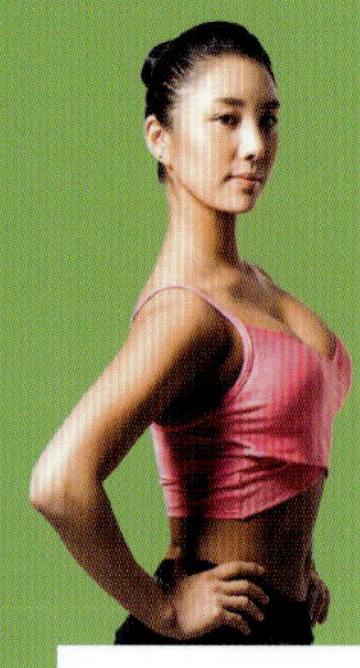

안방 글래머 스트레칭

우리 몸의 중심이 되는 '코어'는 척추, 복부, 골반까지 포함하는 '몸통'이다. 중심부가 불안정하고 약한 상태라면 아무리 작은 부위들에 집중해봤자 운동의 효율은 떨어지고 원하는 만큼 균형 잡힌 몸을 만들 수 없다.

그중 골반은 코어의 중심이라고 해도 과언이 아닐 정도로 중요하다. 골반이 틀어지고 건강하지 못하면 몸 전체가 흔들리고 약해질 수밖에 없기 때문. 아름다운 몸매와 건강을 위해서는 반드시 골반부터 바로잡아야 한다.

안방 글래머 스트레칭에서는 골반스트레칭을 가장 기본으로 한다. 골반의 유연성과 운동능력 향상을 중심으로 한 기본 스트레칭을 아침저녁, 운동 전후마다 실시한다. 잠자리에서 눈을 뜨면서부터 스트레칭과 함께 하루를 시작하는 것도 추천한다. 전체적인 스트레칭은 뻐근함이 해소되고 통증이 완화될 때까지 시행하며, 기본 3회 이상 반복하는 것을 원칙으로 한다. 또한 통증이 더 많이 느껴지는 쪽, 유연성이 떨어지는 쪽을 더 많이 실시하여 서서히 양쪽의 균형을 맞춰줄 수 있도록 한다.

Tip

셀프 골반 유형 체크법

골반이 틀어지면 척추를 비롯, 몸의 균형이 깨어져 운동과 다이어트 효과도 떨어지므로 평소에도 골반 건강에 관심을 가지도록 한다. 간단한 셀프 골반 유형 체크법을 통해 자신의 유형에 맞는 스트레칭을 찾아보자. 더 뻐근한 쪽을 2~3회 더 반복 실행하여 양쪽의 균형을 맞춰준다.

✚ 다리를 어깨 넓이로 벌리고 발을 11자로 만든 상태에서 뛰어본다.
- 무릎이 살짝 안쪽으로 굽혀진다면 → 허벅지 끌어당기기
- 무릎이 살짝 바깥쪽으로 벌어진다면 → 골반 눌러주기

골반 균형을 맞춰주는
허벅지 끌어당기기

Play

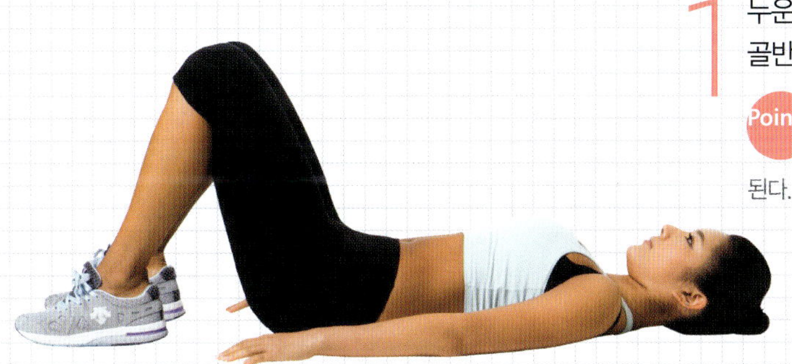

1 누운 상태에서 무릎을 접어 세운 뒤 양발을 골반 너비로 벌린다.

Point 턱을 이중턱으로 만들면 척추를 일직선으로 만들어 바닥에 밀착시키는 데 도움이 된다.

2 **IN** 왼쪽 다리를 비틀어 오른쪽 무릎 위로 교차시켜 올린다.

Point 목뼈부터 꼬리뼈까지 바닥에 안정적으로 밀착시켜 허리가 뜨지 않도록 한다.

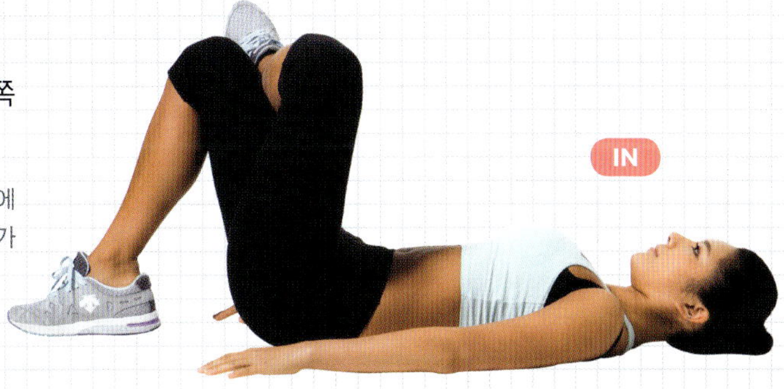

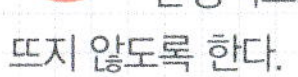

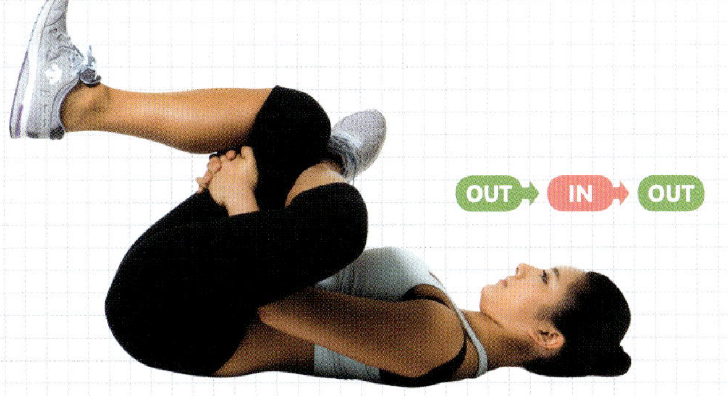

3 깍지 낀 손으로 오른쪽 허벅지 뒤쪽을 잡아 **OUT** 지그시 당겨 5~10초간 유지한다. **IN** 풀었다가 **OUT** 당겨주기를 반복한다. 같은 방법으로 반대쪽도 실시한다.

Point 다리를 끌어당길 때에도 꼬리뼈는 계속 아래로 눌러주어 엉덩이가 들리지 않도록 한다.

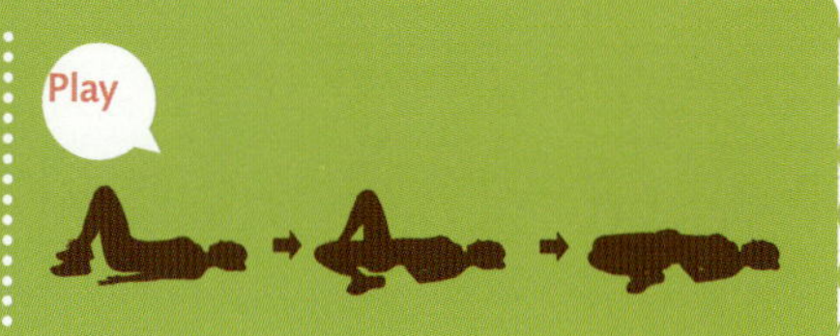

골반 눌러주기

1 누운 상태에서 무릎을 접어 세운 뒤 양발을 골반 너비로 벌린다.

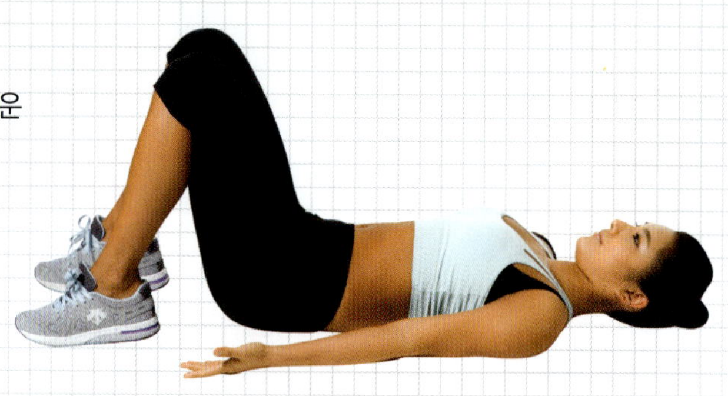

2 **IN** 왼쪽 다리를 안쪽으로 쓰러뜨려 **OUT** 무릎을 최대한 바닥에 붙여 5～10초간 유지한다. 같은 방법으로 오른쪽도 실시한다.

Point 허리와 골반이 바닥에서 떨어지지 않도록 손으로 골반을 살짝 눌러 준다.

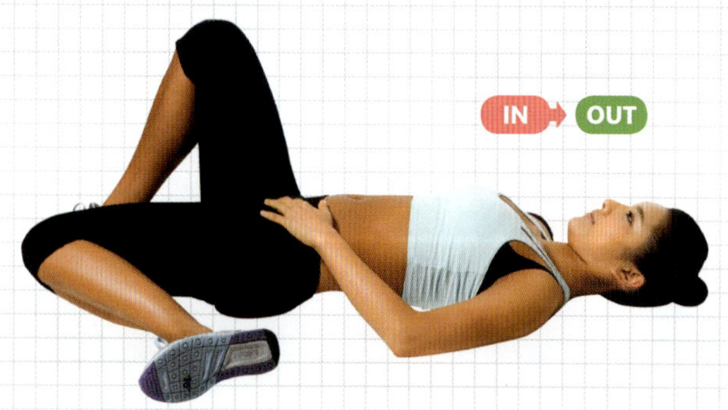

3 무릎을 세운 뒤 양쪽 다리를 동시에 안쪽으로 쓰러뜨려 5～10초간 유지한다.

Point 상체는 바닥에 완전히 밀착된 상태여야 하고, 골반이 비뚤어지거나 뜨지 않도록 유의한다.

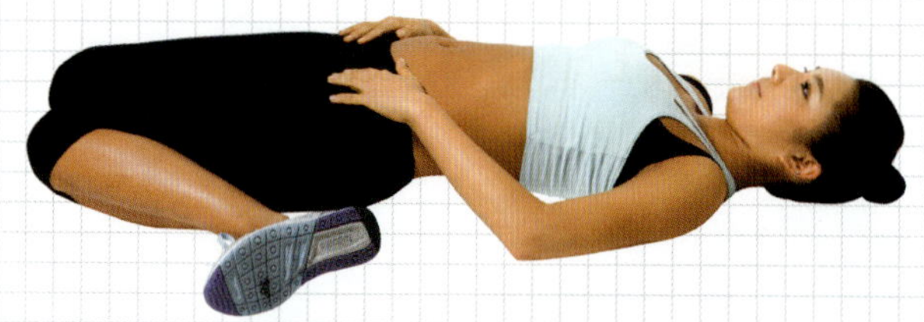

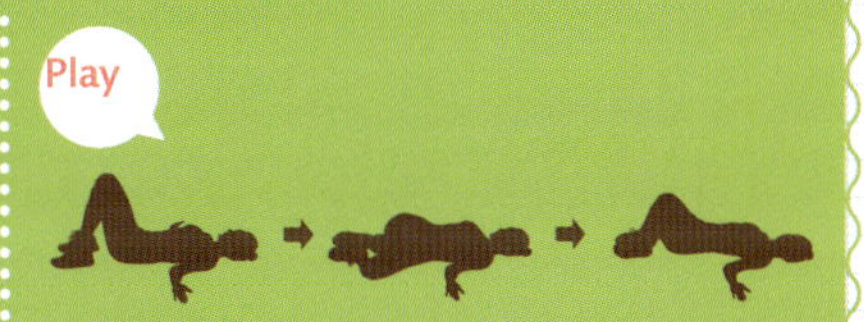

골반 유연성을 향상시키는
무릎 쓰러뜨리기

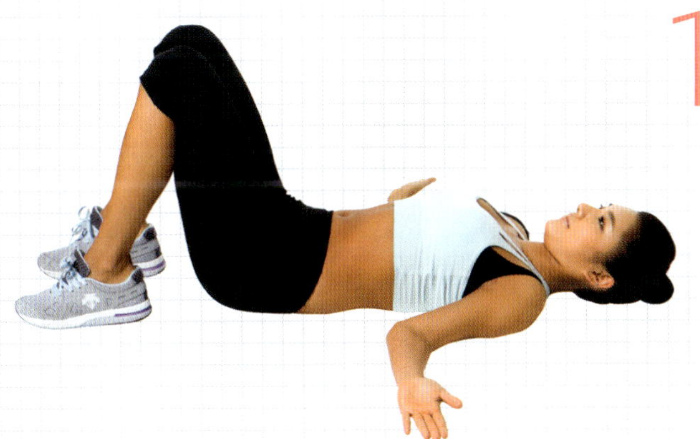

1 누운 상태에서 무릎을 접어 세운 뒤 양발을 골반 너비로 벌린다. 팔꿈치는 90도로 굽혀 좌우로 펼친다.

Point 팔을 구부려 젖히면 자연스럽게 등이 바닥에 밀착되고 어깨가 펴진다.

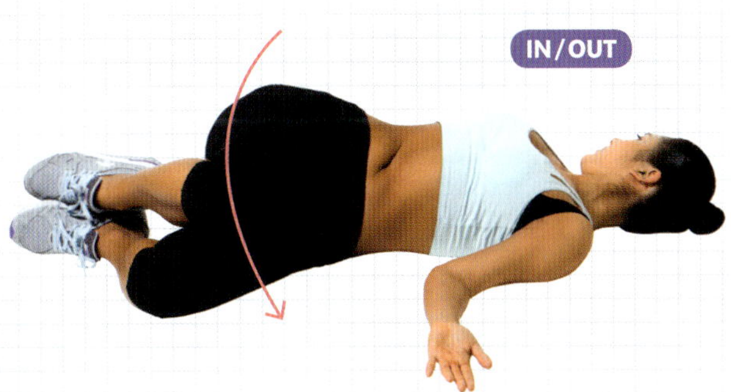

2 **IN/OUT** 두 다리를 왼쪽 방향으로 천천히 쓰러뜨려 5~10초간 유지한다.

Point 어깨부터 상체 전체가 들뜨지 않도록 주의한다.

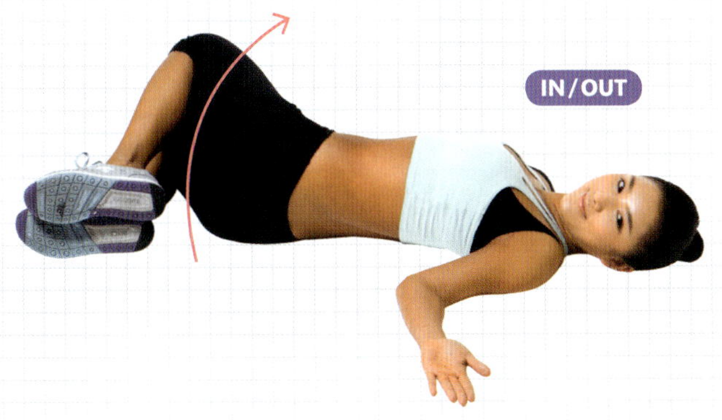

3 **IN/OUT** 두 다리를 세운 다음 오른쪽 방향으로 천천히 쓰러뜨려 5~10초간 유지한다.

외다리 척추 피아노 연주하기

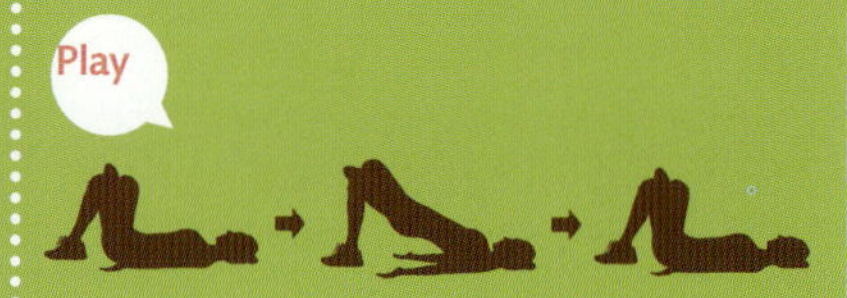

1 누운 상태에서 무릎을 접어 세우고 양발을 골반 너비로 벌린 다음 **IN** 왼쪽 다리를 비틀어 오른쪽 무릎 위로 교차시켜 올린다.

Point 척추가 피아노 건반이라는 이미지를 가지고 실시하며, 골반이 틀어지지 않도록 주의한다.

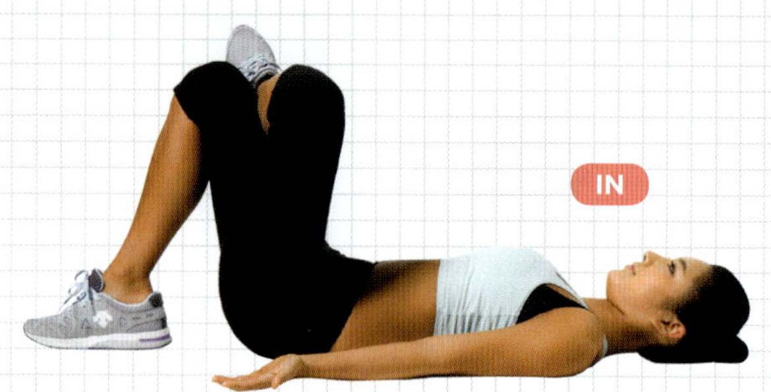

2 **OUT** 엉덩이-꼬리뼈-허리-등 순으로 들어 올려 목뼈로 몸을 지탱해 몸을 일직선으로 만든다.

Point 엉덩이를 들어 올릴 때 엉덩이 근육을 최대한 조여준다.

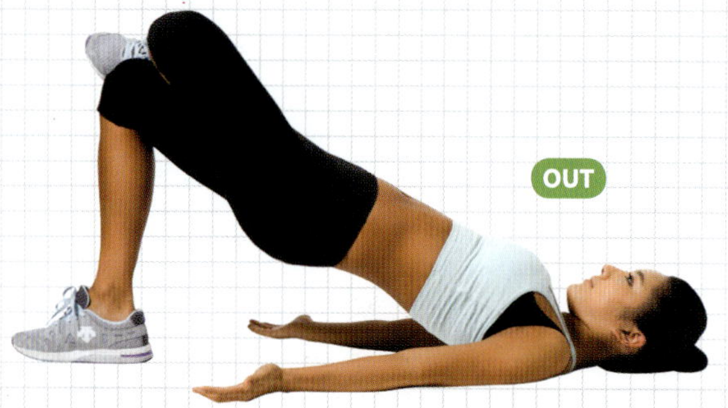

3 **IN/OUT** 등-허리-꼬리뼈-엉덩이 순으로 몸을 내려놓는다. 동작 2로 돌아가 반복 실시하고, 같은 방법으로 반대쪽도 실시한다.

Point 집중해서 엉덩이와 꼬리뼈가 가장 마지막으로 바닥에 닿을 수 있도록 한다.

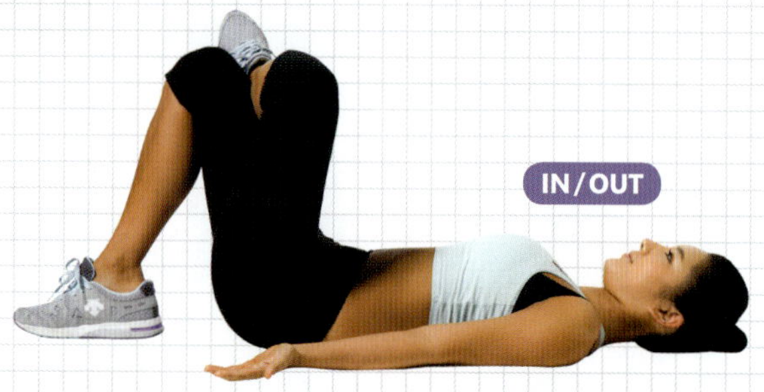

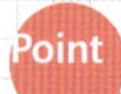

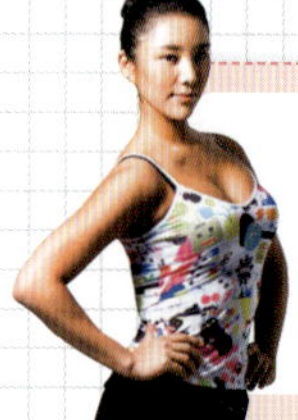

AR's Knowhow

스트레칭을 딱 하나만 해야 한다면, 주저 없이 이 스트레칭을 추천할 거예요. 코어와 전신 건강을 위해 매우 좋은 동작이거든요. 엉덩이, 등 하부, 등 상부까지 순차적으로 들어 올리는 것이 포인트랍니다. 척추뼈가 피아노 건반이라고 생각하고, 하나하나 분리하듯 느낌을 살려 들어 올리면 쉬워요. 제대로 느낌을 살려 실시했을 때와 아닐 때의 차이가 크니 자세에 유의하면서 실시하도록 하세요.

아름다운 하체를 만들어주는
다리 교차시켜 누르기

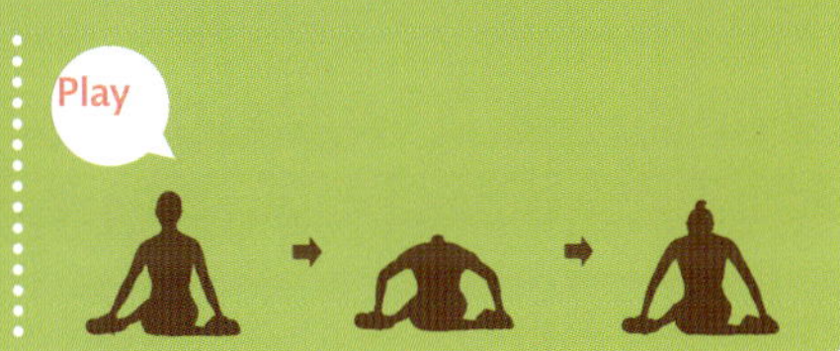

1 허리를 세우고 앉아 왼쪽 다리를 오른쪽 다리 위로 교차시켜 얹은 다음 **IN** 양손으로 발등을 눌러 고정시킨다.

Point 무릎은 상체 중앙에 오도록 한다.

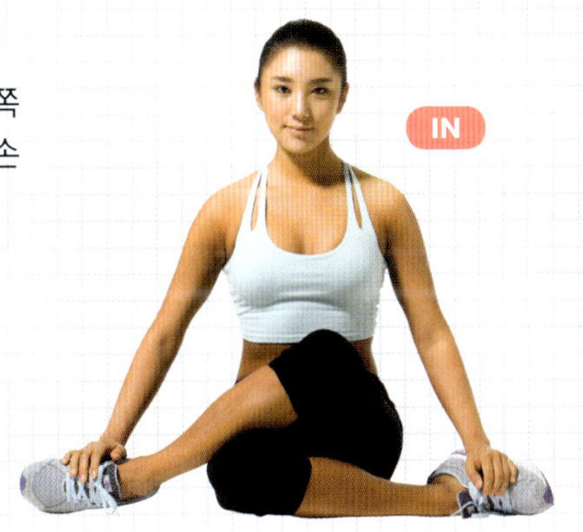

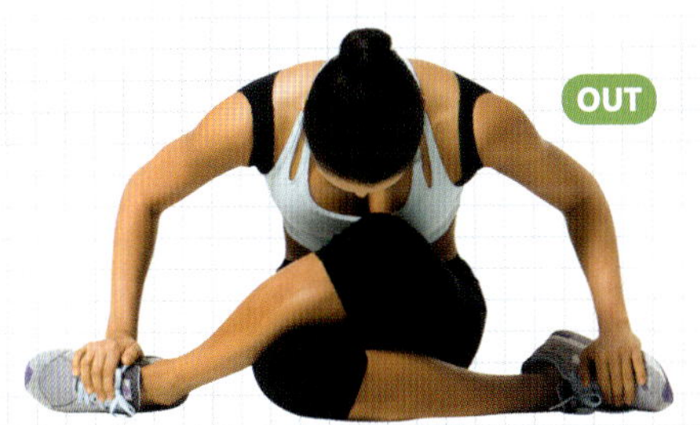

2 **OUT** 서서히 상체를 숙인다.

Point 상체는 최대한 숙이고 엉덩이와 골반은 바닥에서 들뜨지 않도록 한다.

3 **IN/OUT** 척추가 바닥과 수직이 될 때까지 상체를 천천히 세운다. 동작 2로 돌아가 반복 실시한다.

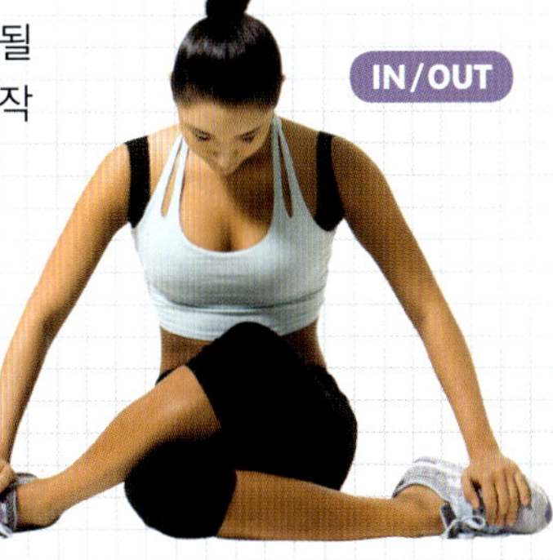

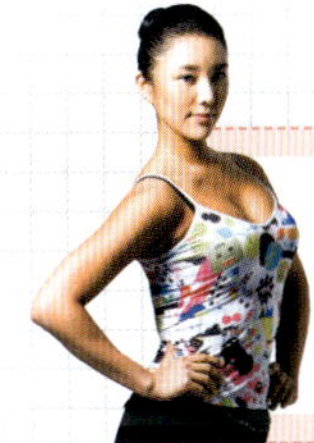

AR's Knowhow

골반이 들뜨고 엉덩이가 바닥에서 떨어지게 되면 전혀 효과가 없어요. 다리를 꼬아주는 정도가 같도록 실시하세요.

산고양이 스트레칭

Play

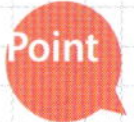

1 **IN** 바닥에 무릎을 댄 채 엎드려 양손과 양발을 어깨 너비로 벌린다.

Point 발은 11자가 되게 하고 발등은 바닥에 붙인다.

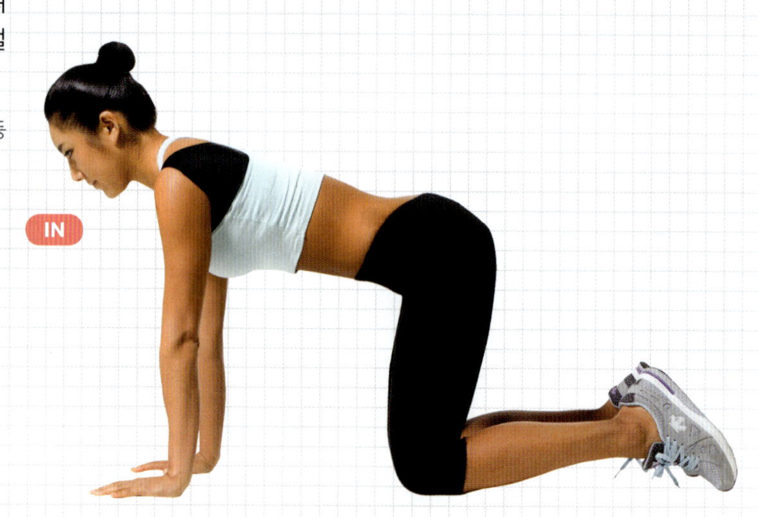

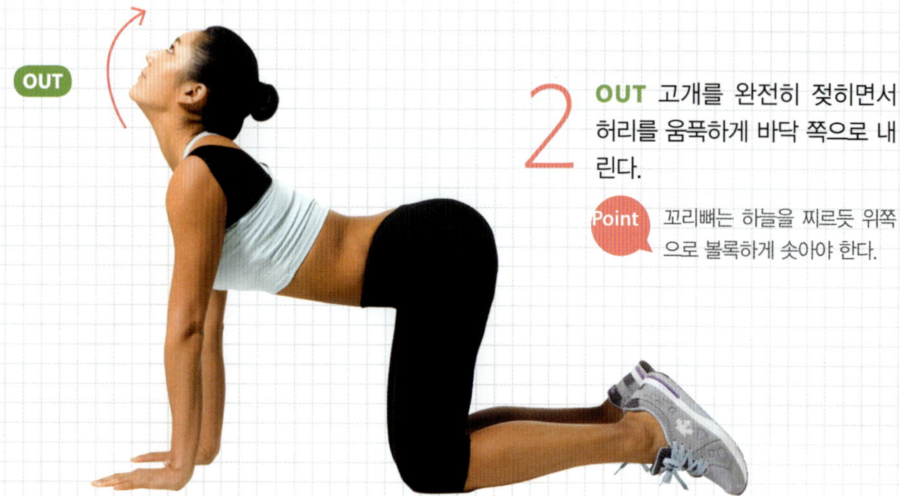

2 **OUT** 고개를 완전히 젖히면서 허리를 움푹하게 바닥 쪽으로 내린다.

Point 꼬리뼈는 하늘을 찌르듯 위쪽으로 볼록하게 솟아야 한다.

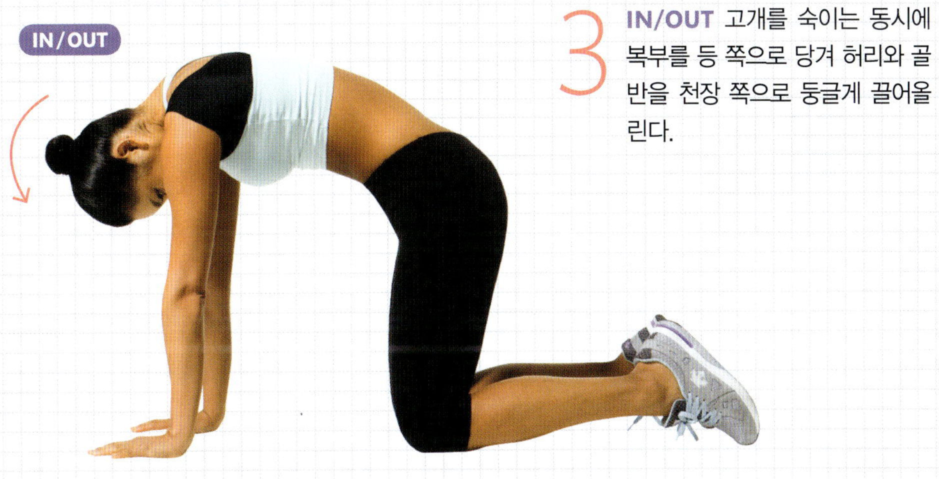

3 **IN/OUT** 고개를 숙이는 동시에 복부를 등 쪽으로 당겨 허리와 골반을 천장 쪽으로 둥글게 끌어올린다.

4 **IN/OUT** 허리를 편 다음 발바닥을 바닥에 완전히 붙이며 일어나 체중을 뒤로 싣고 어깨를 바닥으로 내리누른다.

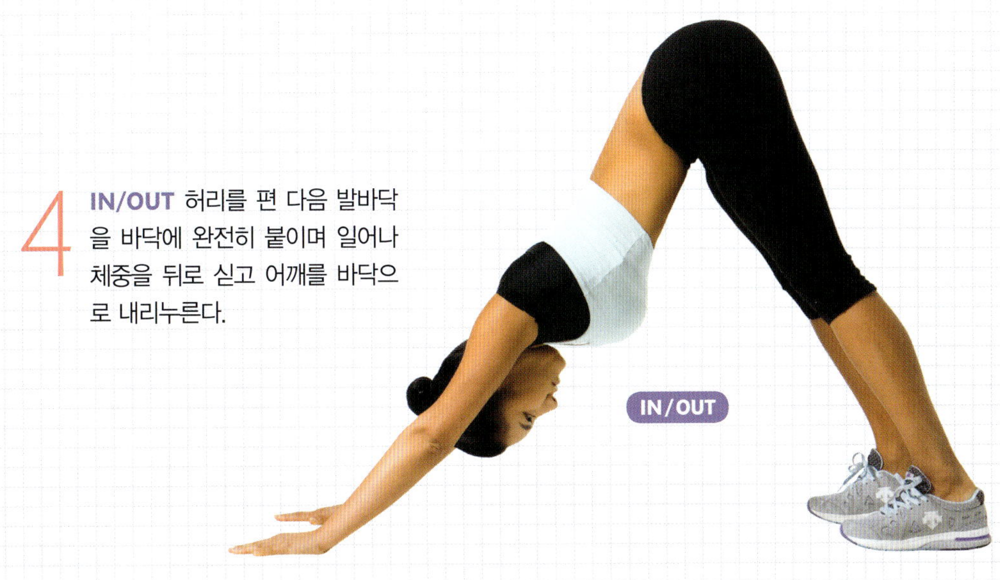

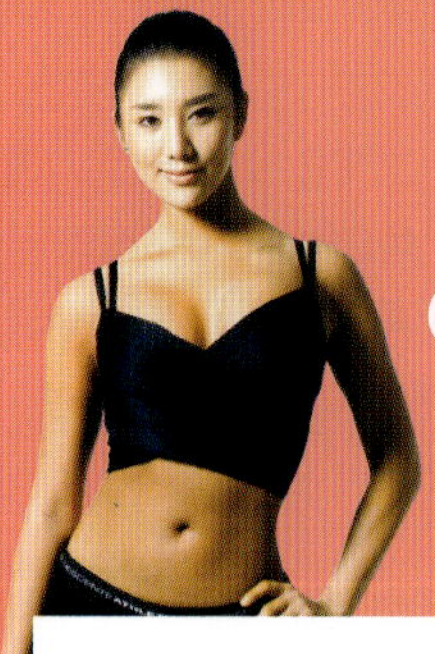

안방 글래머 운동법

안방 글래머 운동은 골프, 수영, 수중발레, 체조, 요가, 에어로빅 등 다양한 운동을 배우고 익히며 얻은 노하우를 집결시켜 만든 최선의 운동법이다. 내가 할 수 있는 모든 움직임의 장점을 더해 만들어 그 어떤 운동법보다 쉽게 따라 할 수 있고, 동작도 간단하다. 안방에서 몸만 움직이면 되니, 시간이나 비용의 제약도 받지 않는다.

안방이라는 공간 자체가 가장 쉽고 편하게 운동할 수 있는 공간이기도 하지만, 조금만 풀어지면 굉장히 나태해질 수도 있다는 큰 단점을 가지고 있다. 얼마나 활용하고 얼마나 효과를 만들어 갈 수 있는가는 철저히 나 자신에게 달렸다. 그러니 일단 운동을 시작하면 마무리할 때까지 쉼 없이 움직여라! 안방이라는 협소한 공간에서 운동 효과를 보기 위해서는 정해진 시간 동안 최선을 다해 끊임없이 움직여 에너지를 모두 소진해야 한다.

마음만 먹는다면 '안방'이라는 공간은 핑계를 댈 수 없는, 가장 쉽고 가깝고 편안한 운동장소로 만들 수 있다. 운동을 빠뜨리고 싶지 않은 마음으로 시작한 5분, 10분이 당신의 몸매를 좌우할 수 있다. 글래머러스한 몸매의 주인공이 되고 싶은 사람, 몸매를 가꾸고 싶은 마음은 굴뚝같지만 운동할 여건이 되지 않아 고민했던 사람이라면, 지금 당장 안방 글래머 운동법을 시작해보자!

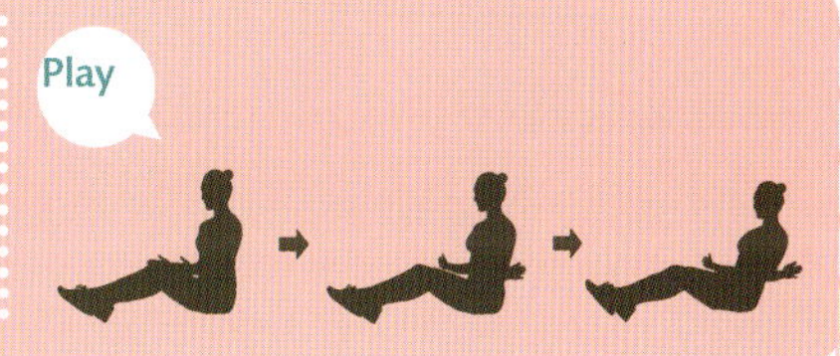

앉아서 파닥거리기

코어패키지 전체적인 몸의 밸런스를 잡아주는

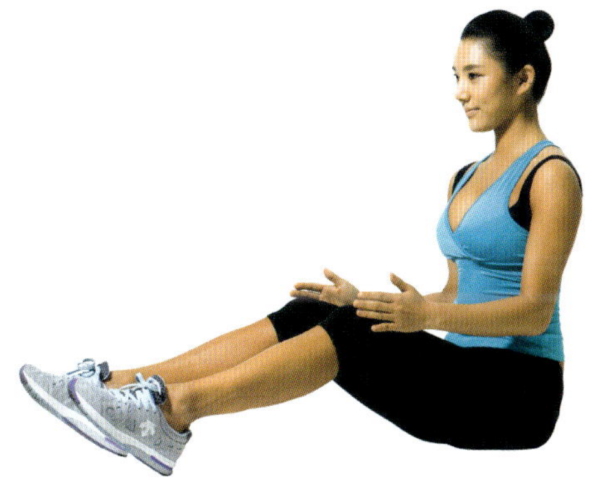

1 바닥에 앉아 다리는 골반 너비로 벌리고 양발은 11자가 되도록 한 다음 팔꿈치를 굽혀 양 손바닥이 나란히 마주보도록 한다.

2 **IN** 양팔을 양옆으로 펼쳐 등 뒤와 겨드랑이 사이를 조여 어깨와 가슴을 편다.

Point 손바닥은 정면을 향하고, 팔꿈치는 허리에 붙여야 한다.

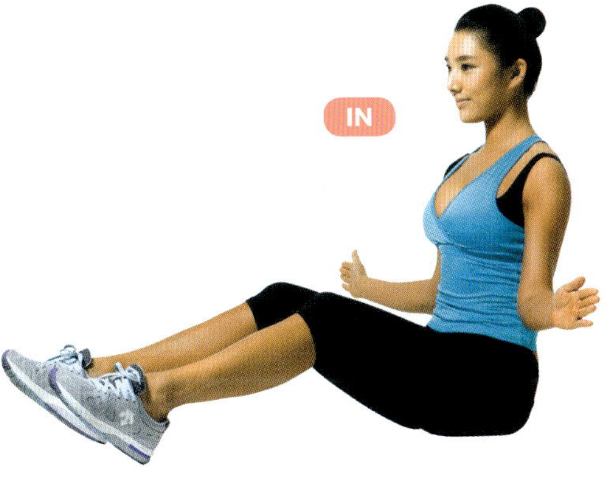

3 **OUT** 턱을 당긴 채 뒤로 비스듬히 몸을 기울인 다음 **IN/OUT** 손바닥만을 이용하여 날갯짓하듯 앞뒤로 움직이며 10초간 유지한다. 동작 2로 돌아가 반복 실시한다.

AR's Knowhow

운동을 하는 동안 척추는 항상 일직선으로 유지해야 해요. 팔꿈치가 허리에서 떨어지면 등 근육의 조임이 풀어지니 주의! 복부는 배꼽을 등 쪽으로 당겨준다는 느낌으로 늘 타이트하게 유지해주세요. 호흡은 짧게 IN/OUT을 반복해주는 것이 좋아요.

⏰ 운동량

100회

🏋 효과

몸의 밸런스를 잡아주고 코어를 강화시켜 척추를 건강하게 만들어준다.

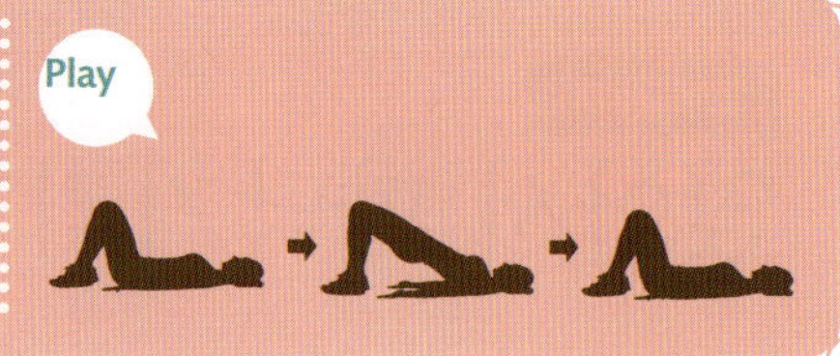

척추 피아노 연주하기

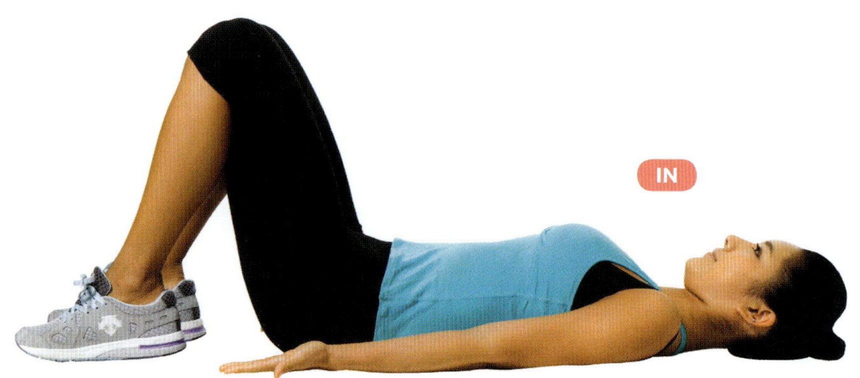

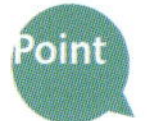

IN 누운 상태에서 무릎은 접어 세우고 다리는 골반 너비로 벌린다. 양발은 11자가 되도록 한다.

Point 목뼈부터 꼬리뼈까지 바닥에 안정적으로 밀착시켜 허리가 뜨지 않도록 한다.

🕐 운동량	🏋️ 효과
100회	코어를 강화시키고 배의 군살을 제거해준다.

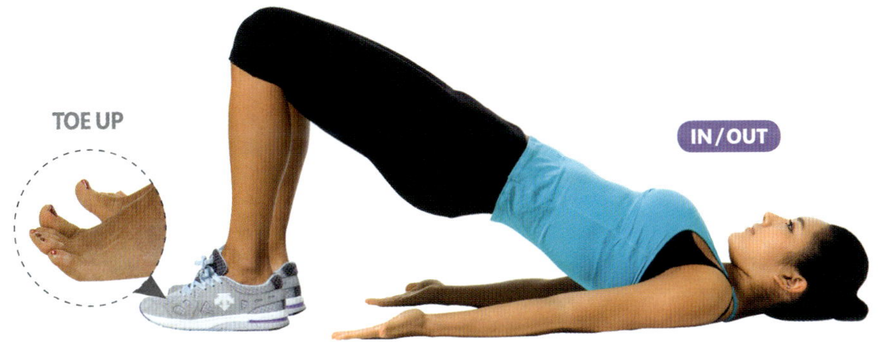

2 **TOE UP** 발가락을 살짝 들어 올린 다음 **IN/OUT** 엉덩이–꼬리뼈–허리–등 순으로 들어 올려 목뼈로 몸을 지탱해 몸을 일직선으로 만든다. 배꼽을 당겨 복부를 납작하게 만든다.

Point 엉덩이를 들어 올릴 때 엉덩이 근육을 최대한 조여준다.

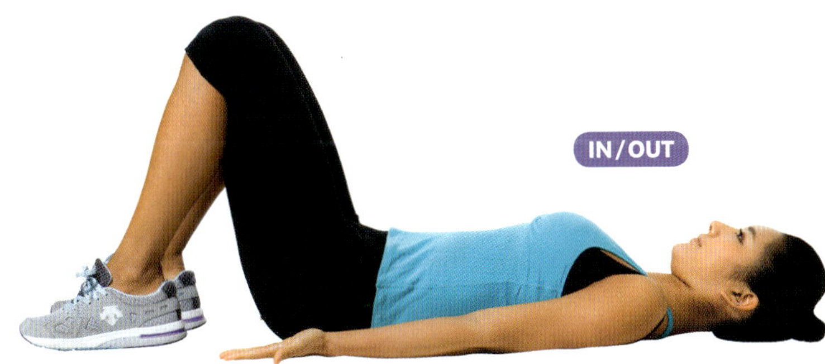

3 **IN/OUT** 등–허리–꼬리뼈–엉덩이 순으로 몸을 내려놓고 발가락도 바닥으로 내려놓는다. 동작 2로 돌아가 반복 실시한다.

Point 척추 전반을 비롯한 상반신 전체를 바닥에 완전히 닿도록 내려놓은 뒤 곧바로 다시 들어 올린다.

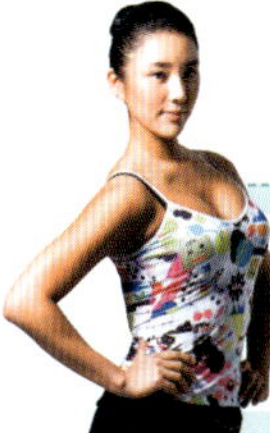

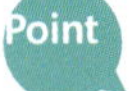 **AR's Knowhow**

발가락을 들어주면 발이 바깥쪽으로 틀어질 일이 없어요. 또, 발바닥이 바닥에 균일하게 닿기 때문에 불안정한 상태로 동작을 하게 되는 일이 없어진답니다.

코어 슈퍼맨

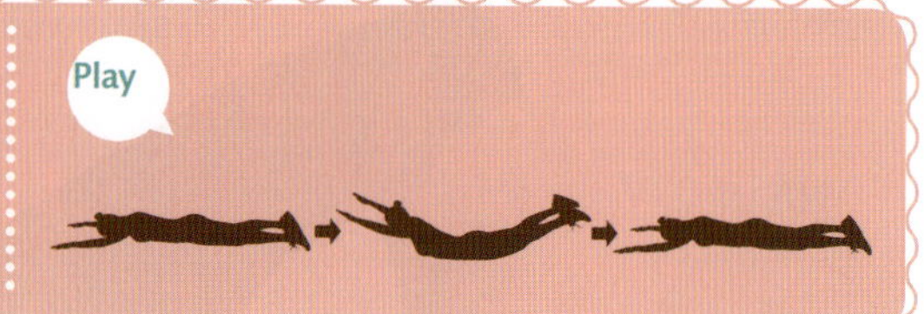

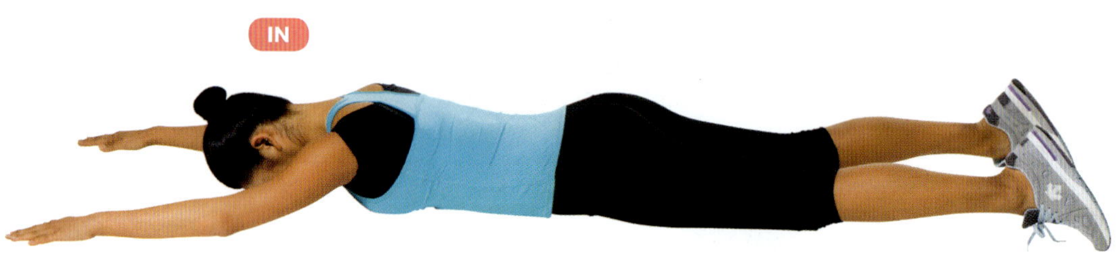

1 **IN** 엎드려 누운 상태에서 양손은 어깨보다 넓게 벌리고 바닥을 짚는다. 양발은 골반 너비로 벌리고 발등은 바닥에 밀착시킨다.

🔔 운동량	🏋 효과
100회	복부 및 등허리의 근력을 강화해주며 허리 라인을 아름답게 가꿔준다.

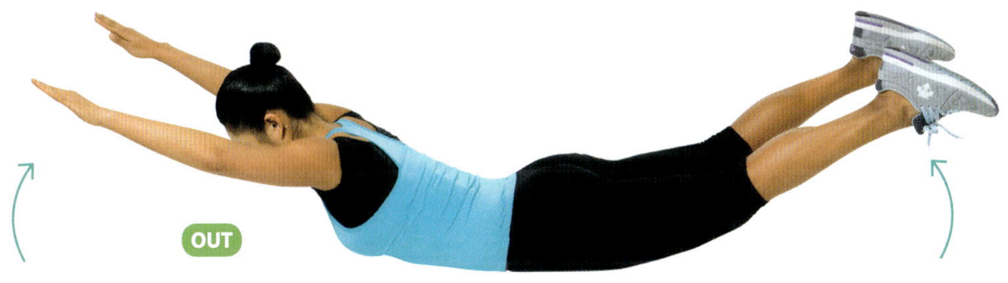

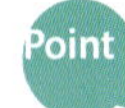

2 **OUT** 팔다리를 동시에 들어 올린 뒤 엉덩이를 확실히 조이고 등허리의 느낌에 집중하며 1~2초간 버틴다.

Point 시선은 45도 아래를 보도록 하고, 발바닥은 하늘을 향하되 틀어지지 않아야 한다.

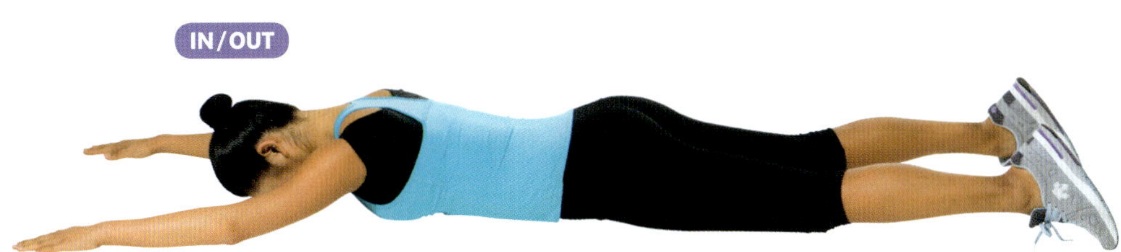

3 **IN/OUT** 천천히 팔다리를 아래로 내린다. 동작 2로 돌아가 반복 실시한다.

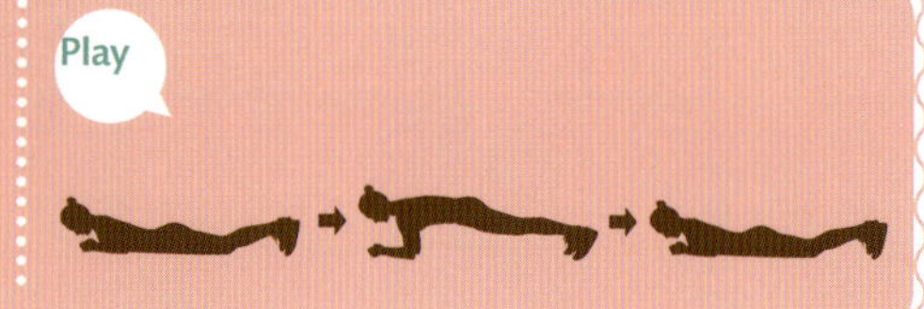

팔꿈치 절벽 매달리기

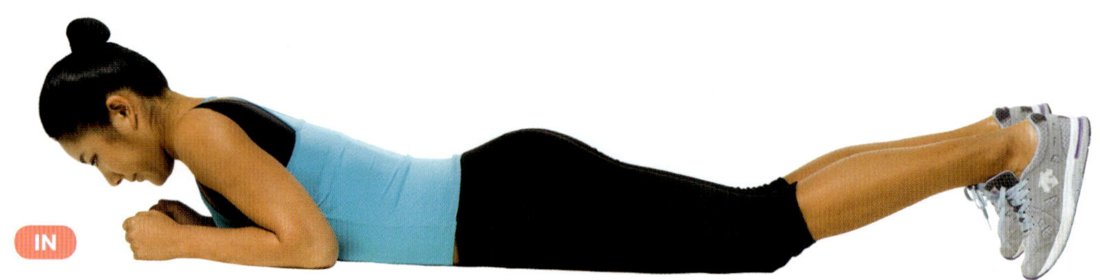

1 **IN** 엎드려 누운 상태에서 팔꿈치를 구부리고 양손은 주먹 쥐어 바닥을 짚는다. 양발은 세워 발끝으로 바닥을 딛는다.

Point 목과 어깨에 힘이 들어가지 않도록 하고, 어깨를 최대한 끌어내려 귀와 어깨가 멀어진 상태를 유지하도록 한다.

운동량
30~60초
×5세트

효과
복부 근육을 강화시켜 날씬하고 탄탄한 복부를 만들어준다.

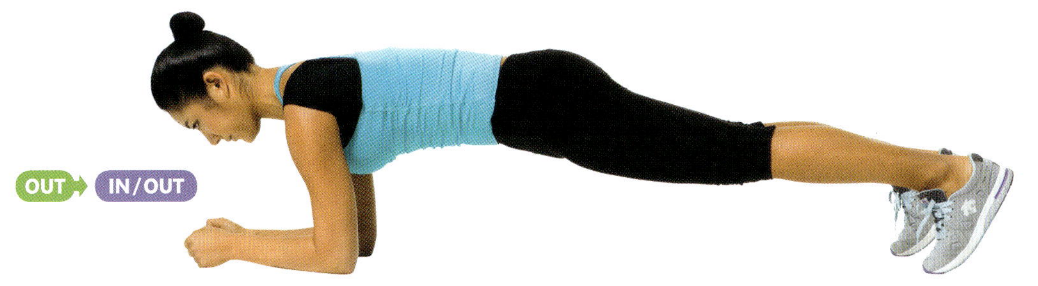

2 **OUT** 몸을 들어 올려 팔로 지탱한 상태에서 복부를 등 쪽으로 최대한 당겨 **IN/OUT** 30~60초 버틴다.

Point 팔꿈치는 바닥 아래로 끌어내리고 몸은 앞으로 밀어낸다는 느낌으로 실시한다.

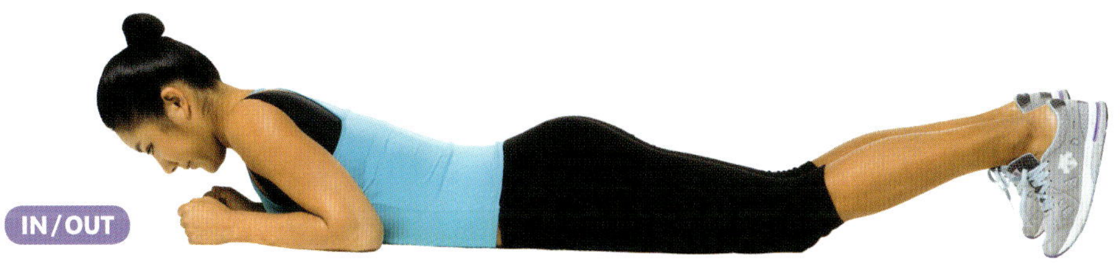

3 **IN/OUT** 서서히 몸을 내려놓는다. 동작 2로 돌아가 반복 실시한다.

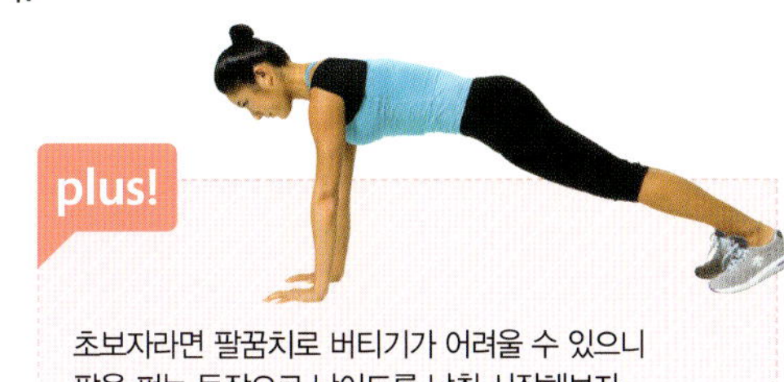

plus!

초보자라면 팔꿈치로 버티기가 어려울 수 있으니 팔을 펴는 동작으로 난이도를 낮춰 시작해보자.

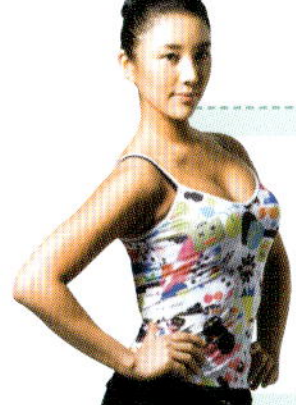

AR's Knowhow

팔꿈치로 절벽에 매달려있다는 상상을 하면 등 뒤 날개뼈를 안정화시키고 목과 어깨에 힘이 들어가는 것을 방지해서 코어를 더욱 효과적으로 강화해주는 운동이에요. 복부를 등 쪽으로 조일 때는 배꼽 아래에 뾰족한 못이 있어 긴장을 풀면 배를 찔릴 수도 있다는 상상을 하면 운동이 더 잘된답니다.

골반을 유연하게 만드는

골반 셰이킹

Play

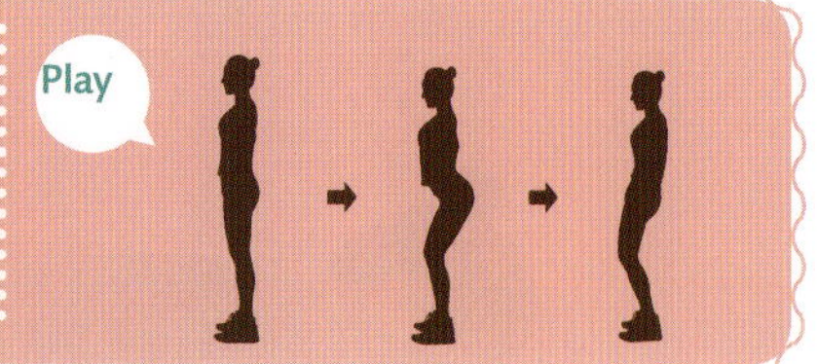

1 바르게 선 상태에서 양발은 골반 너비로 벌리고 양손은 골반에 얹는다.

Point 양발은 골반이 벌어져있는 각도대로 자연스럽게 벌린 상태여야 한다.

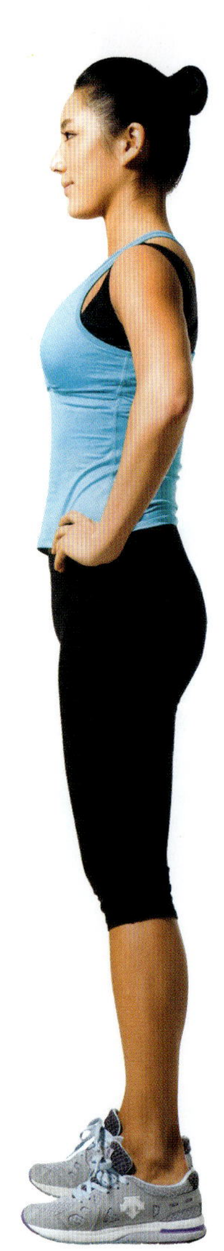

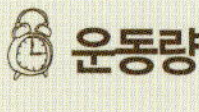 **운동량**

100회

효과

골반을 유연하게 만들어 운동 효과를 높인다.

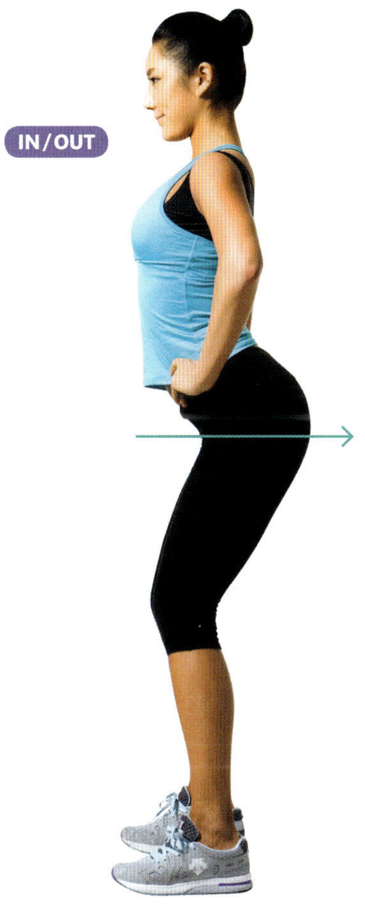

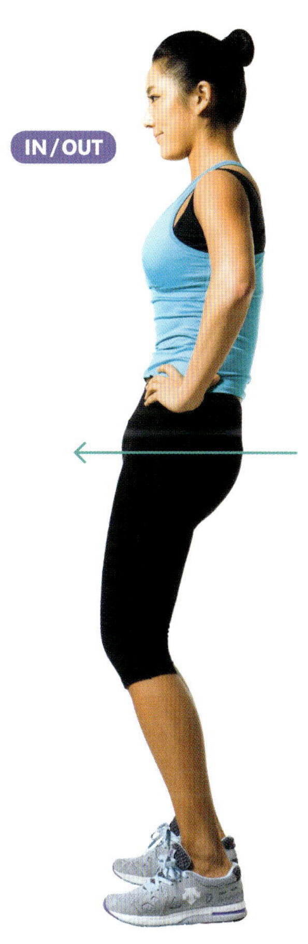

2 **IN/OUT** 무릎을 살짝 굽히며 골반을 최대한 뒤로 뺀다.

3 **IN/OUT** 골반을 최대한 앞으로 당긴다. 동작 2로 돌아가 반복 실시한다.

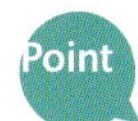
Point 골반을 충분히 움직인다는 느낌으로 빠르게 시행한다.

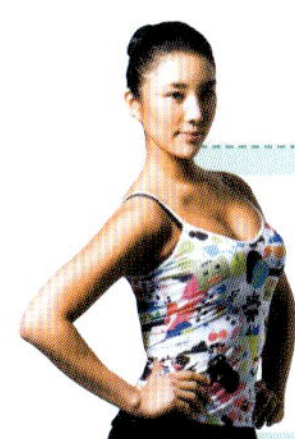

AR's Knowhow

손을 골반에 얹는 이유는, 확실하게 골반을 움직이고 있는지 확인하기 위해서예요. 보통은 허리를 움직이거나 배를 내밀었다 집어넣는 경우가 많거든요. 손을 골반에 얹고 골반의 움직임에 집중하면서 운동해야 효과가 있답니다. 운동하는 도중에 발끝이 일직선상에 있는지, 발이 벌어진 각도는 일정한지 계속 확인해 주세요.

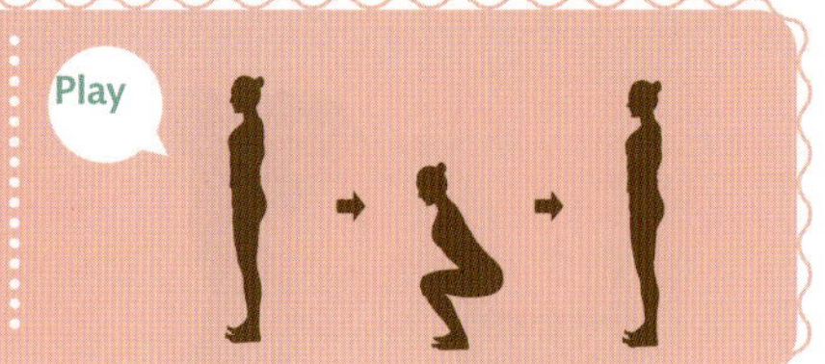

앉았다 일어나기

1 바르게 선 상태에서 양발을 어깨 너비로 벌리고 양손을 골반에 얹고 **TOE UP** 발가락을 살짝 들어 올린다.

Point 발가락을 들면 발 전체로 몸을 지탱해주어 좀 더 안정적이고 효과적인 움직임을 느낄 수 있다.

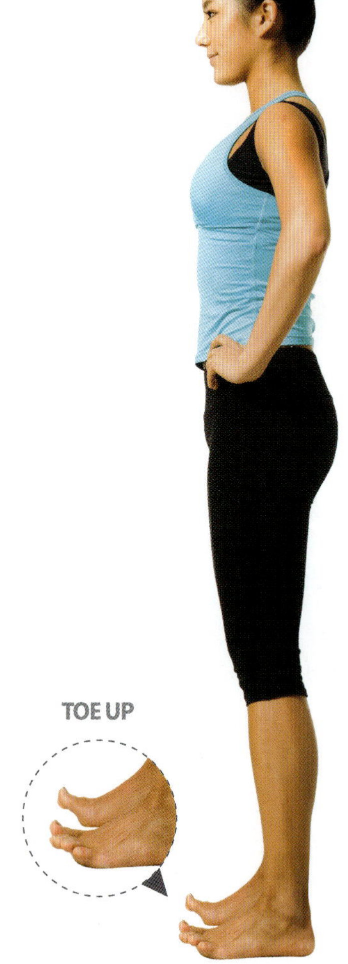

🕐 운동량	🏋 효과
100회	탱탱한 하체 라인을 만들어준다.

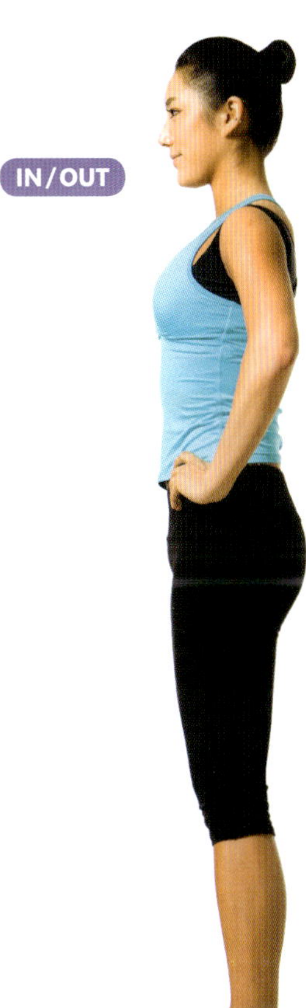

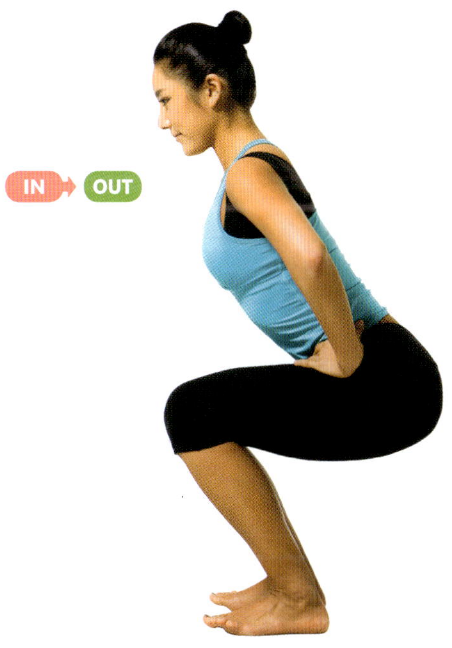

2

IN 천천히 골반을 접듯 엉덩이를 뒤로 빼며 **OUT** 90도 각도로 앉는다.

 **Point** 복부는 등 쪽으로 당겨 긴장시킨다.

3

IN/OUT 빠르게 일어선다. 동작 2로 돌아가 반복 실시한다.

Point 엉덩이에 힘을 주어 조인다.

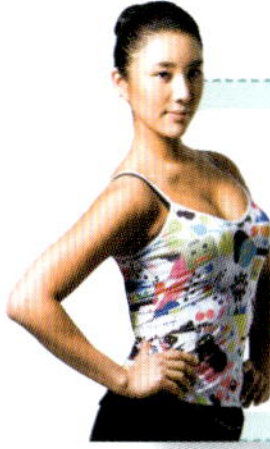

AR's Knowhow

가장 흔한 운동이지만 가장 많이 틀리는 운동 중 하나인데요. Toe up 스타일로 실시하면 골반의 위치를 정확하게 찾을 수 있어 바른 자세로 이 동작을 실시할 수 있어요. 엉덩이를 뒤로 쑥 빼서 확실하게 앉아주는 것이 중요해요. 엉덩이로 의자 위에 놓여있는 풍선을 터뜨린다고 상상하면 확실히 앉을 수 있게 될 거예요. 거울을 보면서 자신의 자세를 체크해보세요!

허벅지를 슬림하게 만드는

다이아몬드 만들기

Play

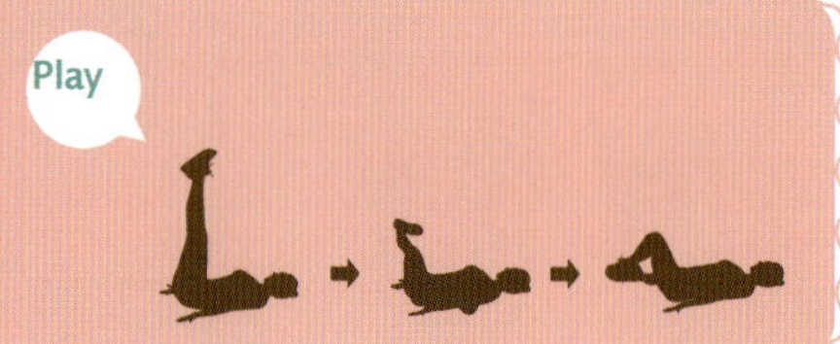

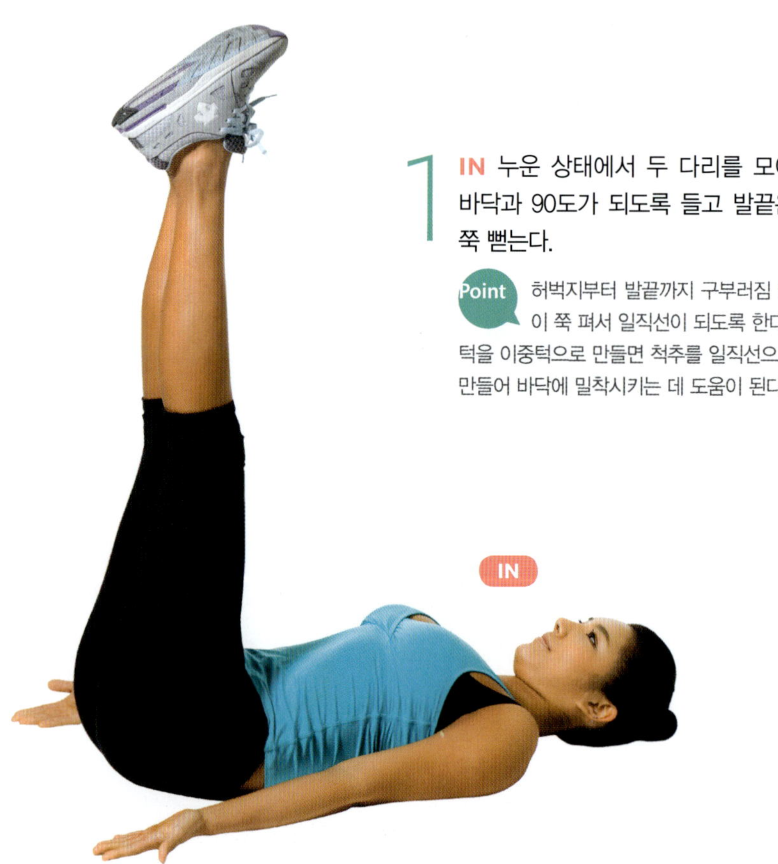

1 **IN** 누운 상태에서 두 다리를 모아 바닥과 90도가 되도록 들고 발끝은 쭉 뻗는다.

Point 허벅지부터 발끝까지 구부러짐 없이 쭉 펴서 일직선이 되도록 한다. 턱을 이중턱으로 만들면 척추를 일직선으로 만들어 바닥에 밀착시키는 데 도움이 된다.

운동량

100회

효과

허벅지 안쪽의 군살을 효과적으로 제거해 슬림한 허벅지를 만들어준다.

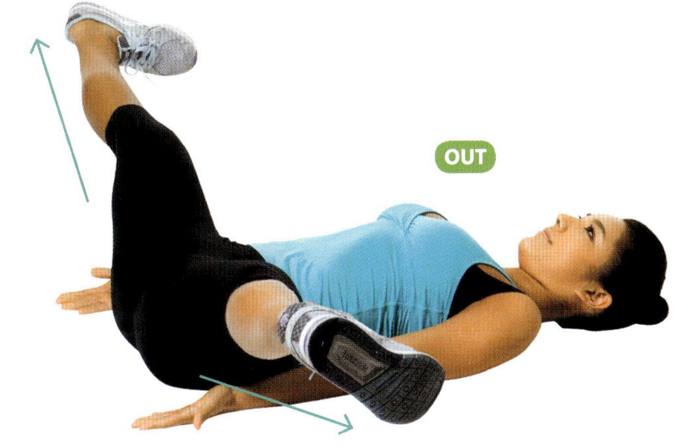

2 **OUT** 다리를 좌우로 넓게 벌리면서 발끝을 최대한 몸 쪽으로 당긴다.

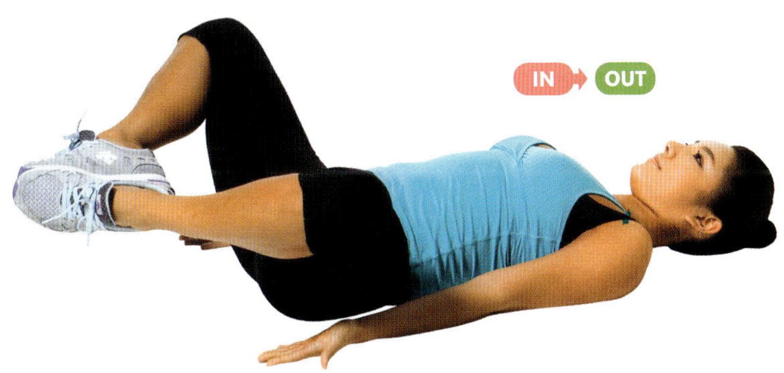

3 **IN** 무릎을 구부려 발바닥끼리 맞닿게 해 다리 전체를 다이아몬드 모양으로 만든다. **OUT** 동작 1로 돌아가 반복 실시한다.

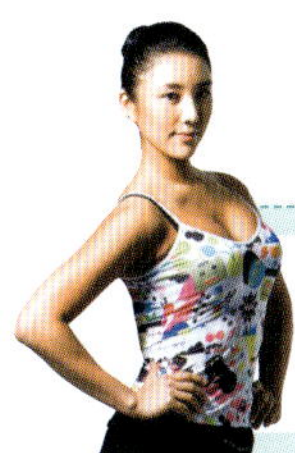

AR's Knowhow

다리를 발끝까지 쭉 펴주면 근육을 효과적으로 자극할 수 있어요. 발끝을 몸 쪽으로 당길 때에도 정확히 동작할 수 있도록 해야해요. 양 다리를 벌릴 때는 가능한 한 넓게 벌리도록 하고, 점점 더 넓게 벌릴 수 있도록 노력하세요!

사선 차올리기

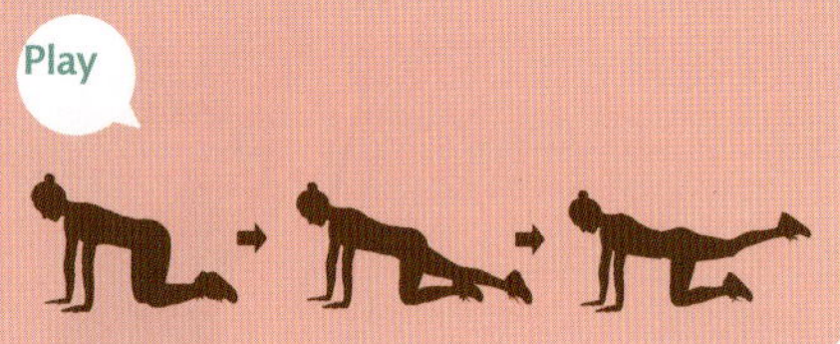

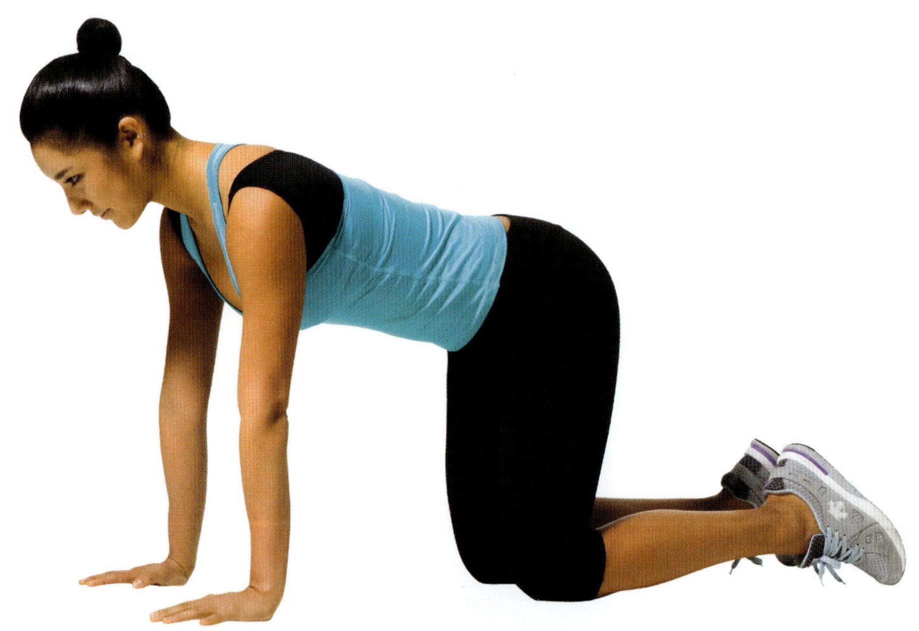

1 바닥에 무릎을 댄 채 엎드려 양 무릎과 양손
은 어깨 너비로 벌려 바닥을 짚는다.

⏱ 운동량	🏋 효과
좌우 각 **100**회	엉덩이 아래쪽에 가까운 허벅지 안쪽 살을 제거해준다.

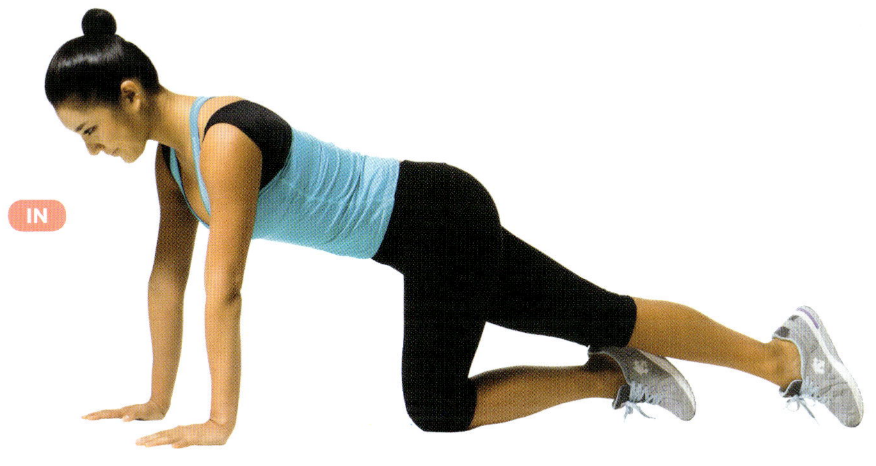

2 **IN** 오른발을 뻗어 왼쪽 발 위로 교차시켜 올린다.

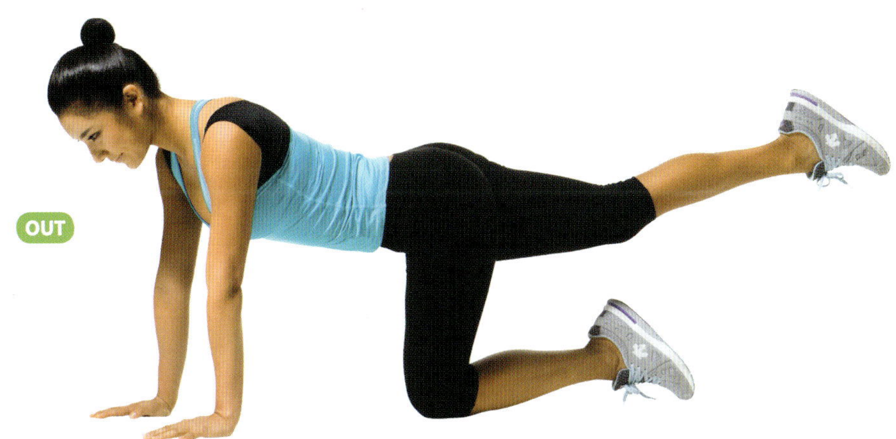

3 **OUT** 위쪽으로 빠르고 높게 차올린다. 오른발을 서서히 내려 동작 2로 돌아가 반복 실시하고, 같은 방법으로 반대쪽도 실시한다.

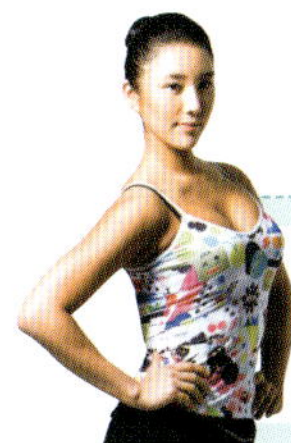

AR's Knowhow

동작 하나하나를 절도 있게 실시하는 것이 좋아요. 발끝까지 긴장을 풀지 않은 상태에서 운동해야 효과가 배로 늘어난답니다.

등의 군살을 제거해주는

서서 파닥거리기

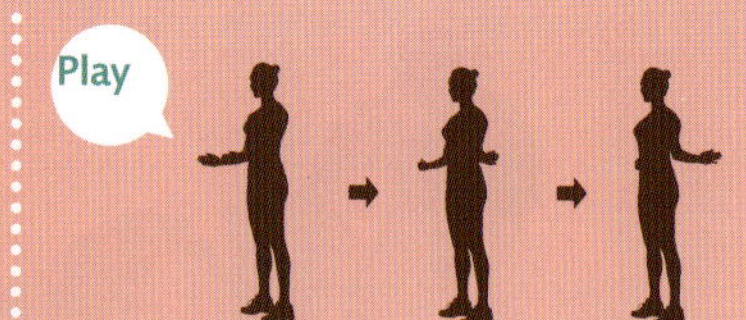

1 바르게 선 상태에서 양발은 어깨 너비로 벌리고 팔꿈치는 구부려 몸 옆에 붙여 양손이 마주보게 한다.

Point 어깨를 최대한 끌어내려 귀와 어깨가 멀어진 상태를 유지하도록 한다.

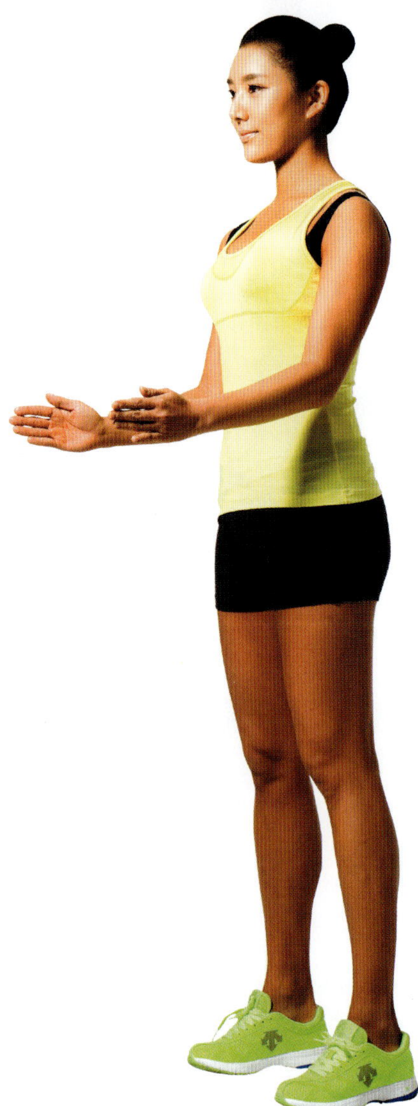

🕐 운동량	🏋 효과
100회	잘못된 자세를 바로잡아주고 어깨 뒤쪽을 자극해 군살을 제거해준다.

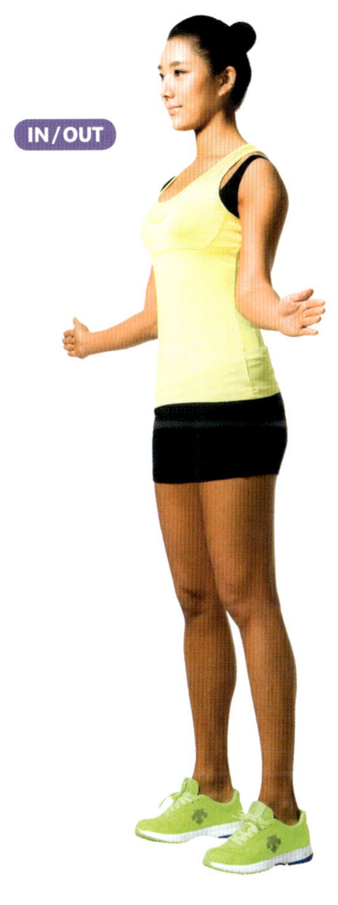

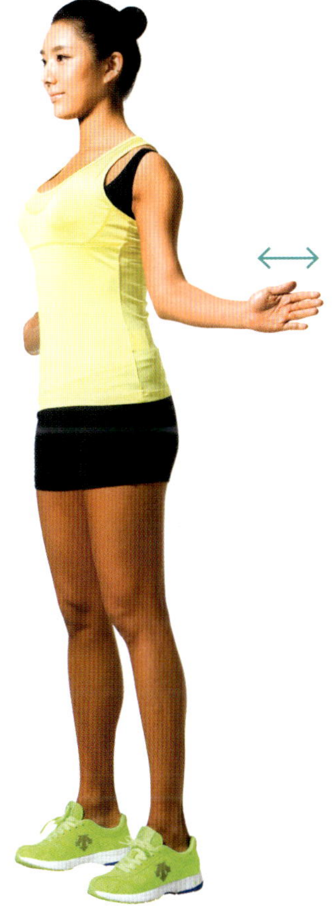

2 IN/OUT 양손을 좌우로 벌린다.

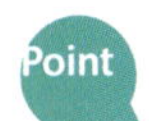
Point 팔꿈치는 그대로 고정한 상태여야 한다.

3 IN/OUT 양손을 최대한 뒤쪽으로 젖혀 등 뒤쪽을 조인 다음 손바닥만을 이용하여 날갯짓하듯 앞뒤로 움직이며 10초간 유지한다. 같은 방법으로 반복 실시한다.

Point 등이 조여지는 느낌에 집중해 짧은 호흡을 반복하면서 실시한다.

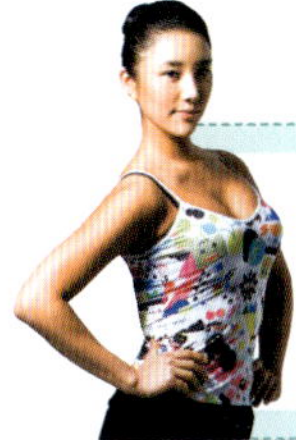

AR's Knowhow

서서 파닥거리기는 많이 할수록 좋은 운동이에요. 뻐근함, 피로감을 자주 느낀다면 수시로 해 주세요. 어깨 뭉침과 긴장된 등에 건강한 자극을 준답니다. 등 근육을 조여줄 때 배꼽은 항상 등 쪽으로 당기고 배를 앞으로 내밀지 않도록 주의하세요.

 배와 팔뚝의 군살을 제거해주는

물통 뒤로 젖히기

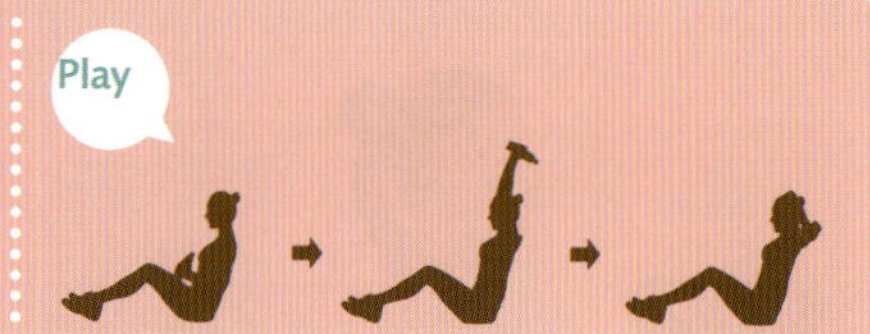

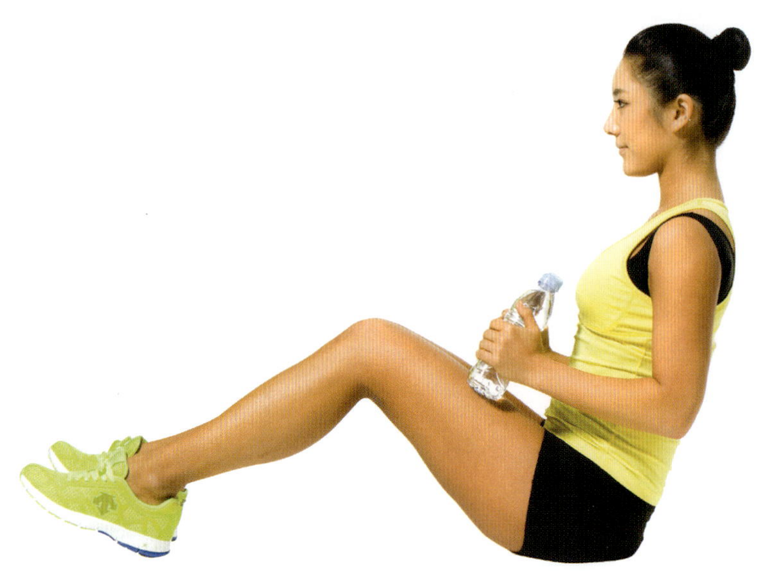

1 양손으로 물병을 잡고 앉아 무릎은 살짝 세우고 뒤꿈치는 땅에 닿도록 한 뒤 척추를 일직선으로 유지하며 뒤로 15도 정도 기울인다.

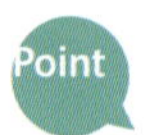 **Point** 복부는 등 쪽으로 당겨 긴장시킨다.

🕐 운동량	🏋 효과
100회	코어를 단련해주고 뱃살과 팔뚝의 군살을 제거해준다.

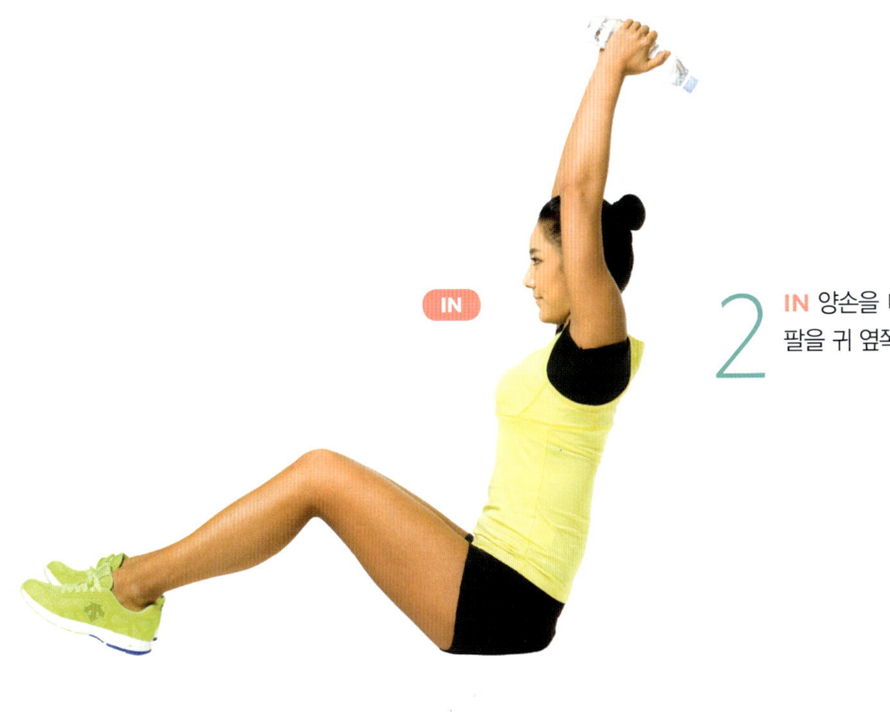

2 **IN** 양손을 머리 위로 들어 올려 위 팔을 귀 옆쪽에 고정시킨다.

3 **OUT** 팔꿈치를 완전히 굽혀 물통을 최대한 뒤쪽으로 내려준다. **IN/OUT** 동작 2로 돌아가 반복 실시한다.

Point 팔꿈치부터 어깨 아래쪽까지 귀 옆쪽에 완전히 붙인 상태에서 팔 뒤쪽이 늘어나는 느낌에 집중한다.

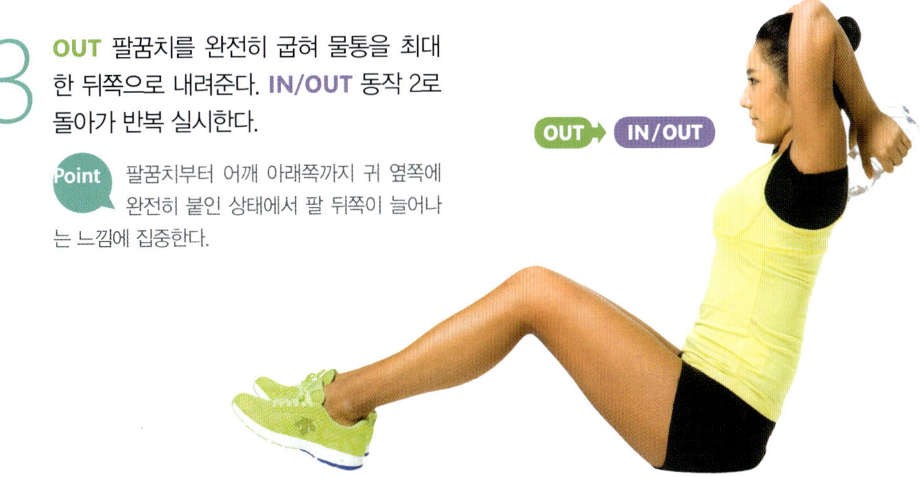

탄력 있고 슬림한 팔 라인을 만드는

기울여 물통 들어 올리기

Play

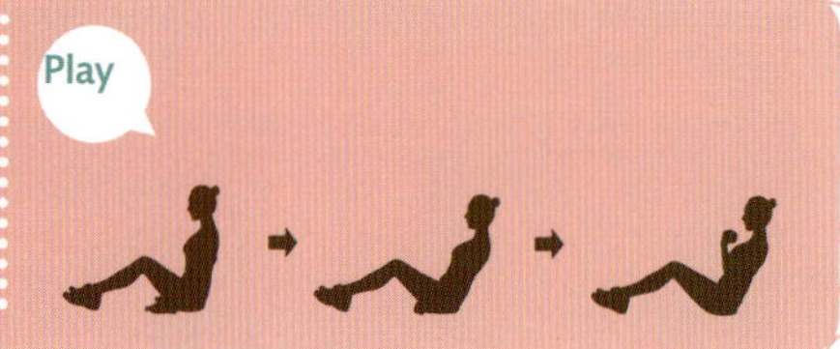

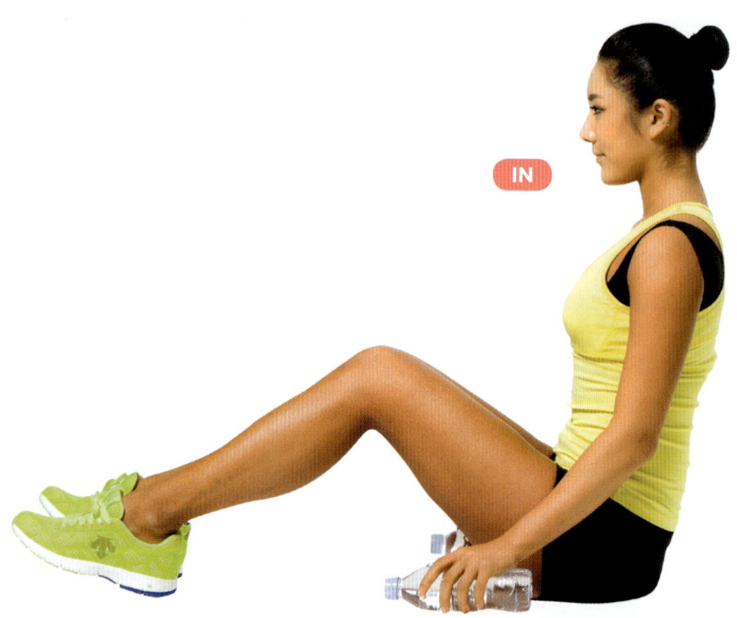

1 **IN** 양손으로 물병을 잡고 앉아 무릎은 살짝 세우고 뒤꿈치는 바닥에 닿도록 한다.

Point 복부는 등 쪽으로 당겨 긴장시킨다.

운동량	효과
100회	코어를 단련시켜주고 묵은 뱃살과 팔뚝살을 없애준다.

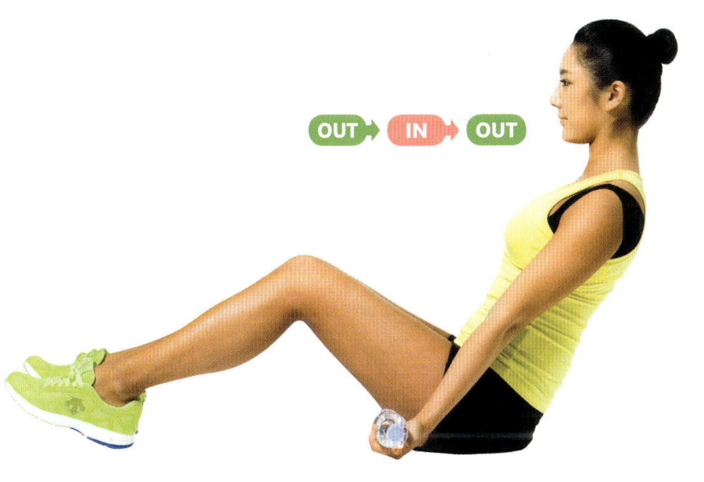

2 **OUT** 척추를 일직선으로 유지하며 뒤로 45도 가량 기울인 뒤 **IN** 팔꿈치부터 어깨 끝부분까지 옆구리에 고정시킨 상태에서 **OUT** 물통을 살짝 위로 들어 올린다.

Point 팔꿈치를 몸통보다 살짝 앞으로 고정시킬 경우 자극은 더 강해진다.

3 **IN/OUT** 물통을 앞쪽으로 들어 올린 다음, 팔꿈치를 쭉 펴서 동작 2로 돌아가 반복 실시한다.

Point 날개뼈를 고정시킨 상태에서 목과 어깨에 힘을 빼고, 팔의 힘만으로 들어 올리도록 한다. 팔 위쪽이 최대한 늘어났다 확실하게 조여지는 것이 느껴져야 한다.

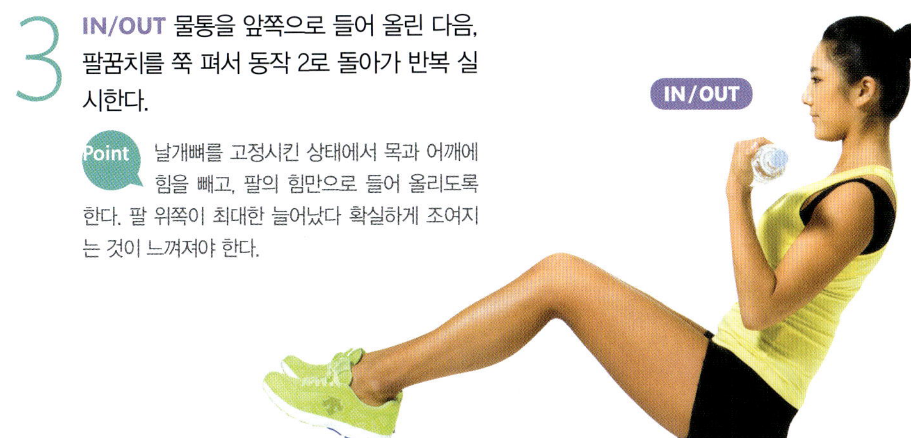

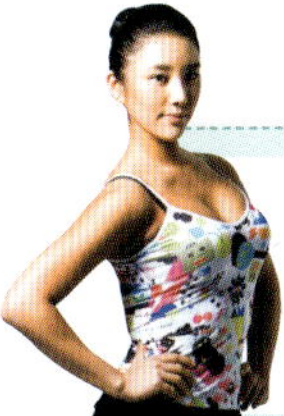

AR's Knowhow

500ml 물통에 물을 꽉 채운 상태로 운동하면, 0.5kg짜리 덤벨로 운동하는 것과 같은 효과를 기대할 수 있어요. 가벼운 무게로 횟수를 많이 하여 날씬해지는 것이 우리의 목표인 만큼, 가볍다고 무시하지 말고 집중하도록 하자고요! 만약 강도를 올리고 싶다면 500ml가 넘는 용량의 음료 수병을 선택하도록 하세요.

팔뚝의 군살을 제거해주는
의자 짚고 앉았다 일어서기

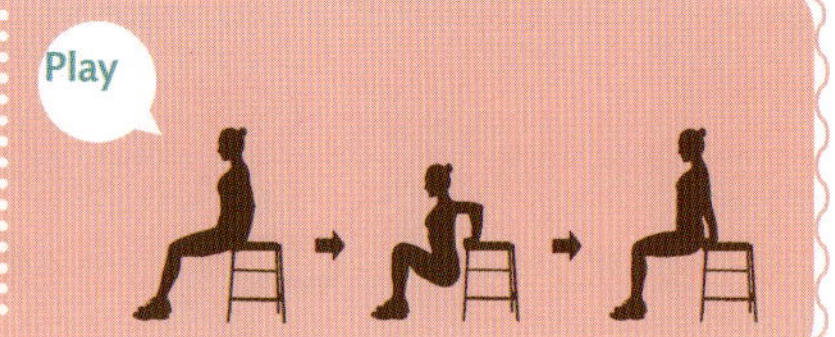

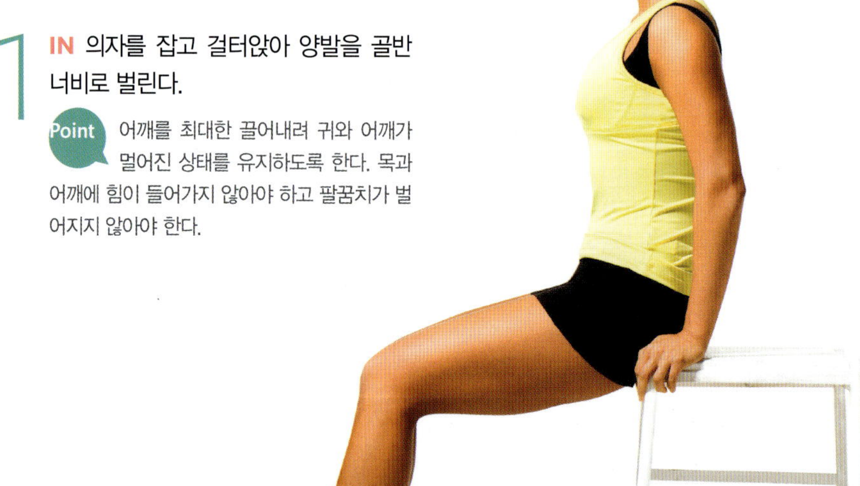

1 **IN** 의자를 잡고 걸터앉아 양발을 골반 너비로 벌린다.

Point 어깨를 최대한 끌어내려 귀와 어깨가 멀어진 상태를 유지하도록 한다. 목과 어깨에 힘이 들어가지 않아야 하고 팔꿈치가 벌어지지 않아야 한다.

운동량	효과
100회	팔뚝의 군살을 제거해주고 근력을 키워준다.

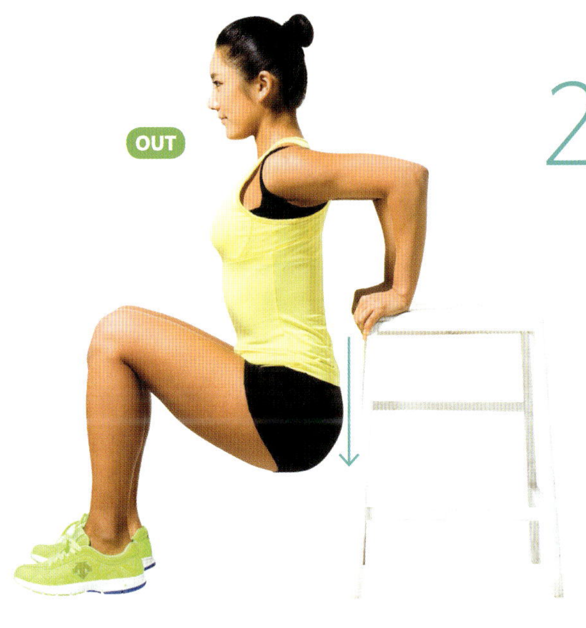

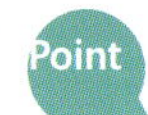

2 **OUT** 의자에서 엉덩이를 떼고 팔꿈치
가 90도 각도가 될 때까지 앉는다.

Point 어깨가 올라가지 않도록 주의한다.

3 **IN/OUT** 팔꿈치를 서서히 펴면서 몸
을 들어 올린다. 동작 2로 돌아가 반
복 실시한다.

Point 팔꿈치를 지나치게 펴면 관절에 무
리가 갈 수 있으니 팔꿈치가 살짝
구부러질 정도로만 펴서 팔뚝 뒤쪽의 자극을
느낀다.

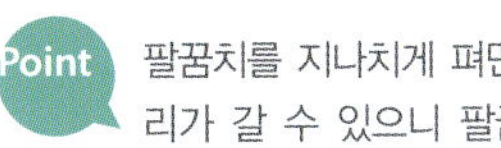

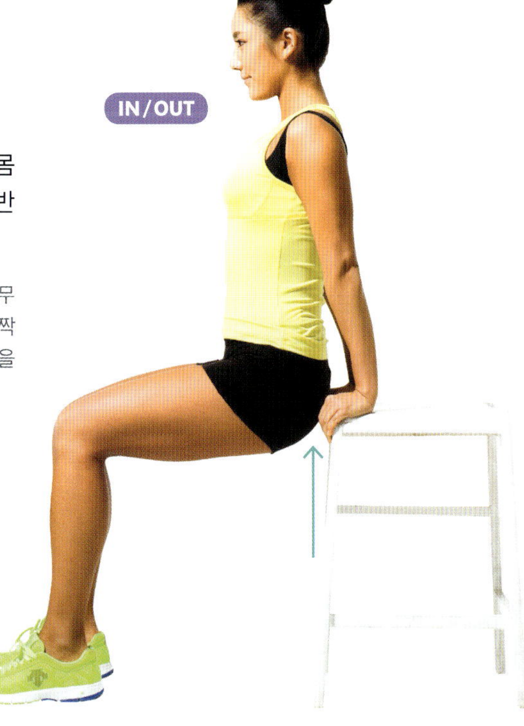

날개뼈로 사과 집기

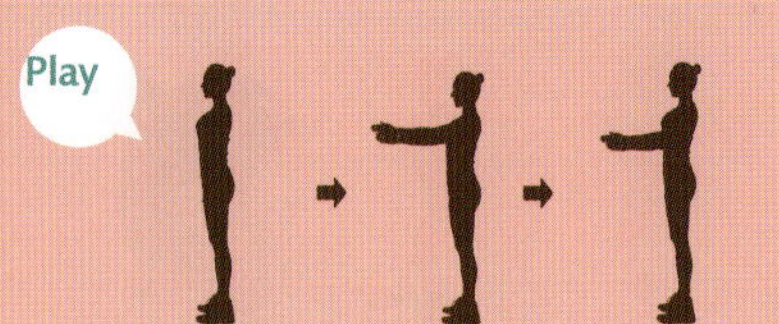

1 바르게 선 상태에서 양발은 골반 너비로 벌리고 발은 11자가 되도록 한다.

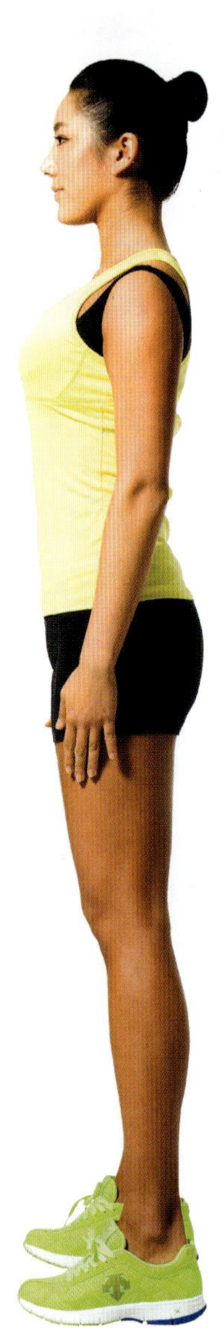

운동량
100회

효과
견갑골의 움직임을 향상시켜 운동의 효율을 높여주고 자세를 바로잡는다.

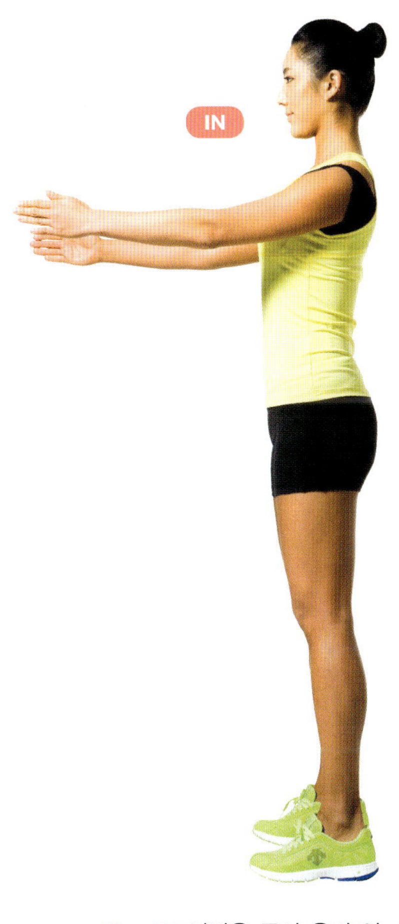

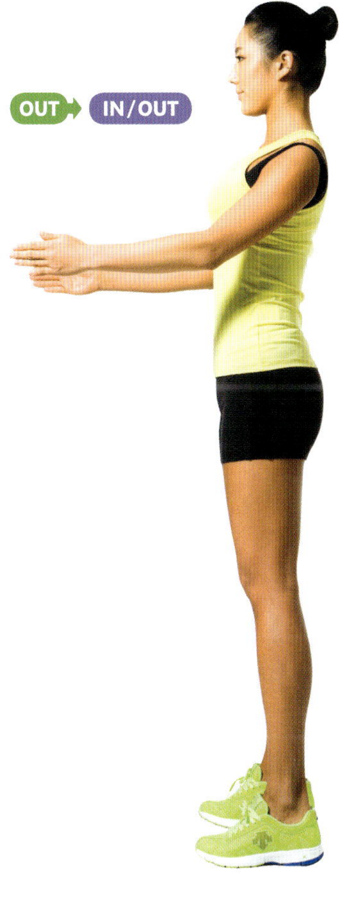

2 **IN** 양팔을 들어 올려 양 손바닥이 마주보도록 한다.

3 팔꿈치를 살짝 굽힌 뒤 **OUT** 견갑골을 최대한 조여준다. **IN/OUT** 동작 2로 돌아가 반복 실시한다.

Point 팔꿈치를 지나치게 펴면 오히려 상체가 경직될 수 있다.

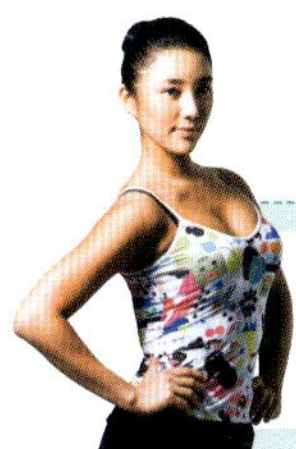

AR's Knowhow

견갑골로 사과를 집는다고 생각하면 쉬워요. 사과를 꽉 잡아야 한다고 생각하고 강하게 조여보세요. 처음엔 익숙하지 않겠지만, 반복적으로 실시하다 보면 금세 느낌을 찾을 수 있게 된답니다.

탄탄한 상체 라인을 만들어주는
무릎 대고 팔굽혀펴기

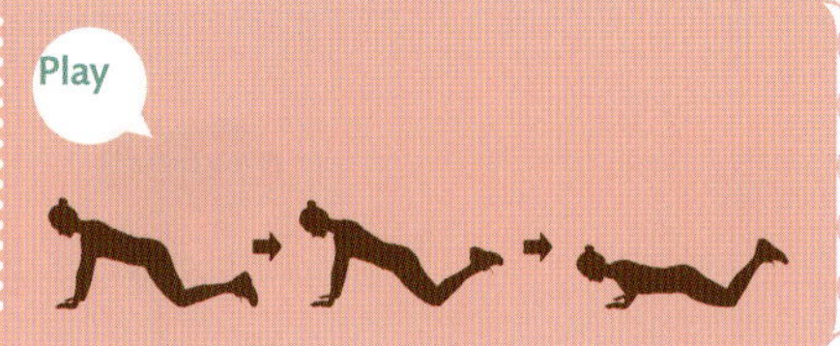

Play

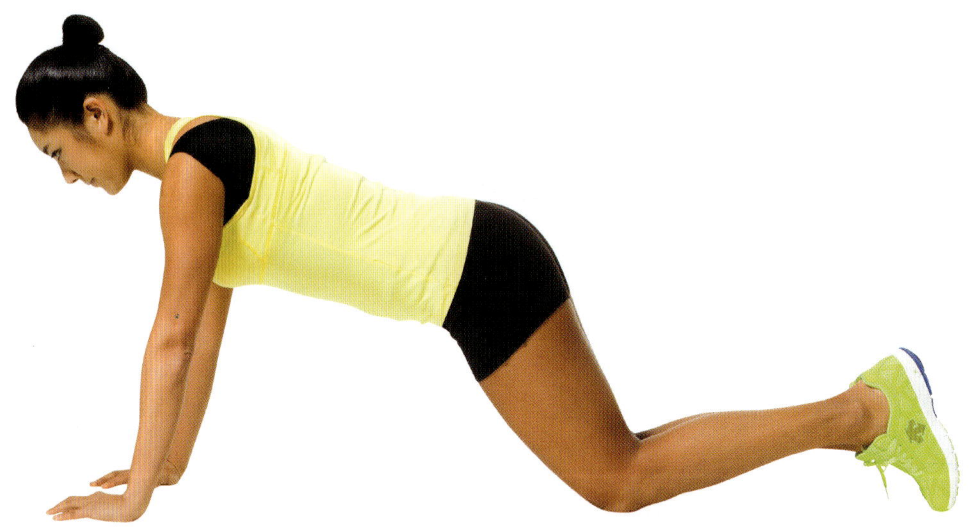

1 바닥에 무릎을 대고 엎드려 양손은 어깨 너비
보다 약간 넓게 벌려 바닥을 짚는다.

Point 손바닥 안쪽에 힘을 주어 손바닥이 바깥쪽으
로 젖혀지지 않도록 한다.

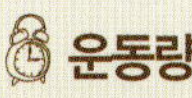

운동량

20회
×5세트

효과

탄탄한 상체라인을 만들어주며 전신
칼로리 소모의 효과가 있다.

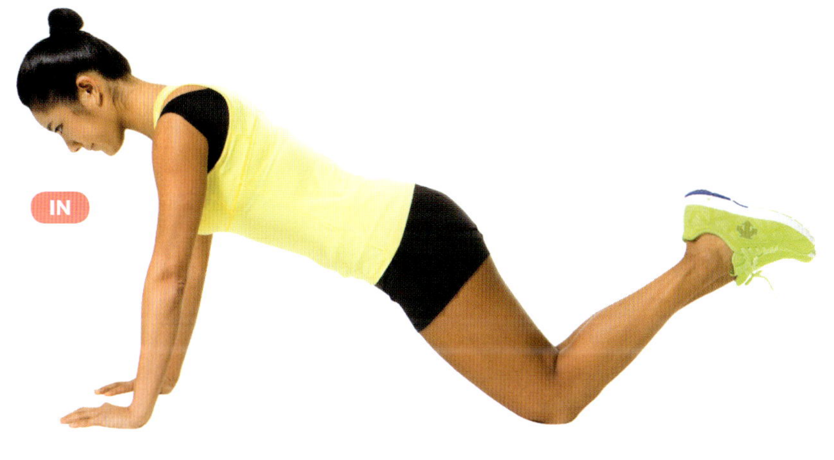

2 **IN** 무릎을 살짝 구부려 양발을 45도 각도
로 들어 올린다.

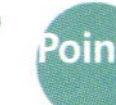
Point 복부는 등 쪽으로 당겨 긴장시킨다.

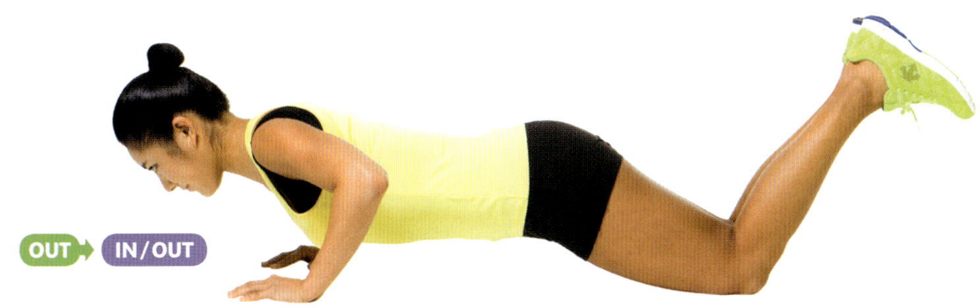

3 **OUT** 천천히 팔꿈치를 굽혀 가슴을 바닥
바로 위까지 내린다. **IN/OUT** 서서히 팔
을 펴 동작 2로 돌아가 반복 실시한다.

Point 목과 어깨에 힘이 들어가지 않도록 주의
하고 복부를 항상 타이트하게 유지한다.

슬림하고 균형 잡힌 어깨를 만드는

물통 들었다 내리기

Play

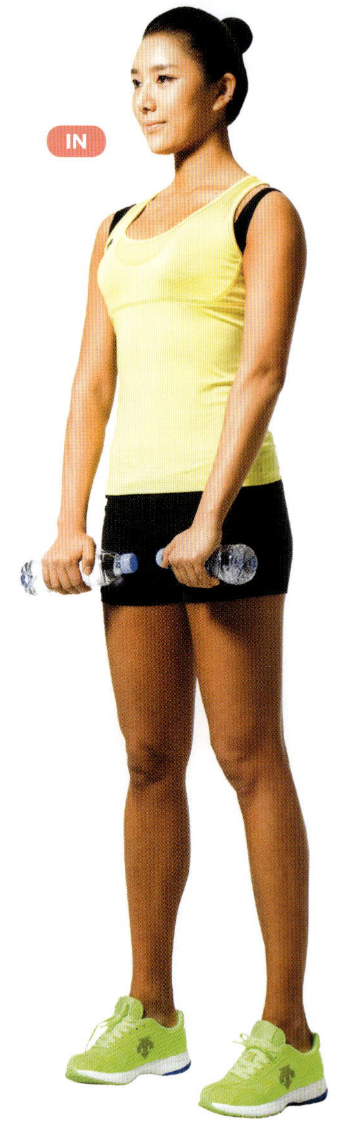

IN

1 **IN** 바르게 선 상태에서 양발은 어깨 너비로 벌리고 양손에 물통을 쥐고 손등이 정면을 향하도록 한다.

Point 발바닥 전체에 체중이 고르게 실려 있음을 느낀다. 어깨를 최대한 끌어내려 귀와 어깨가 멀어진 상태를 유지하도록 한다.

운동량

100회

효과

슬림하면서도 균형 잡힌 어깨를 만들어준다.

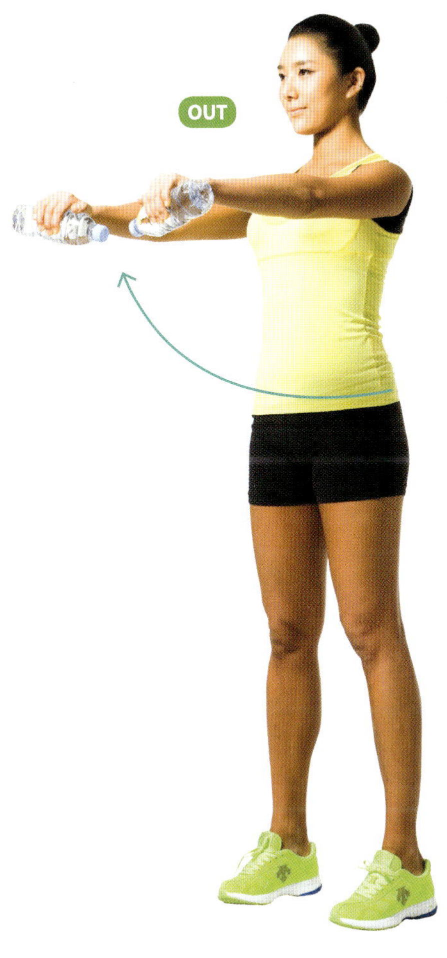

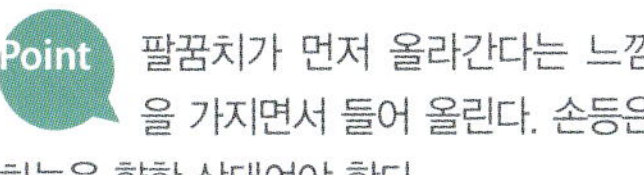

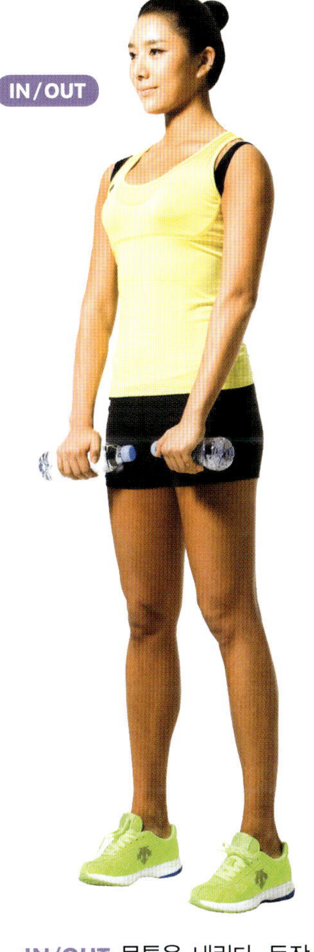

2 OUT 물통을 어깨 높이까지 들어 올린다.

Point 팔꿈치가 먼저 올라간다는 느낌을 가지면서 들어 올린다. 손등은 하늘을 향한 상태여야 한다.

3 IN/OUT 물통을 내린다. 동작 2로 돌아가 반복 실시한다.

Point 어깨나 목에 힘이 들어가기 쉬우니 거울을 보면서 힘이 들어가지 않는지 계속 확인한다.

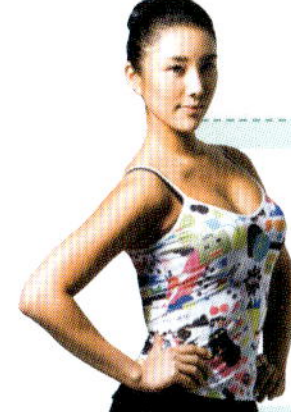

AR's Knowhow

어깨운동을 할 때 남녀 구분없이 가장 많이 하는 실수는 바로 어깨를 으쓱하는 것처럼 들어 올리는 것인데요. 이렇게 되면 효과도 떨어지고 목과 어깨에 통증이 올 수 있어요. 운동하는 내내 의식적으로라도 어깨를 끌어내리려고 노력하세요!

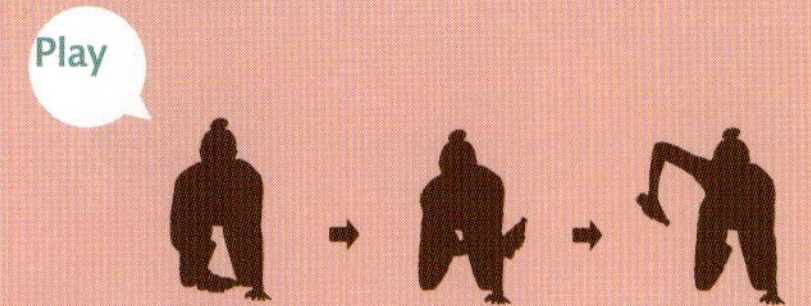

물통 교차시키기

1 무릎을 바닥에 댄 채 엎드려 왼손으로 바닥을 짚고 오른손으로 물통을 쥐어 손등이 정면을 향하도록 한다.

Point 척추는 일직선을 유지하고 골반이나 상체 각도는 바닥과 평행을 이루도록 한다.

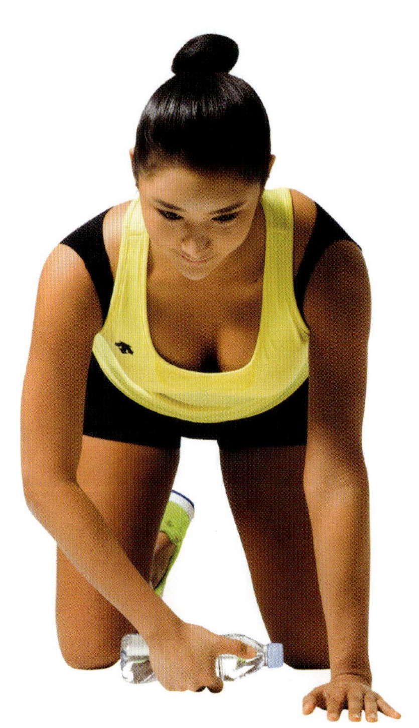

🕐 운동량	🏋️ 효과
좌우 각 **100**회	두루뭉술한 어깨 뒤쪽 살들을 제거한다.

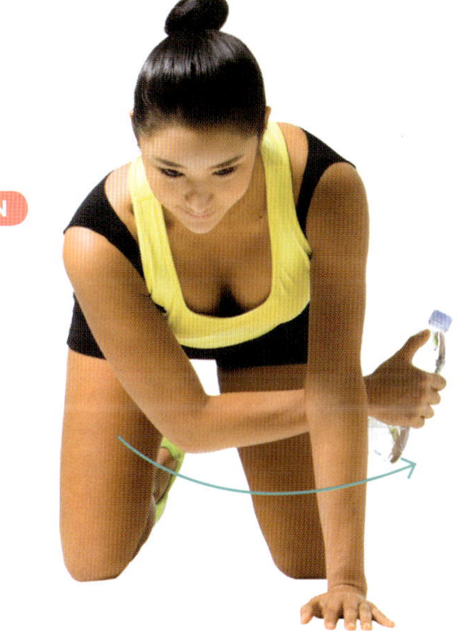

2 **IN** 오른 팔꿈치를 굽힌 다음 오른팔을 왼팔 안쪽으로 밀어 넣는다.

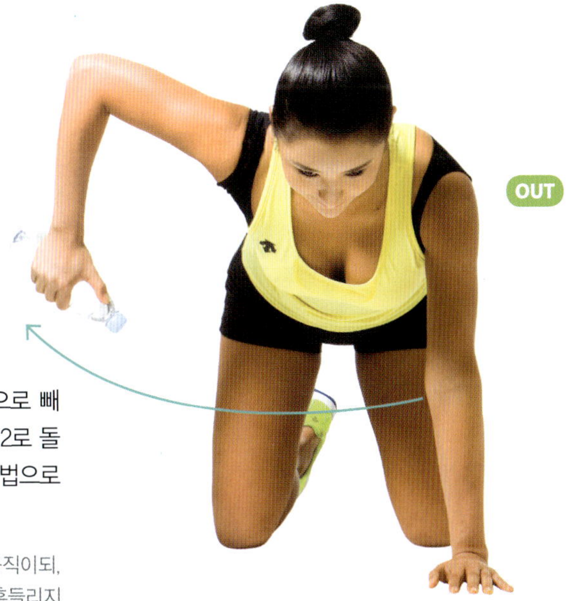

3 **OUT** 오른 팔꿈치를 바깥쪽으로 빼며 최대한 들어 올린다. 동작 2로 돌아가 반복 실시하고, 같은 방법으로 반대쪽도 실시한다.

Point 리드미컬하고 빠르게 움직이되, 복부를 긴장시켜 몸이 흔들리지 않도록 한다.

손에 잡힐 듯 가는 허리를 만드는

쿠션 사이드 찍기

Play

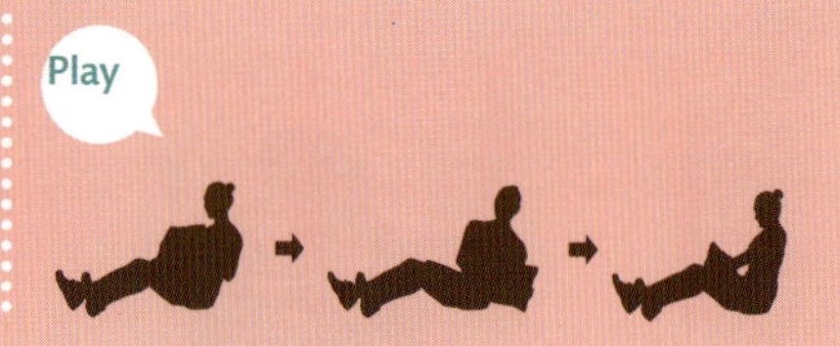

1 **IN** 허리를 세우고 앉아 상체를 45도 정도 기울인 다음, 무릎은 세우고 양손은 쿠션 양 옆을 잡는다.

Point 쿠션은 가슴 중앙에 밀착시켜 세운다.

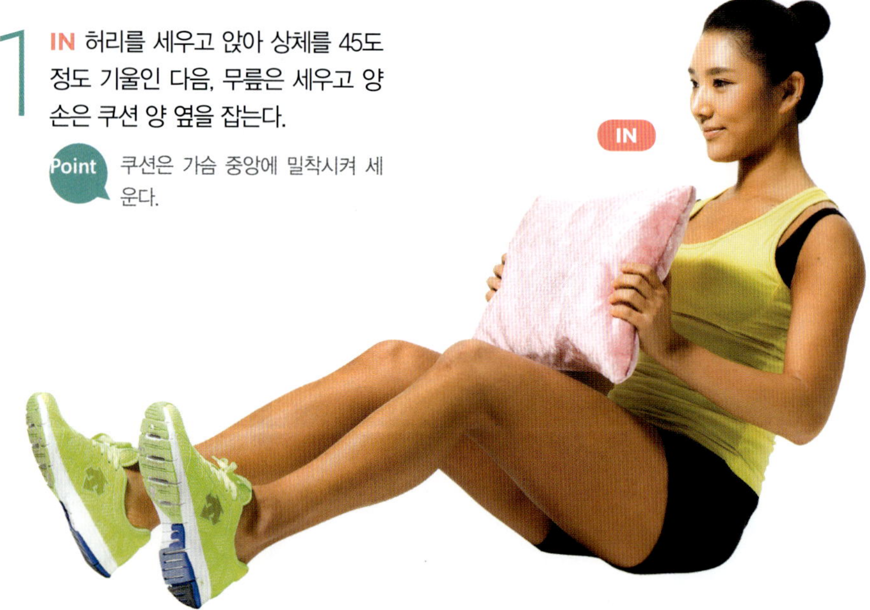

운동량

20회
×5세트

효과

허리를 가늘게, 복부를 슬림하면서도 날렵하게 만들어준다.

2 **OUT** 몸통을 왼쪽으로 완전히 비틀어 왼쪽 엉덩이 옆을 쿠션으로 터치한다.

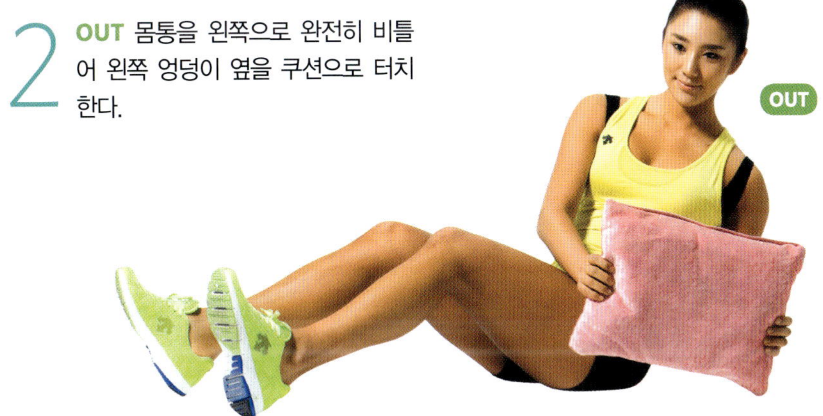

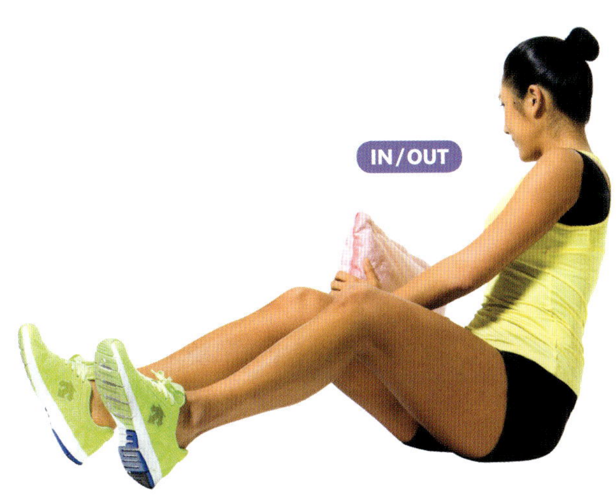

3 **IN/OUT** 몸통을 오른쪽으로 완전히 비틀어 오른쪽 엉덩이 옆을 쿠션으로 터치한다. 동작 2로 돌아가 반복 실시한다.

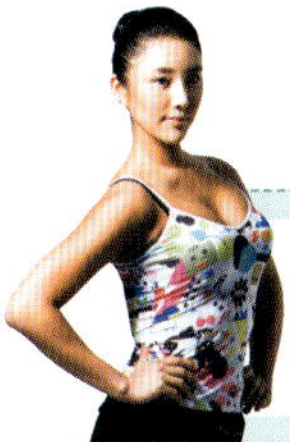

AR's Knowhow

팔 따로 쿠션 따로 움직인다면 소용이 없어요. 반드시 함께 움직여야 합니다. 쿠션과 상체가 한 몸으로 연결되어 있다고 생각하세요. 단, 상체는 최대한 비틀어주세요.

옆구리 군살을 없애주는

다리 꼬아 들어 올리기

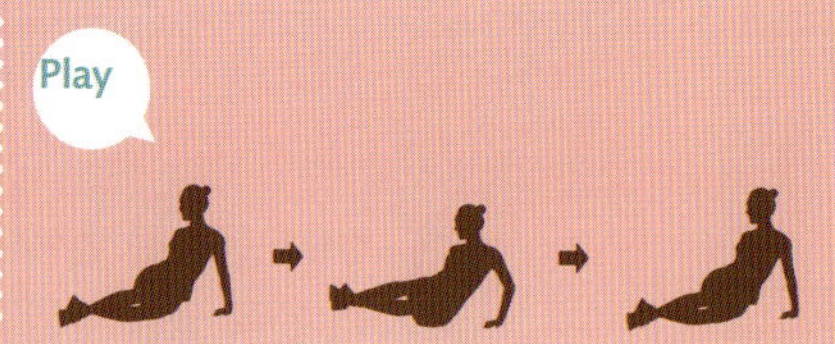

1

IN 두 다리를 꼬고 옆으로 앉은 상태에서 양 손바닥으로 바닥을 짚어 중심을 잡는다.

Point 어깨와 목에 힘이 들어가지 않도록 하고, 어깨를 최대한 끌어내려 귀와 어깨가 멀어진 상태를 유지하도록 한다.

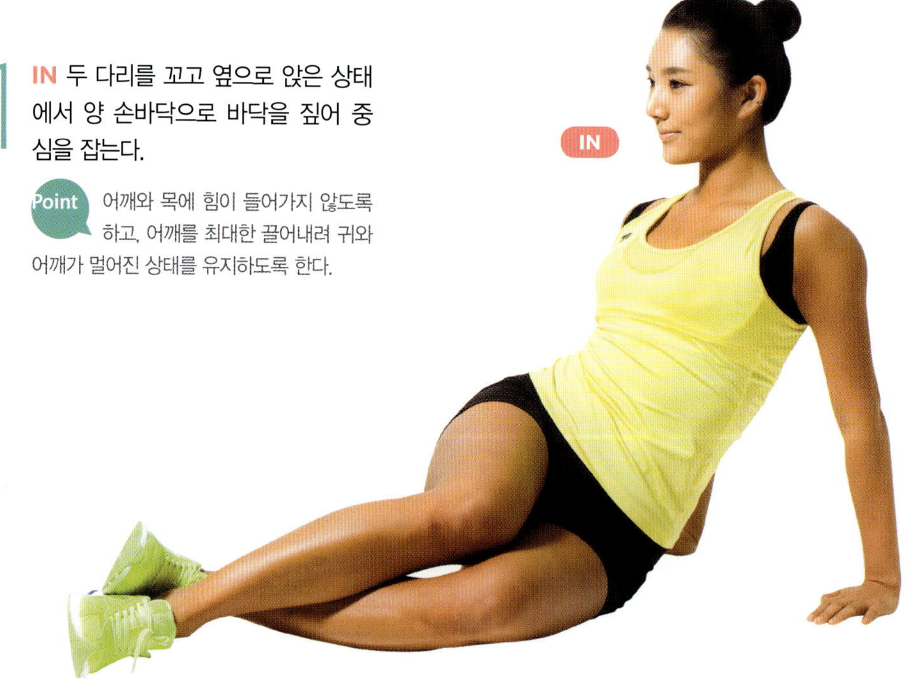

🕐 운동량	🏋 효과
좌우 각 **100**회	복부 사이드와 옆구리를 긴장시켜 군살을 제거해준다.

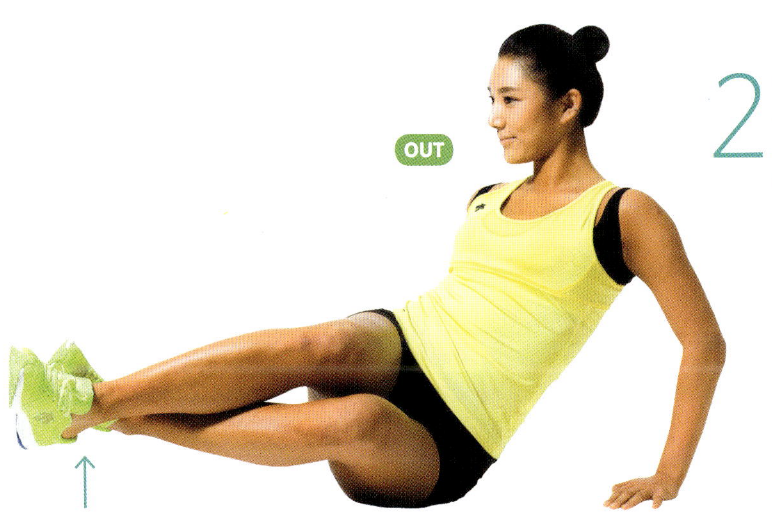

2 **OUT** 두 다리를 최대한 들어 올린다.

Point 목과 어깨에 힘이 들어가 지 않도록 하고, 팔꿈치는 살짝 굽혀준다.

3 **IN/OUT** 다리를 바닥에 닿을 정 도까지만 내린다. 동작 2로 돌아 가 반복 실시하고, 같은 방법으로 반대쪽도 실시한다.

Point 뒤로 너무 많이 기대지 않고 턱을 당겨 안정적인 자세를 유 지한 채 운동한다.

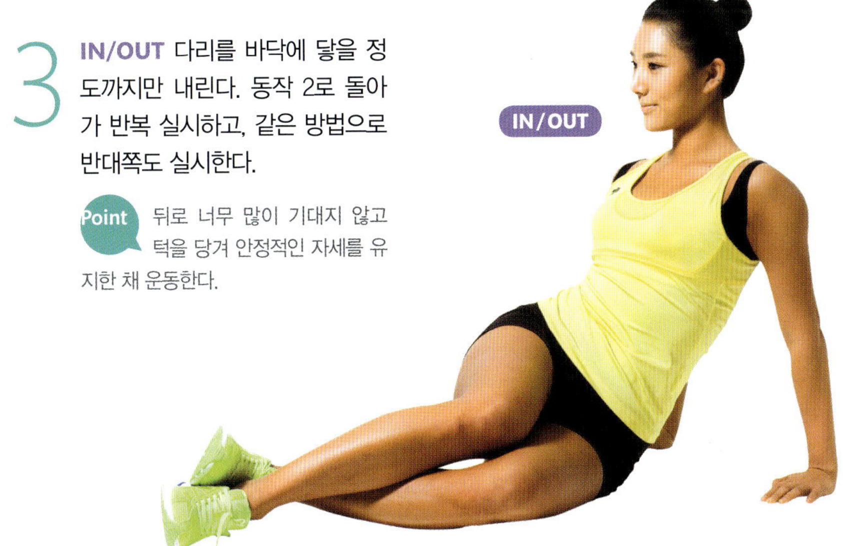

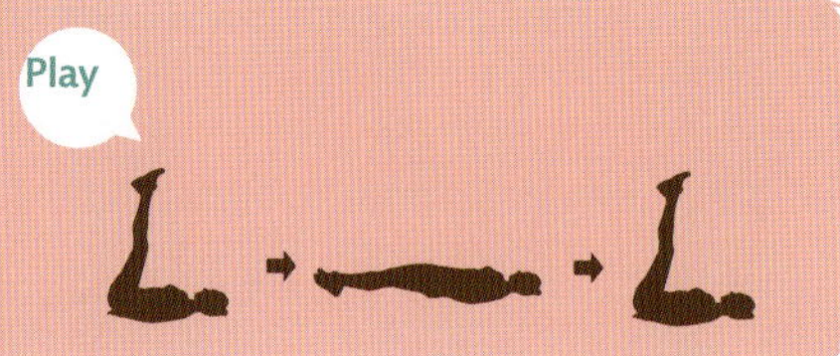

아랫배의 묵은 살을 없애주는

다리 들었다 내리기

Play

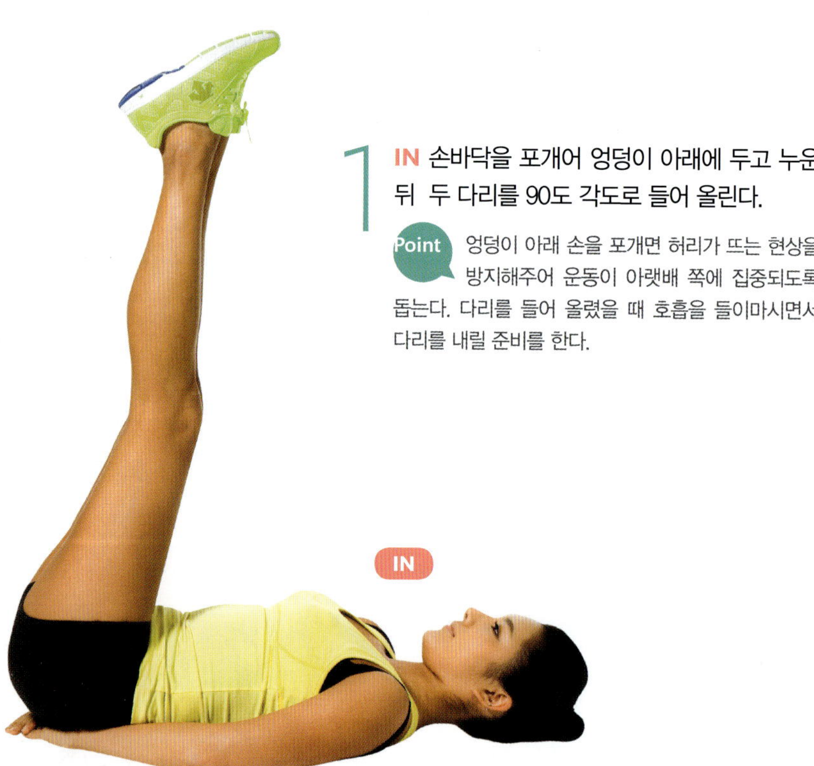

1 **IN** 손바닥을 포개어 엉덩이 아래에 두고 누운 뒤 두 다리를 90도 각도로 들어 올린다.

Point 엉덩이 아래 손을 포개면 허리가 뜨는 현상을 방지해주어 운동이 아랫배 쪽에 집중되도록 돕는다. 다리를 들어 올렸을 때 호흡을 들이마시면서 다리를 내릴 준비를 한다.

운동량

20회 ×5세트

효과

골반의 라인을 잡아주고 아랫배의 군살을 제거해주는 효과가 있다.

2 **OUT** 두 다리를 바닥에 닿지 않을 정
도로만 내린다.

Point 복부는 등 쪽으로 당겨 긴장시키고,
허리가 뜨지 않도록 유의한다. 턱을
이중턱으로 만들면 척추를 일직선으로 만들어
바닥에 밀착시키는 데 도움이 된다.

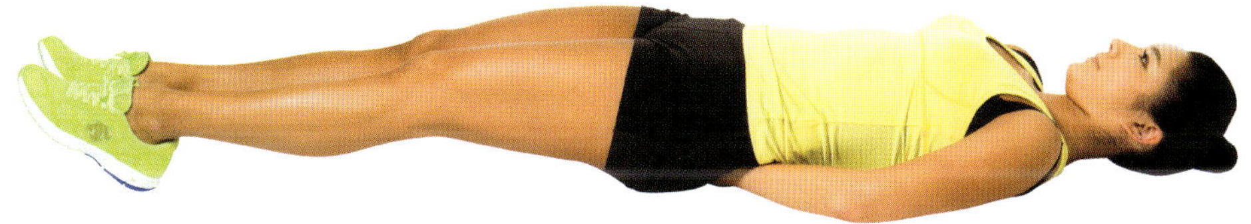

3 **IN/OUT** 다리를 90도 각도로 들
어 올린다. 동작 2로 돌아가 반복
실시한다.

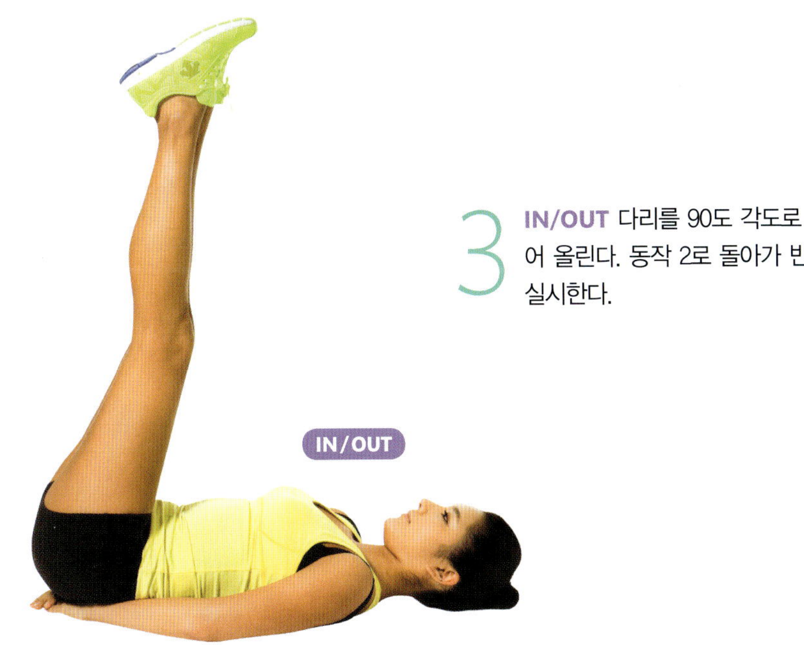

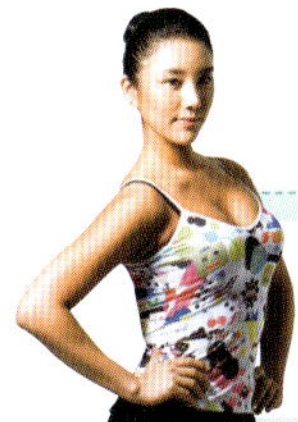

AR's Knowhow

허리를 바닥에 밀착시키는 것이 포인트예요. 그래야 허리에 무리를 주지 않으면서 아랫배에 집중적인 운동 효과를
줄 수 있거든요. 또, 무릎은 자연스럽게 구부려야 엉뚱하게 다리에 힘이 들어가는 현상을 막을 수 있답니다.

펀치 펀치

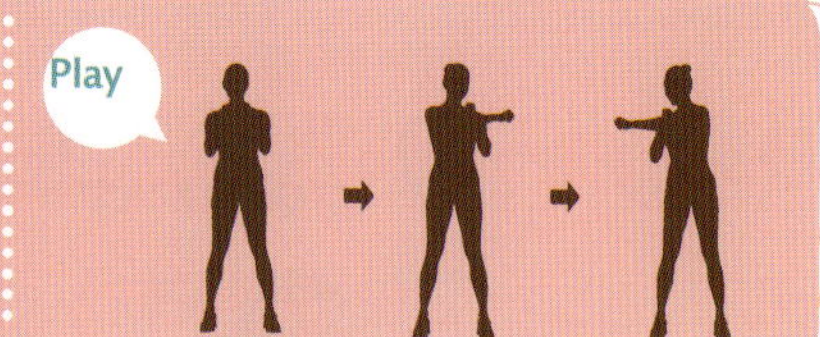

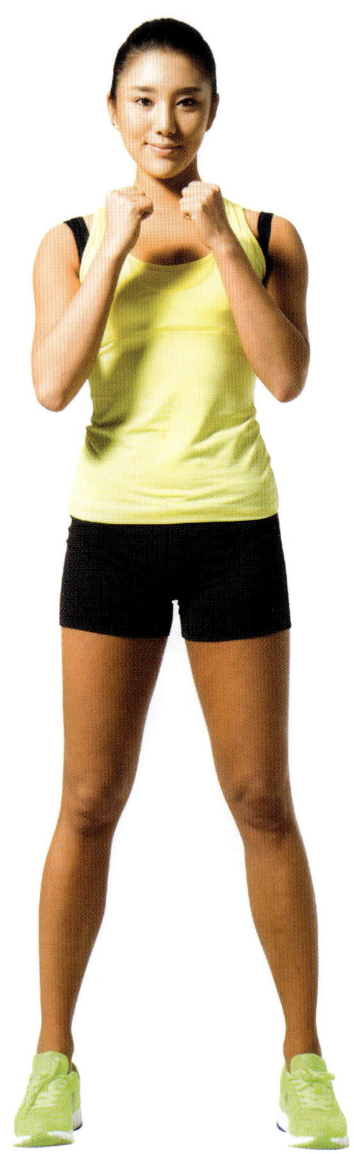

1 바르게 선 상태에서 양발은 골반 너비로 벌리고 양손은 주먹을 가볍게 쥐어 턱선 높이로 든다.

Point 어깨를 최대한 끌어내려 귀와 어깨가 멀어진 상태를 유지하도록 하고, 복부는 등 쪽으로 당겨 긴장시킨다.

🕑 운동량	🏋 효과
100회	전신운동으로 상체 근육과 허리, 복부까지 자극한다.

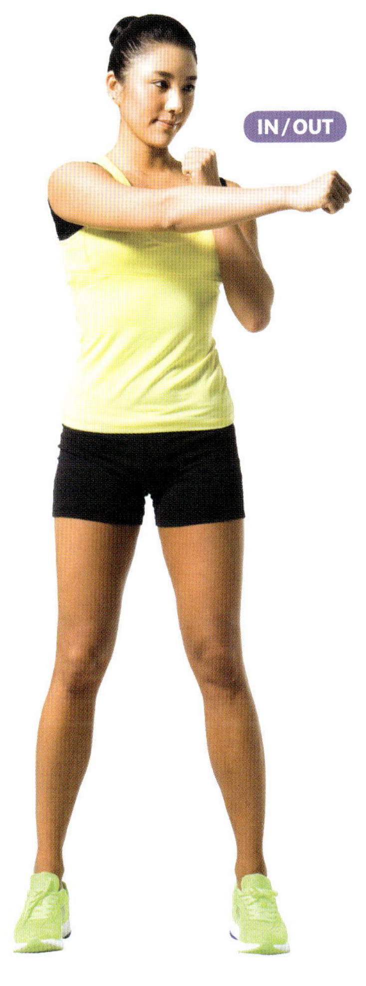

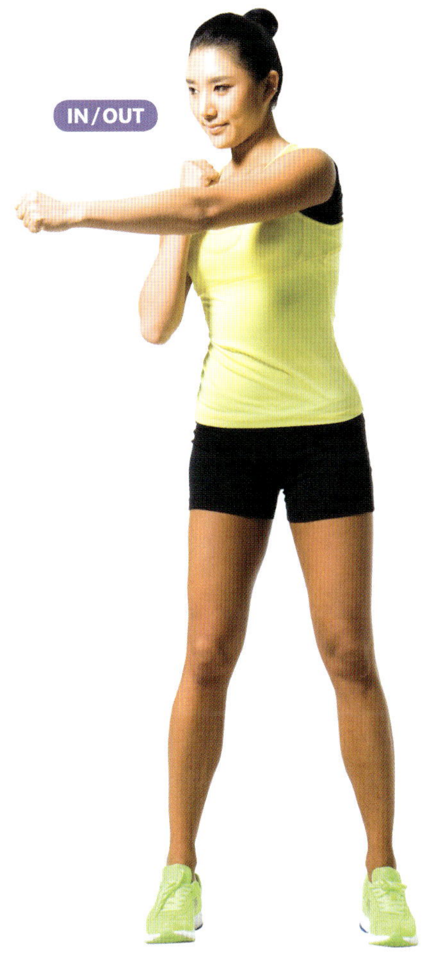

2 **IN/OUT** 몸통을 왼쪽으로 비틀며
오른 주먹을 내지른다.

> **Point** 몸통을 비틀 때 복부도 함께 비틀
> 어주고, 골반은 정면을 유지하도록
> 한다.

3 **IN/OUT** 몸통을 오른쪽으로 비틀며
왼 주먹을 내지른다. 동작 2로 돌아가
반복 실시한다.

> **Point** 호흡을 짧게 멈추지 않고 지속해야
> 하며 온몸의 근육을 모두 쓴다는
> 느낌으로 적극적으로 움직인다.

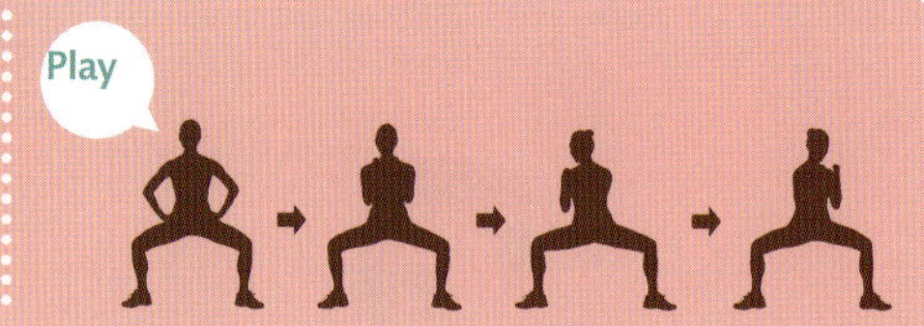

날씬한 허리와 납작한 복부를 만드는
복부 트위스트

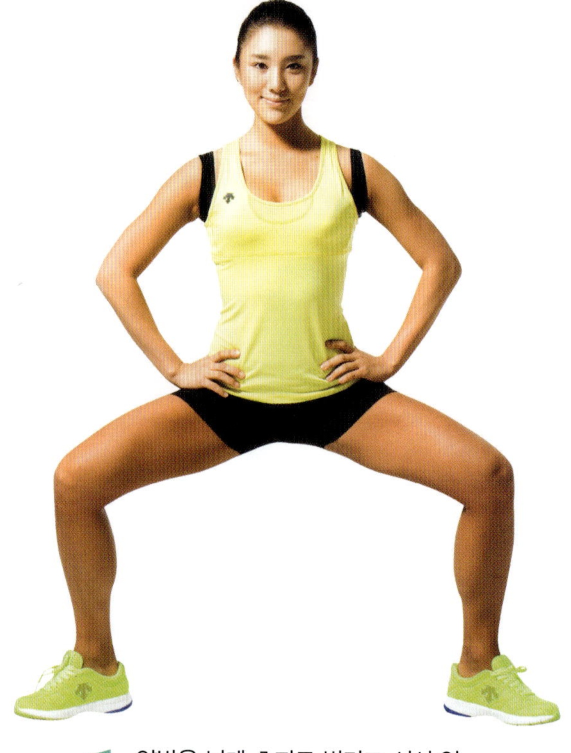

1 양발을 넓게 八자로 벌리고 서서 양손은 골반에 얹고 무릎은 90도에 가깝도록 굽힌다.

Point 발바닥 안쪽에 힘을 주고 허벅지 안쪽이 당길 때까지 무릎을 굽히되 골반이 앞뒤로 빠지지 않도록 유의한다.

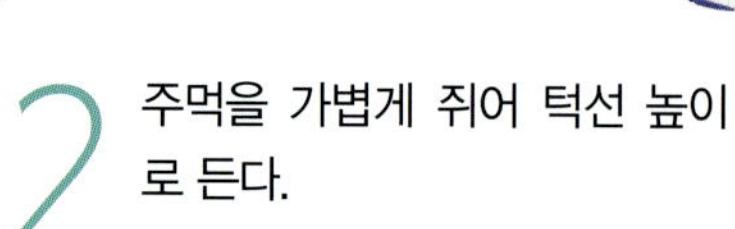

🕐 운동량	🏋 효과
100회	허벅지 안쪽을 자극하는 동시에 날씬한 허리와 복부를 만들어준다.

2 주먹을 가볍게 쥐어 턱선 높이로 든다.

Point 어깨를 최대한 끌어내려 귀와 어깨가 멀어진 상태를 유지하도록 한다.

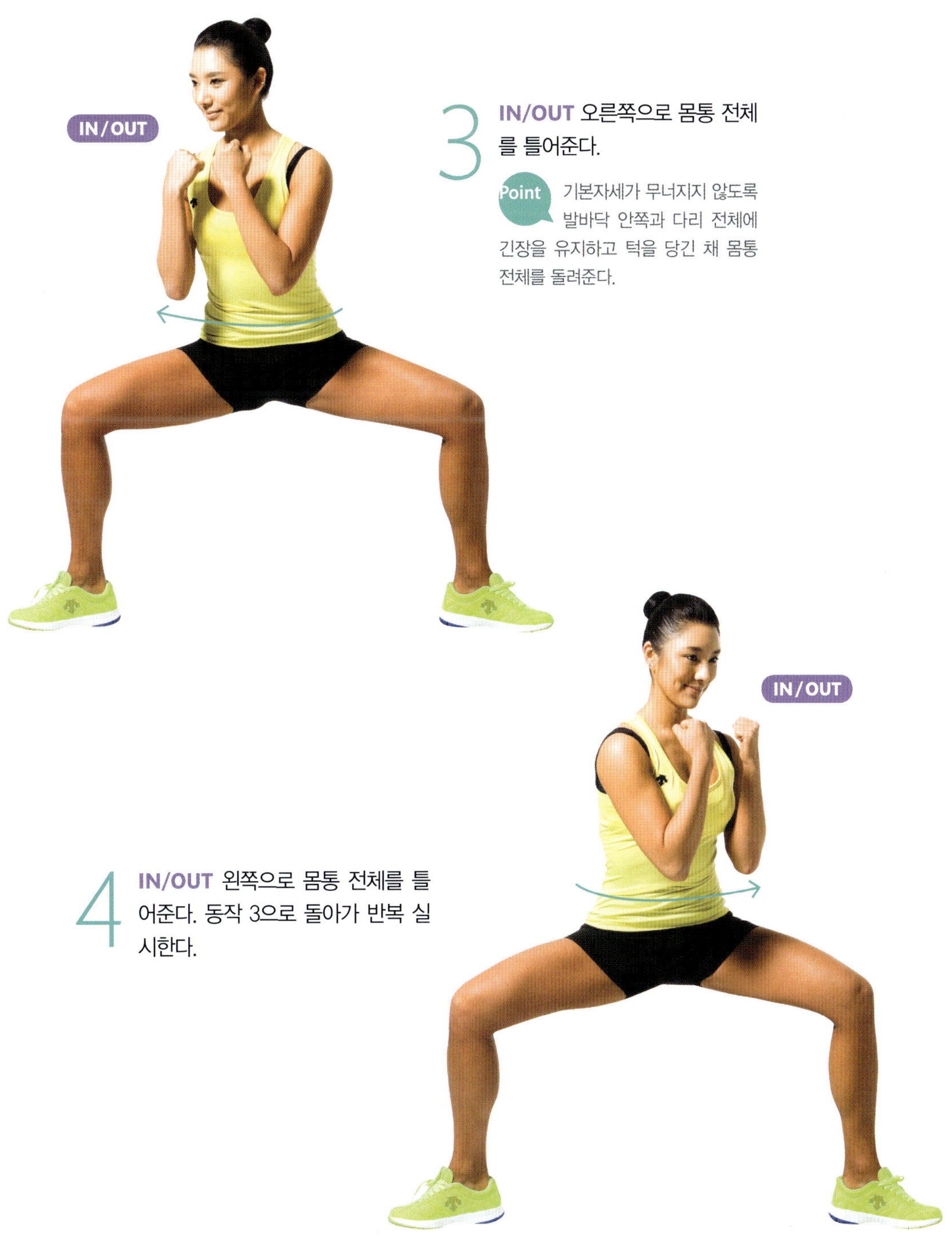

3 **IN/OUT** 오른쪽으로 몸통 전체를 틀어준다.

Point 기본자세가 무너지지 않도록 발바닥 안쪽과 다리 전체에 긴장을 유지하고 턱을 당긴 채 몸통 전체를 돌려준다.

4 **IN/OUT** 왼쪽으로 몸통 전체를 틀어준다. 동작 3으로 돌아가 반복 실시한다.

상체 숙이기

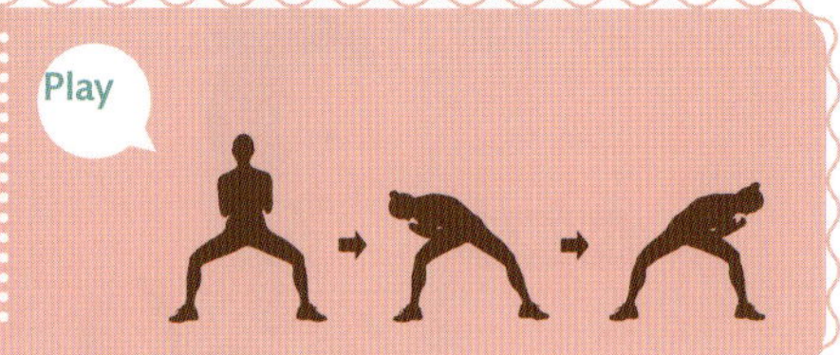

IN

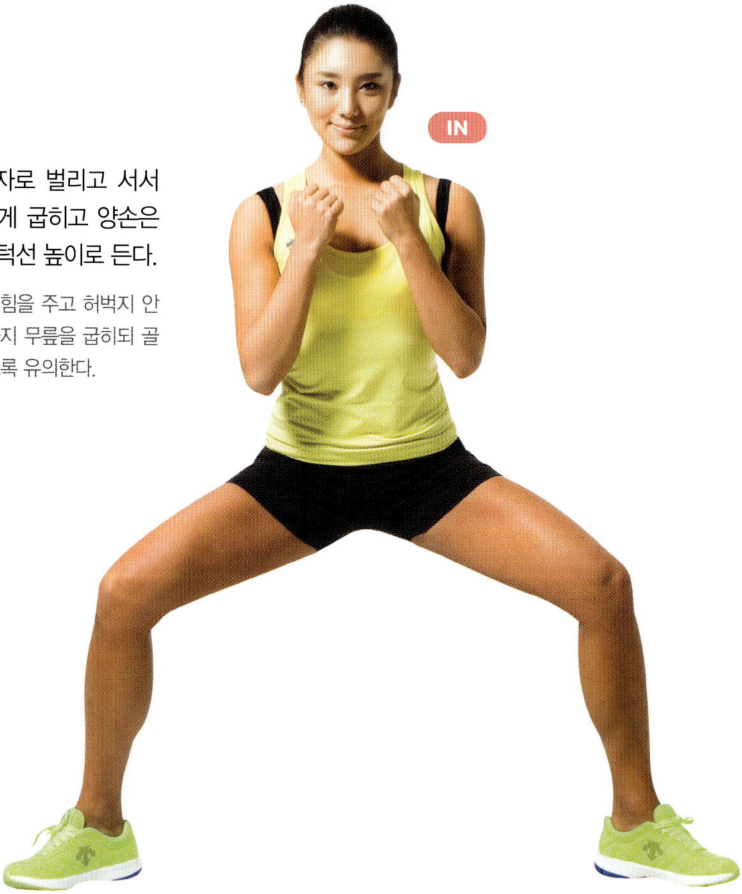

1 **IN** 양발을 넓게 八자로 벌리고 서서 무릎은 90도에 가깝게 굽히고 양손은 가볍게 주먹을 쥐어 턱선 높이로 든다.

Point 발바닥 안쪽에 힘을 주고 허벅지 안쪽이 당길 때까지 무릎을 굽히되 골반이 앞뒤로 빠지지 않도록 유의한다.

운동량

100회

효과

허벅지 안쪽과 옆구리 주변을 자극해 군살을 효과적으로 제거한다.

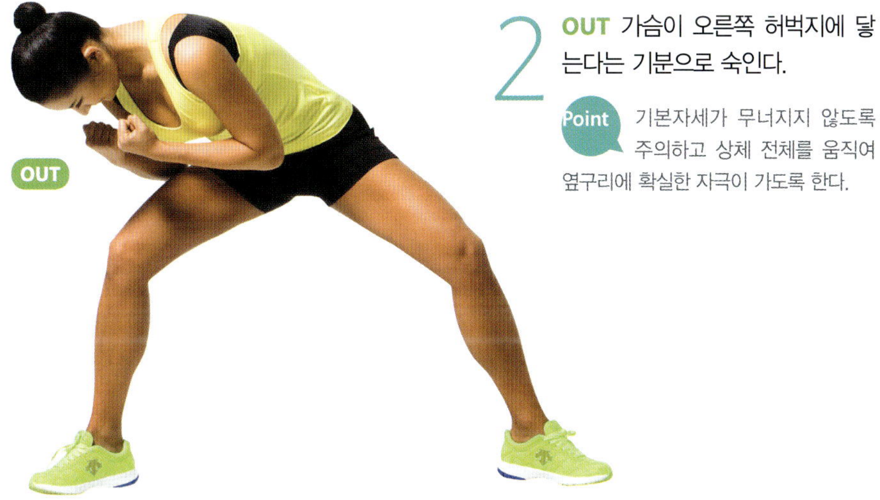

2 **OUT** 가슴이 오른쪽 허벅지에 닿는다는 기분으로 숙인다.

Point 기본자세가 무너지지 않도록 주의하고 상체 전체를 움직여 옆구리에 확실한 자극이 가도록 한다.

3 **IN** 상체를 들었다가 **OUT** 가슴이 왼쪽 허벅지에 닿는다는 기분으로 숙인다. 동작 2로 돌아가 반복 실시한다.

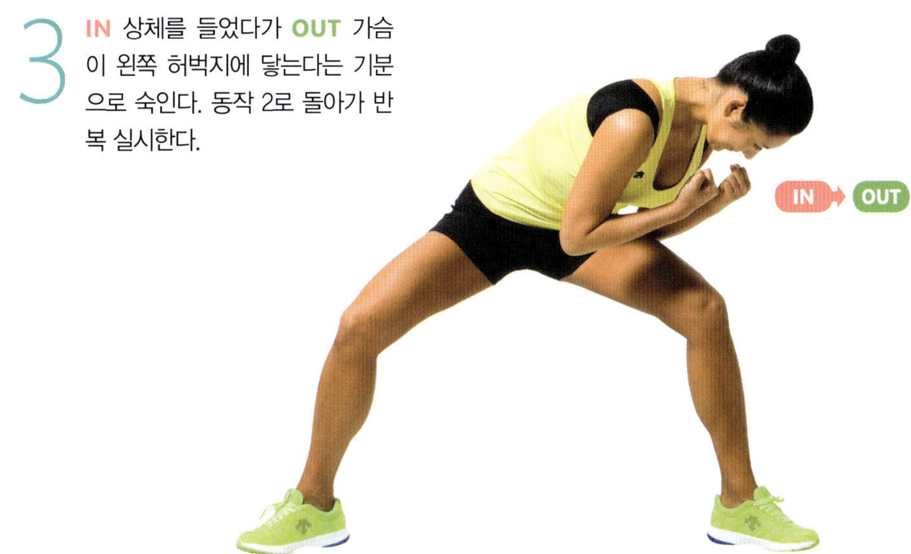

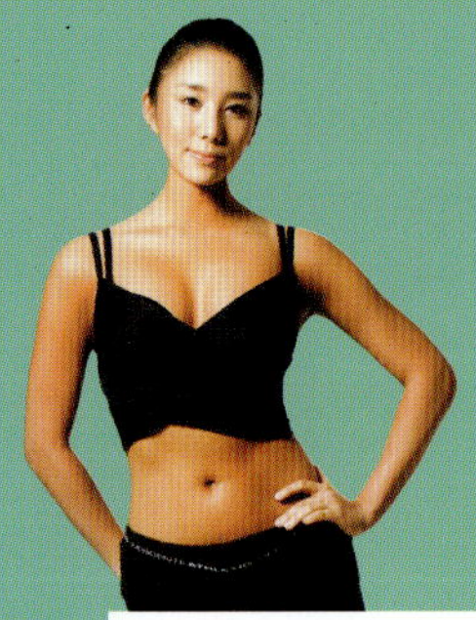

실내용 안방 글래머 유산소운동

확실한 체중 감량을 원한다면 유산소운동은 옵션이 아니라 필수다. 유산소운동은 개개인의 운동능력에 맞게 실시하되, 주어진 시간 안에 얼마나 효율적으로 실시하는가가 관건이다. 그런데 간혹 헬스장 러닝머신 위가 아니면 절대로 유산소운동을 할 수 없다고 생각하는 사람들이 있다. 그렇게 생각했다면 큰 오산! 안방에서도 얼마든지 유산소운동을 할 수 있다.

안방 글래머 유산소운동은 짧은 시간에 칼로리 소모량을 최대로 끌어올린 운동법이다. 실내에서 하기 때문에 텔레비전을 보거나 음악을 들으면서 즐겁게 할 수 있고, 간단한 동작을 반복하면 되니 따라 하기도 쉽다. 쉬는 시간 없이 실시하면 심박수를 높이는 데 효과적이며, 바디 셰이핑의 효과도 노려볼 수 있다.

모든 동작은 100회 이상을 기본으로 하고, 운동하는 내내 짧게 들이마셨다가 내뱉는 호흡을 쉬지 않고 반복하는 것이 좋다. 부분 운동을 하는 중간에 끼워 넣어도 좋고, 부분 운동을 모두 끝낸 후 바로 이어서 실시하는 것도 좋다. 개인의 체력과 운동 목적에 맞게 조절해서 실시해보자.

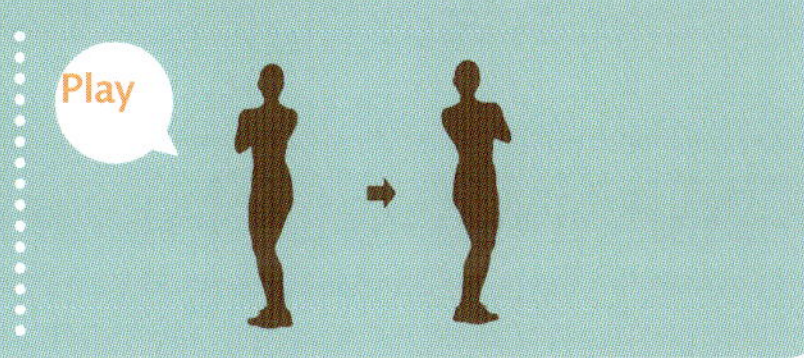

허리를 날씬하게 만드는
점프 트위스트

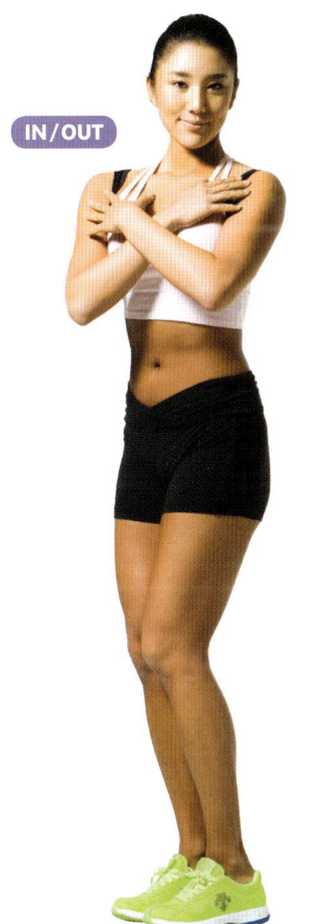

1 **IN/OUT** 바르게 선 상태에서 양 발은 좁게 벌리고 양팔은 교차하여 가슴에 갖다 댄 다음 점프하며 왼쪽으로 허리를 비튼다.

Point 복부는 등 쪽으로 당겨 긴장시킨다.

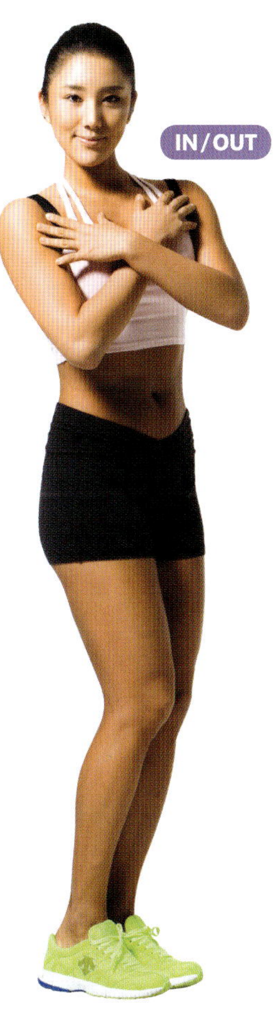

2 **IN/OUT** 점프하며 오른쪽으로 허리를 비튼다. 동작 1로 돌아가 반복 실시한다.

Point 허리를 비틀 때는 배꼽 주변의 살들이 비틀어지며 허리가 완전히 돌아간다는 느낌을 가져야 한다.

⏰ **운동량**   🏋 **효과**

100회   허리를 날씬하게 만들어준다.

투명 줄넘기

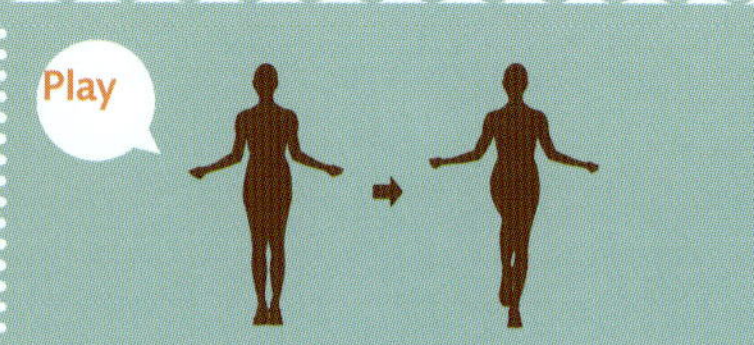

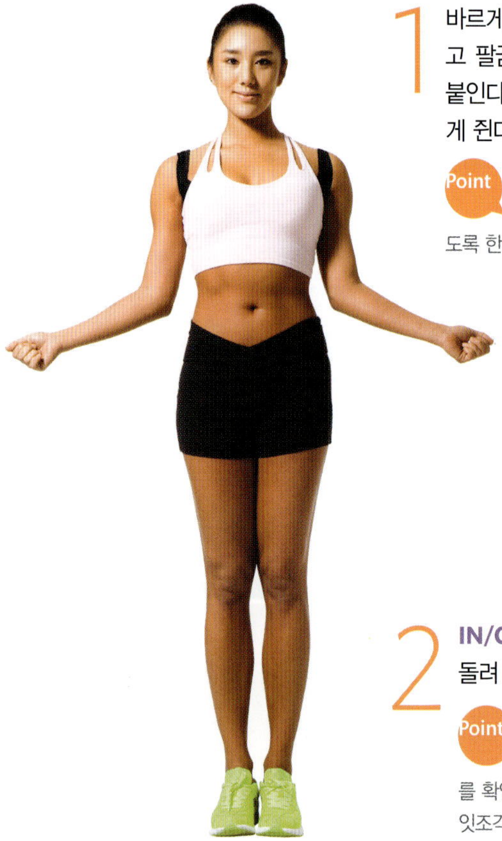

1 바르게 선 상태에서 양발은 모으고 팔꿈치는 구부려 허리 쪽으로 붙인다. 양손에 면봉 20개를 가볍게 쥔다.

Point 어깨를 최대한 끌어내려 귀와 어깨가 멀어진 상태를 유지하도록 한다.

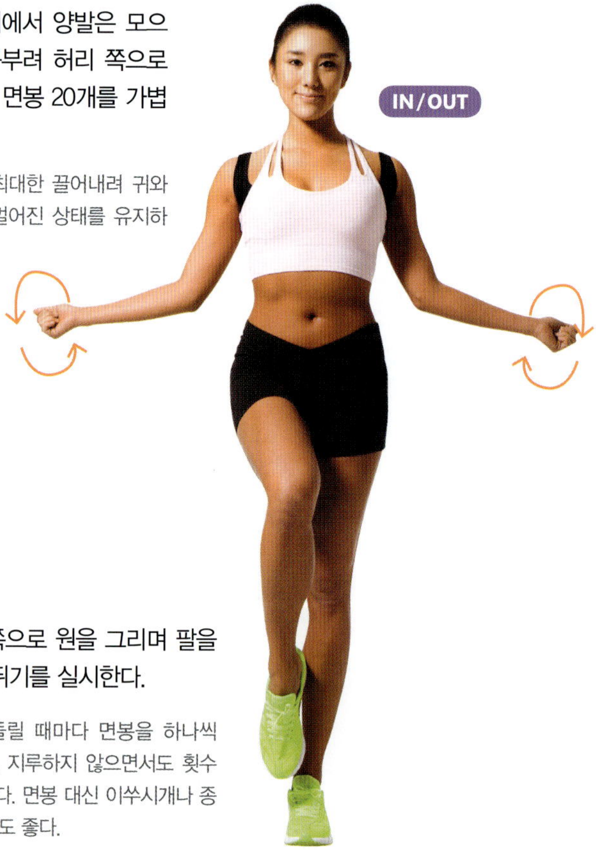

IN/OUT

2 **IN/OUT** 뒤쪽으로 원을 그리며 팔을 돌려 제자리 뛰기를 실시한다.

Point 10번 돌릴 때마다 면봉을 하나씩 던지면, 지루하지 않으면서도 횟수를 확인할 수 있다. 면봉 대신 이쑤시개나 종잇조각을 이용해도 좋다.

⏰ 운동량

100회

🏋 효과

등과 어깨를 펴주어 자세를 개선시키고, 온몸의 체지방을 제거해준다.

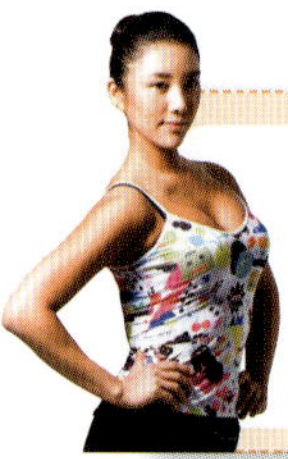

AR's Knowhow

원을 뒤쪽으로 돌리면 평소에 쓰지 않는 등이나 어깨 뒤쪽 근육을 자극하기 때문에 운동 효과가 극대화된답니다. 또, 팔을 뒤로 돌리는 과정에서 자연스럽게 등과 어깨가 펴져 자세가 교정돼요.

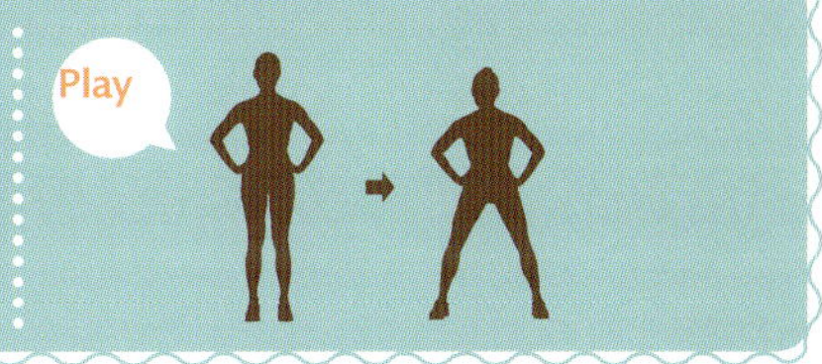

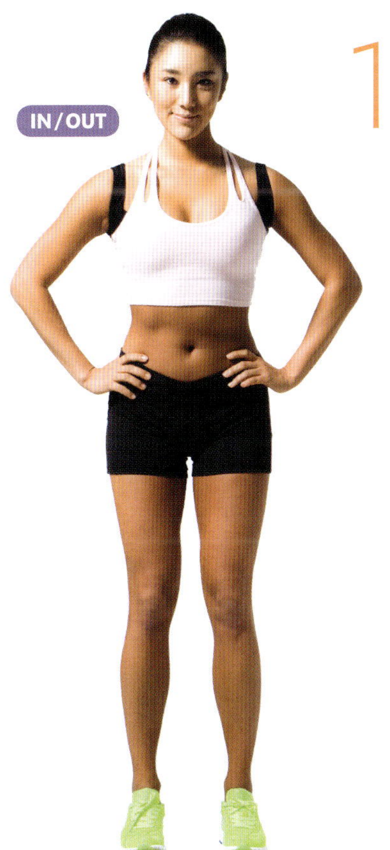

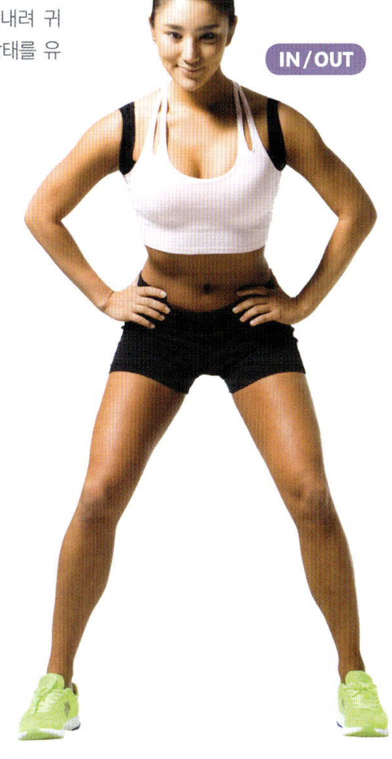

1 **IN/OUT** 바르게 선 상태에서 양발은 11자로 모으고 양손은 골반에 얹는다.

Point 어깨를 최대한 끌어내려 귀와 어깨가 멀어진 상태를 유지하도록 한다.

2 **IN/OUT** 점프하면서 다리를 넓게 벌려 착지한다. 다시 점프하면서 동작 1로 돌아가 반복 실시한다.

⏲ **운동량**　　　🏋 **효과**

100회　　　허벅지 안팎을 날씬하게 만들어준다.

전속력 질주하기

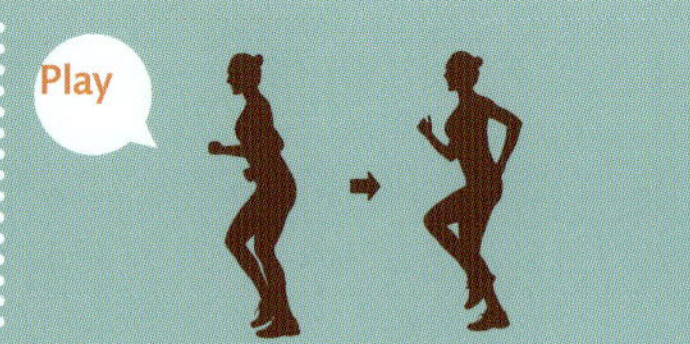

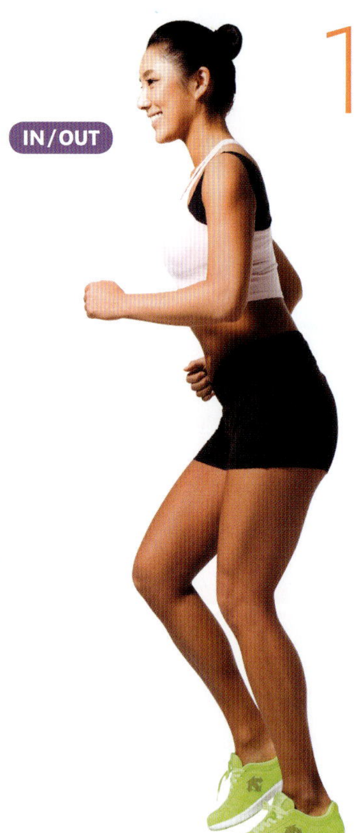

1 **IN/OUT** 바르게 선 상태에서 빠르게 2분간 제자리 뛰기를 실시한다.

Point 복부는 등 쪽으로 당겨 긴장시킨다.

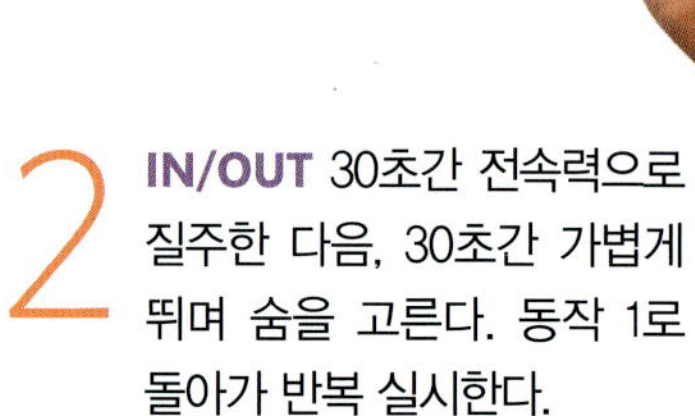

2 **IN/OUT** 30초간 전속력으로 질주한 다음, 30초간 가볍게 뛰며 숨을 고른다. 동작 1로 돌아가 반복 실시한다.

⏰ 운동량	🏋️ 효과
3분 × 10세트	심박수를 빠르게 올려주며 단기간 칼로리 소모량이 많다.

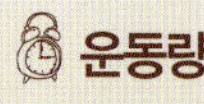

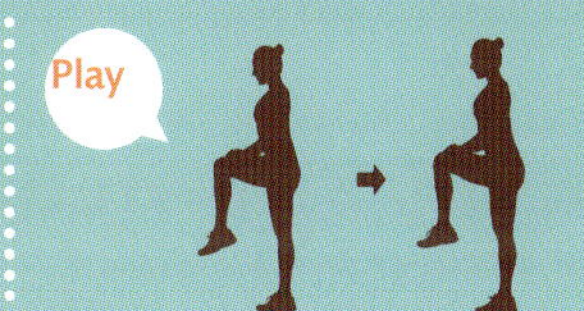

한껏 업된 힙을 만드는
무릎 높이 들기

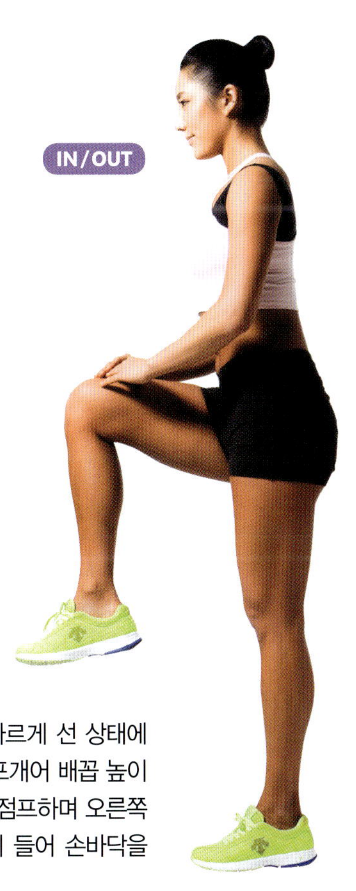

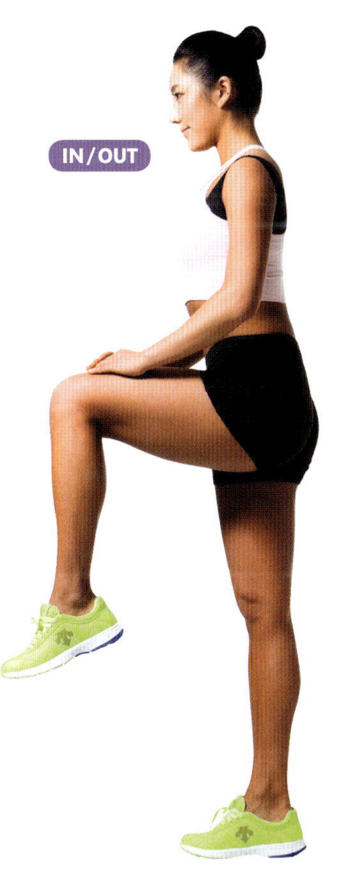

1 **IN/OUT** 바르게 선 상태에서 양손을 포개어 배꼽 높이로 든 다음 점프하며 오른쪽 무릎을 높이 들어 손바닥을 터치한다.

2 **IN/OUT** 다시 점프하며 발을 바꿔 왼쪽 무릎을 높이 들어 손바닥을 터치한다. 동작 1로 돌아가 반복 실시한다.

Point 상체를 숙이지 않고 엉덩이와 허벅지 근육만으로 무릎을 높이 들어 올리는 것에 집중하도록 한다.

🕑 운동량
100회

🏋 효과
엉덩이와 허벅지가 이어지는 부위를 강하게 자극해주어 힙업시킨다.

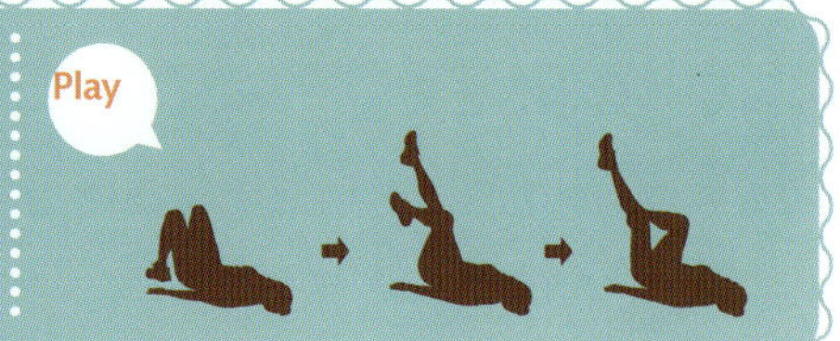

Play

1 바닥에 누운 상태에서 무릎을
세운다.

Point 턱을 이중턱으로 만들면 척
추를 일직선으로 만들어 바
닥에 밀착시키는 데 도움이 된다.

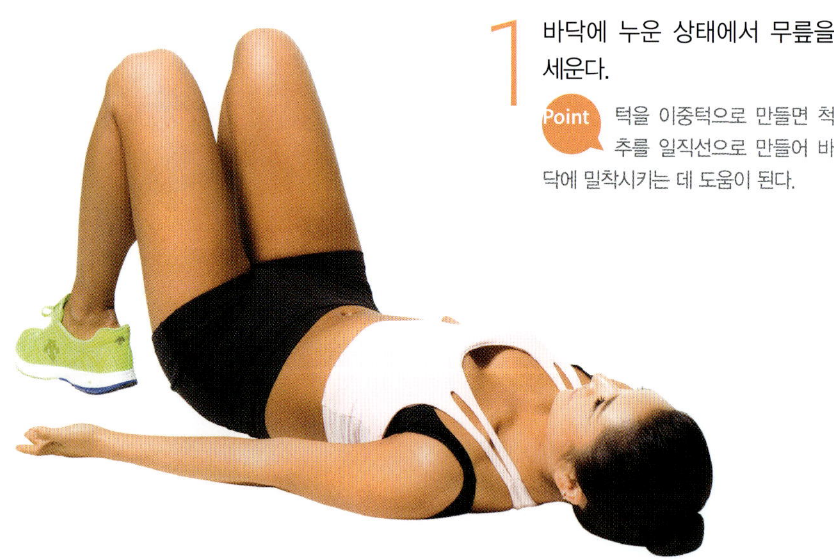

운동량

100회
× 10세트

효과

힙과 허벅지를 계속 자극해서 슬림
하고 탱탱하게 가꾸어 준다.

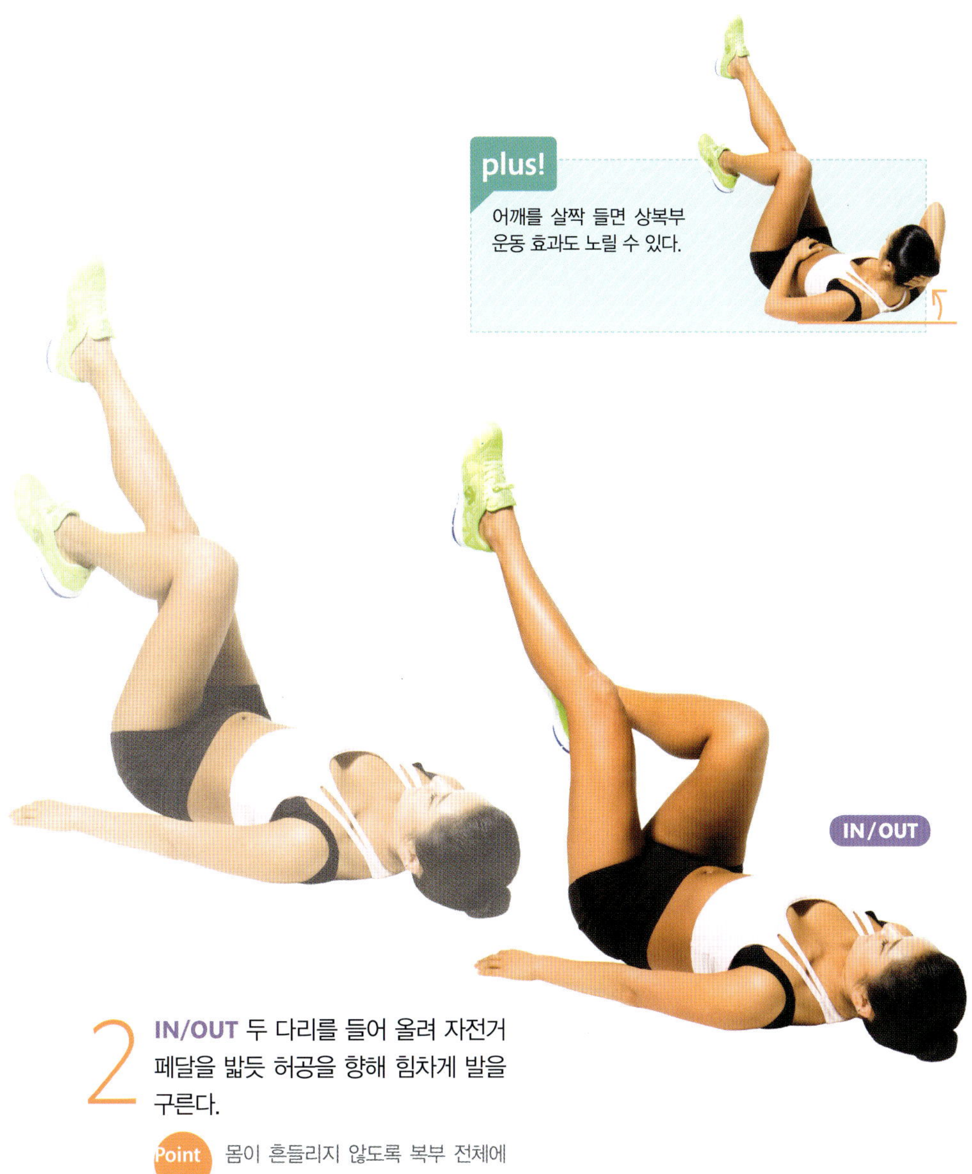

2 **IN/OUT** 두 다리를 들어 올려 자전거
페달을 밟듯 허공을 향해 힘차게 발을
구른다.

Point 몸이 흔들리지 않도록 복부 전체에
힘을 주어야 한다.

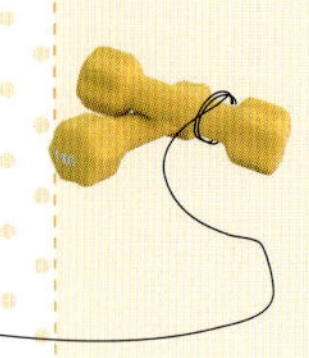

실외용 안방 글래머 유산소운동

실외용 유산소운동은 안방 글래머 유산소운동과 마찬가지로 처음 시작할 때부터 시간을 정하고, 중간에 쉬지 않고 계속해서 움직이는 것이 관건! 날씨 좋은 평일, 자유운동을 하는 주말에 손쉽게 시도해볼만한 몇 가지 실외용 유산소운동을 소개한다.

걷기

집을 나서기 전 출발지에서 목적지까지의 거리를 검색엔진을 통해 체크한다. 대략적인 거리를 알고 걷게 되면 목적성이 생겨 막연하게 걸을 때보다 성취감을 느낄 수 있다. 쉬는 날이나 시간상 여유가 주어지는 날이 좋고, 왕복 5km 이상 되도록 설정한다. 친구나 가족과 함께 해도 좋다. 단, 휴식은 전혀 없어야 하고 빠른 걸음을 유지하도록 한다. 중간에 신호대기에 걸릴 때에도 뒤꿈치를 들었다 내리는 등 가볍게 몸을 움직여주도록 하자.

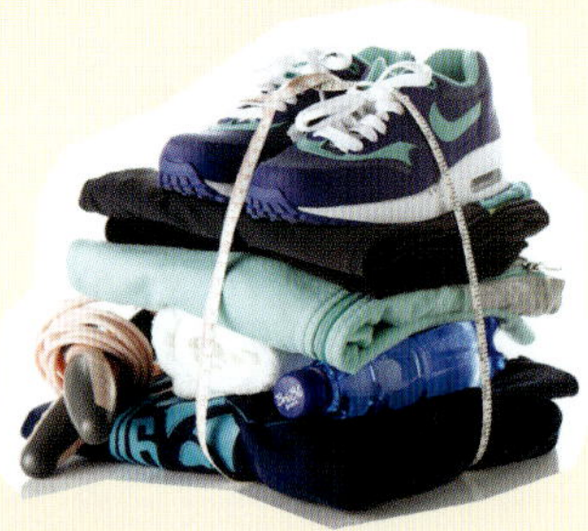

헬스장 유산소운동 기구들로 운동하기

세월아, 네월아~ 여유롭게 유산소운동을 하는 것이야말로 가장 큰 실수! 운동 효과가 전혀 없다. 제대로 된 효과를 보고 싶다면 30분 이상 운동하되 숨이 찰 정도로 빠르게 걷기와 가볍게 뛰기를 번갈아 실시하자. 러닝머신이 아닌 다른 유산소운동 기구들 역시 마찬가지다. 부분운동을 모두 실시한 뒤 유산소운동을 충분히 해주면 지방이 탄다는 점도 반드시 기억할 것.

계단 오르기

20층 이상 높이의 건물에서 쉬지 않고 30~60분가량 오르내리기를 반복한다. 계단을 오르내리면 다리를 움직이는 반경이 커지기 때문에 힙이 계속해서 자극되어 힙업되는 효과가 있다. mp3플레이어로 음악을 들으며 엉덩이와 허벅지의 움직임에 집중하면서 실시한다.

학교 운동장이나 주차장 활용하기

학교 운동장이나 공터, 주차장 등 정해진 공간을 활용한다. 30분을 목표로 1분 빠르게 걷기와 1분 달리기를 조합하여 실시하면 좋다. 더욱 효과적으로 심박수를 끌어올리면서 지방을 잘 태울 수 있는 상태로 만들어준다. 마냥 느리게 1시간을 걷는 것보다 시간을 더욱 효율적으로 활용할 수 있는 방법이다. 칼로리 소모와 운동량도 상당히 높다.

등산하기

휴일이나 주말에 실시하면 좋다. 맑은 공기를 마시며 심신을 정화하는 효과도 있고 산을 올라갈 때에는 오르막 경사를 따라 힙과 허벅지를 많이 사용하게 되어 힙업과 전신운동에 도움이 된다.

자전거타기

자전거를 타고 바람을 스치며 달릴 때면 유산소운동을 넘어선 즐거움을 만끽할 수 있다. 나는 가끔 자전거를 타고 한강변을 달리는데, 풍경을 보면서 달리기 때문에 지루하지도 않고 새로운 에너지도 얻을 수 있다. 단, 다이어트 유산소 효과를 노린다면 최소 5~6km 이상, 40분 이상의 운동이 필요하다. 가능하면 거리와 목표를 정하고 타는 것이 좋고 안전에 각별히 주의를 기울여야 한다.

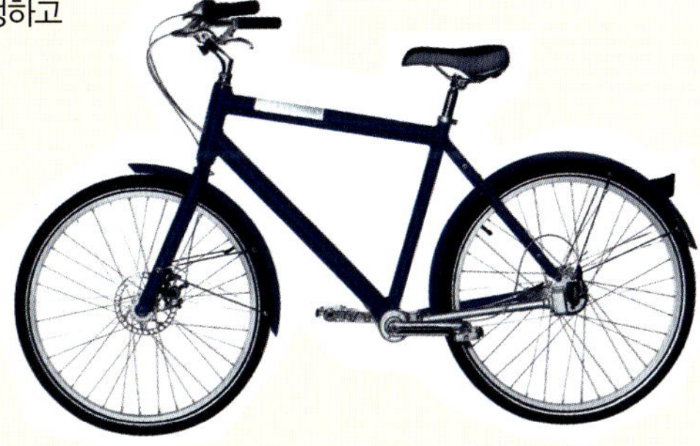

유산소운동, 3주마다 바꾸세요!

3주 정도 간격으로 유산소운동 방법을 바꾸자. 우리 몸은 한 가지 방식에 쉽게 익숙해지고, 그렇게 익숙해지게 되면 더 이상 자극을 받지 못하고 습관적으로 움직임을 반복하게 된다. 몸이 바뀌길 원하고 지방을 효과적으로 태우고 싶다면 몸이 익숙해지고 편안해졌다 싶을 때마다 다시 혼란을 줘야 한다. 일정 기간 동안 특정한 움직임을 반복하다가 갑자기 새로운 방식으로 바꾸면 운동 효과가 높아진다.

안방 글래머 생활용품 운동법

　주변의 생활소품을 이용하면 돈을 들이지 않고도 효과적으로 운동을 할 수 있다. 내가 가장 자주 사용하는 소품은 일회용 접시와 가방인데, 주방을 뒤져 보면 1~2개쯤 발견되는 일회용 접시는 운동에 활용하기 매우 좋은 소품이다. 자연스럽게 바닥에서 미끄러지기 때문에 강도와 난이도를 조절하기 쉬우며, 더욱 강한 운동 효과를 기대할 수 있기 때문. 가방의 경우 책을 넣어 약간 무거운 상태로 만들어 운동하면 근력 운동을 할 수 있는 훌륭한 도구가 된다. 굳이 따로 운동가방을 마련하지 않고 백팩, 서류가방, 노트북가방 등 어떤 것을 사용해도 괜찮다. 생활용품을 이용한 간편 운동법을 배워 보자. 이 운동 역시 최소 100회 이상 실시하는 것은 기본이다.

양팔 하트 그리기

어깨와 등 근육의 유연성을 향상시키며 오십견을 예방해주는 효과가 있다.

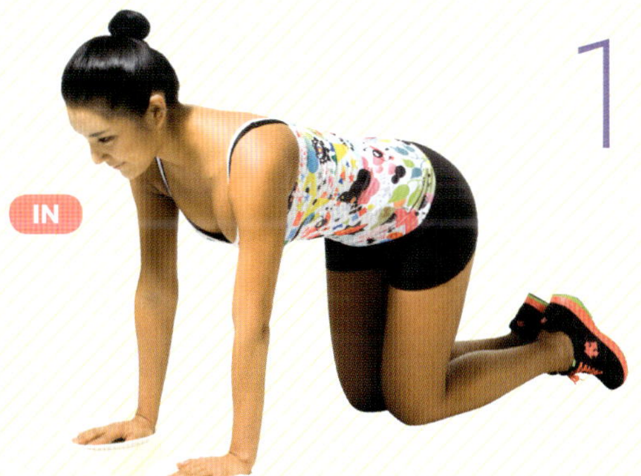

1 **IN** 무릎을 대고 엎드린 상태에서 양 손바닥으로 접시를 짚는다.

Point 목과 어깨에 힘이 들어가지 않도록 하고, 어깨를 최대한 끌어내려 귀와 어깨가 멀어진 상태를 유지하도록 한다.

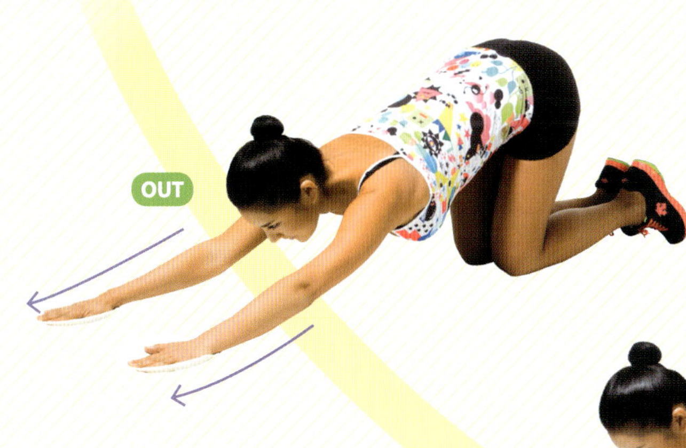

2 **OUT** 체중을 상체 쪽으로 실어주면서 양팔을 쭉 밀어 올린다.

3 **IN/OUT** 하트를 그리며 제자리로 돌아온다. 동작 2로 돌아가 반복 실시한다.

다리 와이퍼 운동

허벅지 안쪽과 바깥쪽을 효과적으로 자극하여 길고 가는 허벅지를 만들어주고 전신운동의 효과를 준다.

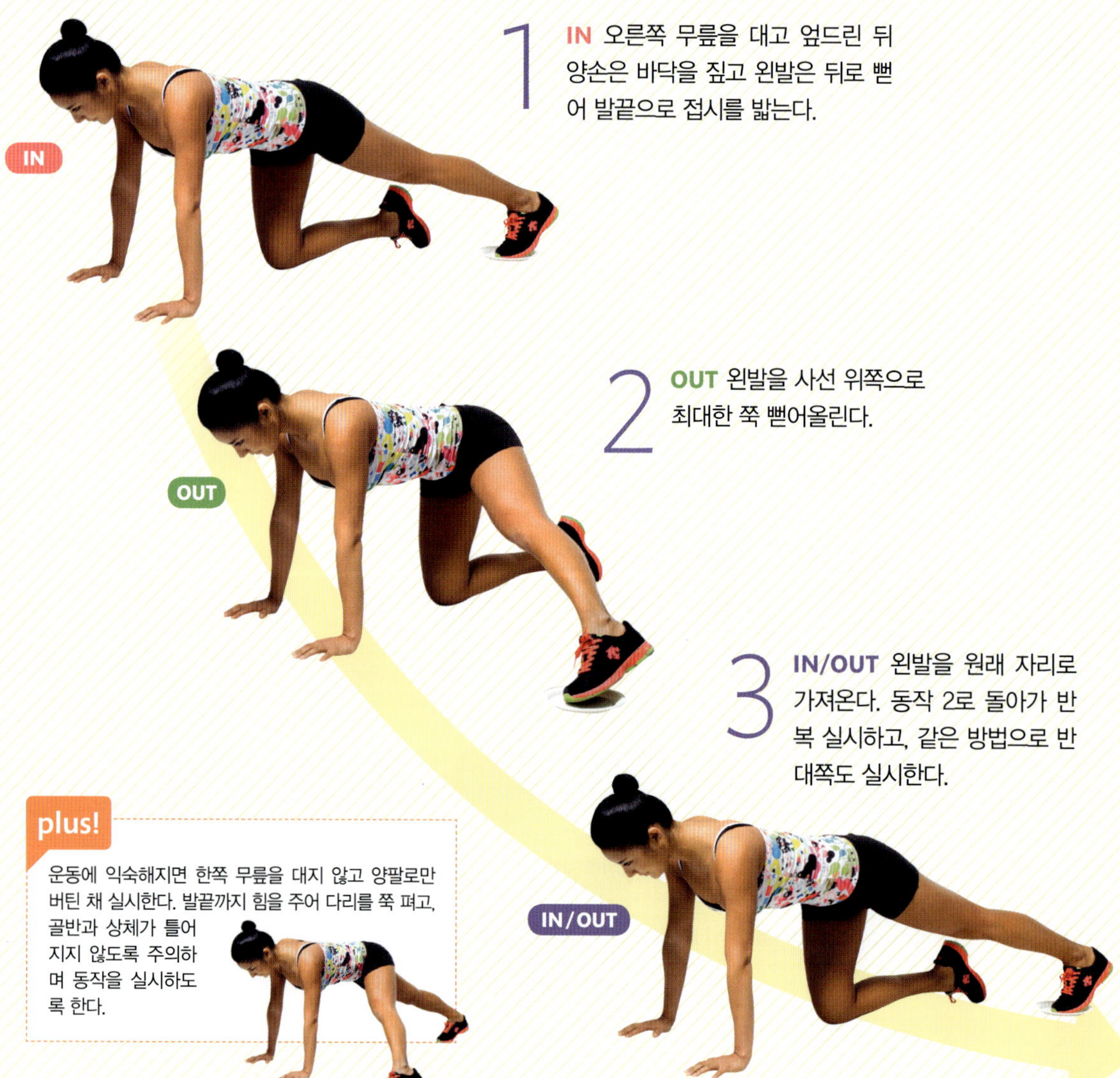

1 **IN** 오른쪽 무릎을 대고 엎드린 뒤 양손은 바닥을 짚고 왼발은 뒤로 뻗어 발끝으로 접시를 밟는다.

2 **OUT** 왼발을 사선 위쪽으로 최대한 쭉 뻗어올린다.

3 **IN/OUT** 왼발을 원래 자리로 가져온다. 동작 2로 돌아가 반복 실시하고, 같은 방법으로 반대쪽도 실시한다.

plus!

운동에 익숙해지면 한쪽 무릎을 대지 않고 양팔로만 버틴 채 실시한다. 발끝까지 힘을 주어 다리를 쭉 펴고, 골반과 상체가 틀어지지 않도록 주의하며 동작을 실시하도록 한다.

엎드려 다리 교차하기

하체 군살을 제거함과 동시에 단시간에 빠르게 칼로리를 태워주는 전신운동 효과가 있다.

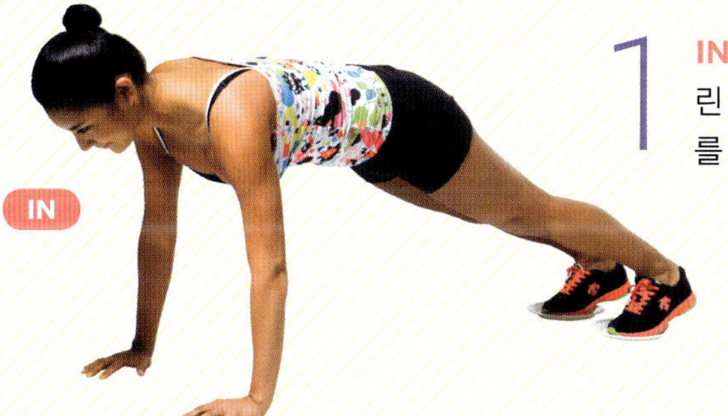

1 **IN** 양손으로 바닥을 짚고 엎드린 상태에서 양 발끝으로 접시를 밟는다.

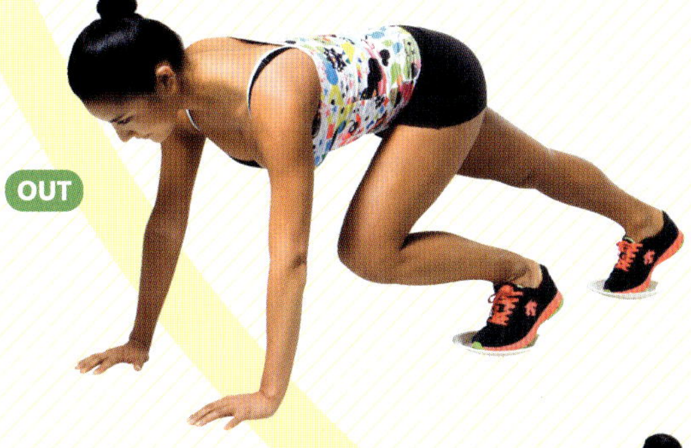

2 **OUT** 왼발을 구부린다.

3 **IN/OUT** 왼발을 뒤로 미는 동시에 오른발을 구부린다. 동작 2로 돌아가 반복 실시한다.

Point 호흡을 계속 짧고 강하게 내쉬면서 실시하고 엉덩이가 지나치게 위로 들리거나 어깨에 힘이 들어가지 않도록 한다.

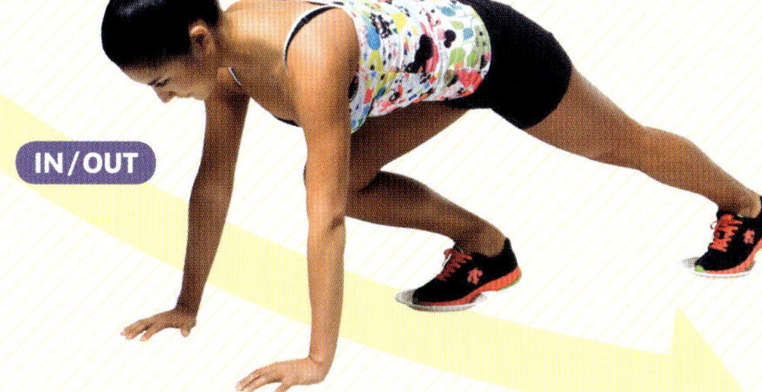

가방 들어 올리기

두툼한 등살과 허리 뒤쪽 살을 제거하는 동시에 어깨를 강화시켜준다.

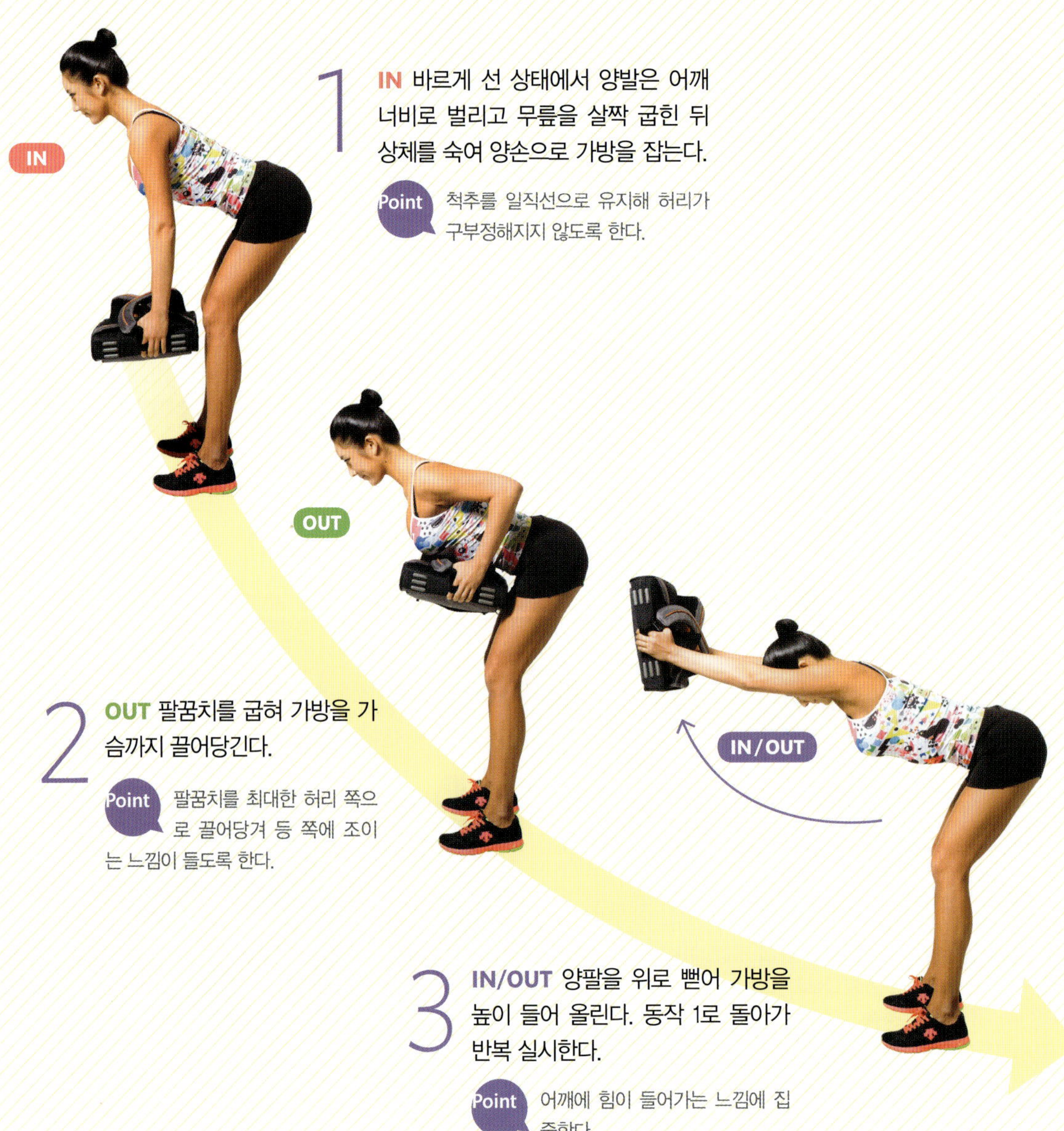

1 **IN** 바르게 선 상태에서 양발은 어깨 너비로 벌리고 무릎을 살짝 굽힌 뒤 상체를 숙여 양손으로 가방을 잡는다.

Point 척추를 일직선으로 유지해 허리가 구부정해지지 않도록 한다.

2 **OUT** 팔꿈치를 굽혀 가방을 가슴까지 끌어당긴다.

Point 팔꿈치를 최대한 허리 쪽으로 끌어당겨 등 쪽에 조이는 느낌이 들도록 한다.

3 **IN/OUT** 양팔을 위로 뻗어 가방을 높이 들어 올린다. 동작 1로 돌아가 반복 실시한다.

Point 어깨에 힘이 들어가는 느낌에 집중한다.

등 뒤로 가방 돌리기

복부를 비롯한 몸의 중심부위를 탄탄하게 만들어주며 팔뚝의 군살을 제거해준다.

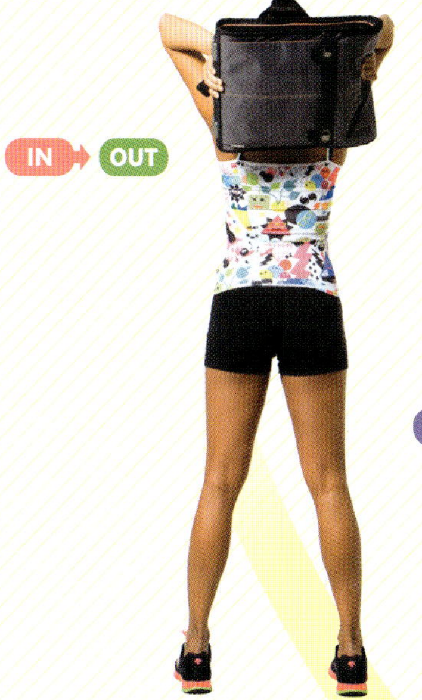

1 **IN** 바르게 선 상태에서 양발은 골반 너비로 벌리고 양손으로 가방을 잡아 **OUT** 팔꿈치를 굽혀 가방을 등 쪽으로 내린다.

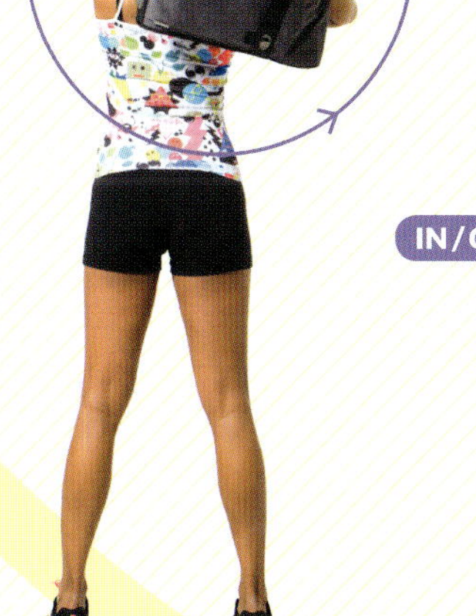

2 **IN/OUT** 오른쪽에서 왼쪽으로 원을 그린다. 20회 반복 실시한다.

3 **IN/OUT** 왼쪽에서 오른쪽으로 원을 그린다. 20회 반복 실시한다. 동작 2로 돌아가 반복 실시한다.

Point 운동하는 동안 하체를 비롯한 몸통은 반드시 고정되어 있어야 하며, 팔꿈치가 귀 옆에서 떨어지지 않도록 주의해야 한다.

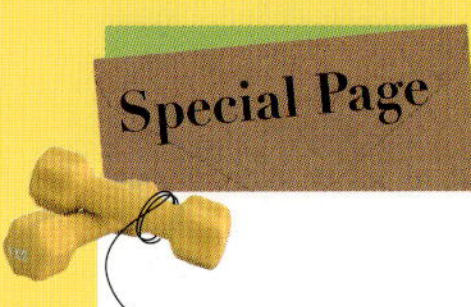

여신 종아리 만들기

수많은 여성들이 고민하고 있는 부위 중 하나인 종아리. '종아리는 타고나야 한다'는 말이 있을 정도로 종아리가 예쁜 사람은 많지 않다. 실제로 종아리는 선천적인 부분에 의해 많이 좌우된다. 원래 종아리에 근육이 많고 알이 잘 생기는 타입이 있는 반면, 타고나길 가늘고 길게 태어난 이들도 있는 것. 근육형 종아리가 완벽하게 일자로 쭉 뻗은 종아리로 변하기는 어렵지만, 시간을 두고 장기적으로 노력을 기울인다면 건강하면서도 탄력 있는 종아리 라인을 만들 수 있다. 텔레비전을 보거나 휴식을 취할 때, 혹은 운동이 끝난 후 실시하면 더욱 좋은 종아리 지압법을 공개한다. 여기에 족욕을 더해주면 효과는 더욱 극대화되며, 시간 날 때마다 수시로 실시해야 한다는 점을 명심할 것!

발 뻗었다 당기기

종아리를 슬림하고 탄력 있게 만들어준다.

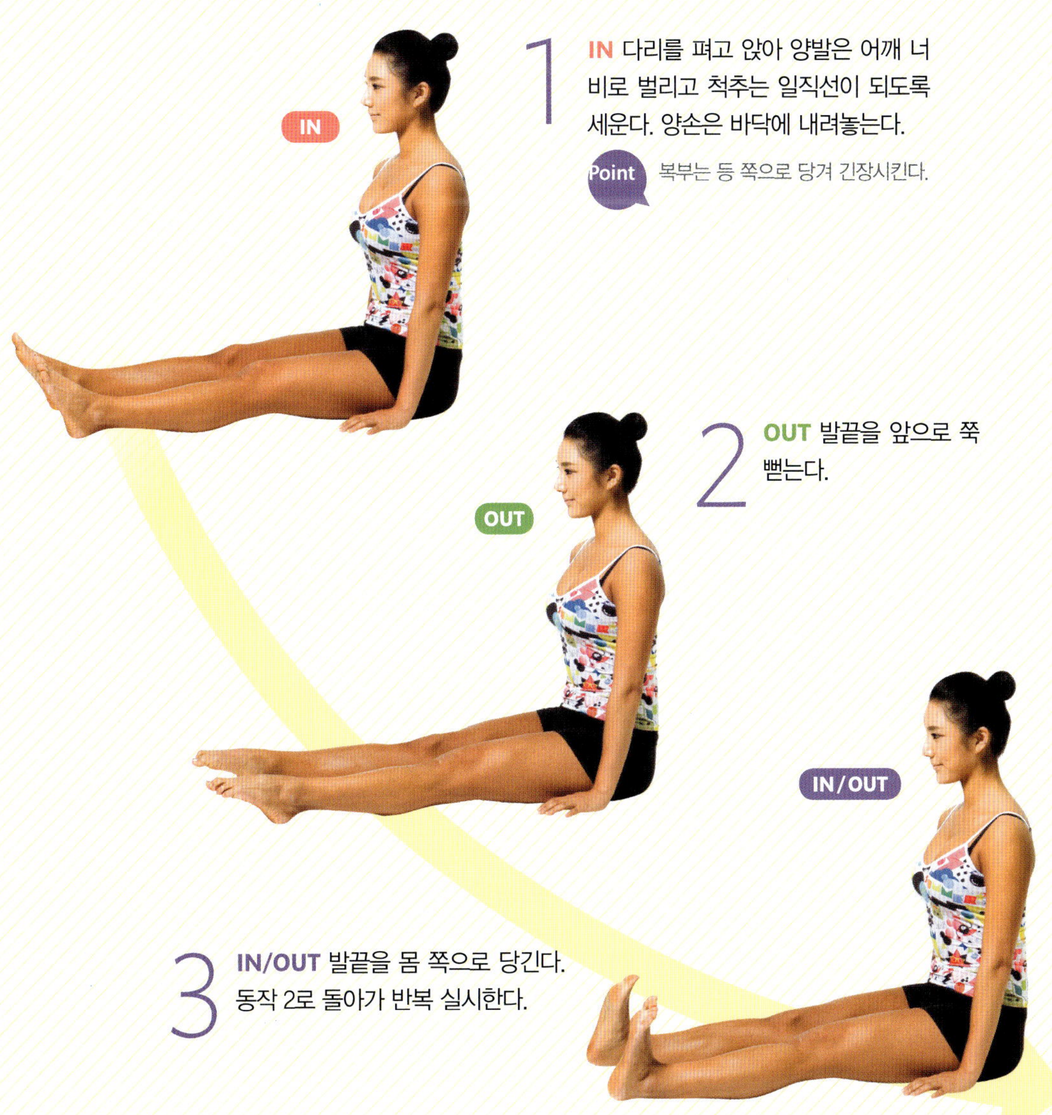

1 **IN** 다리를 펴고 앉아 양발은 어깨 너비로 벌리고 척추는 일직선이 되도록 세운다. 양손은 바닥에 내려놓는다.

Point 복부는 등 쪽으로 당겨 긴장시킨다.

2 **OUT** 발끝을 앞으로 쭉 뻗는다.

3 **IN/OUT** 발끝을 몸 쪽으로 당긴다. 동작 2로 돌아가 반복 실시한다.

맨손으로 종아리 알풀기

종아리의 뭉친 근육을 풀어주어 슬림한 하체 라인을 만들어준다.

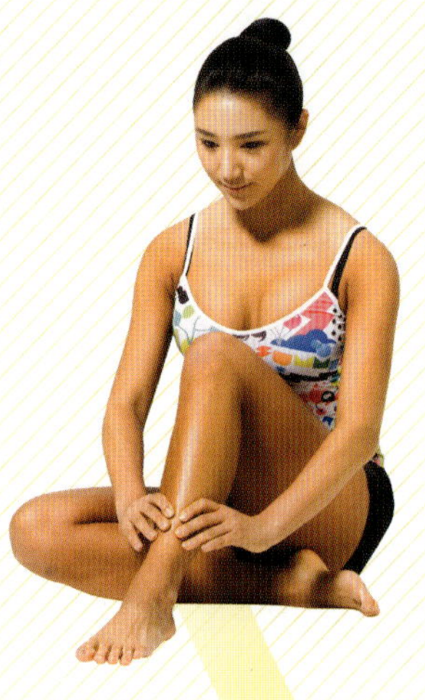

1 엄지손가락을 아래로 향하게 한 다음 발목에 갖다 댄다.

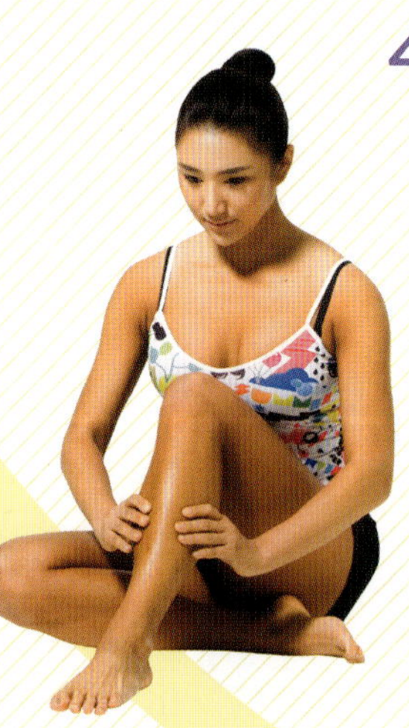

2 가운데 선을 따라 촘촘하게 위쪽으로 올라가며 힘을 실어 누른다.

Point 정확히 종아리 가운데 지점을 누르면 뻐근하게 통증이 느껴지기도 하고 심하면 멍이 들기도 하니 적당한 강도로 조절하도록 한다.

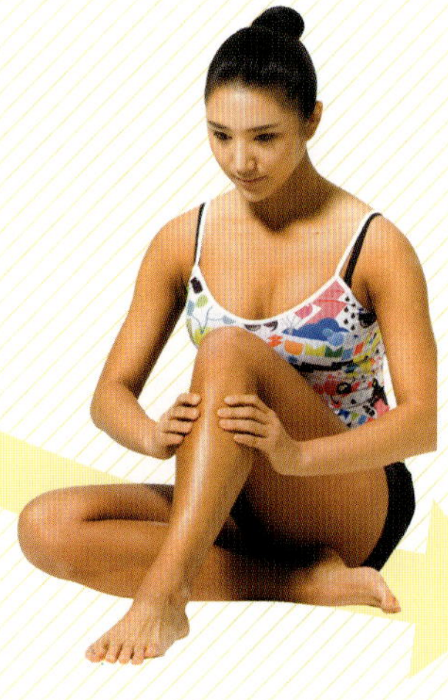

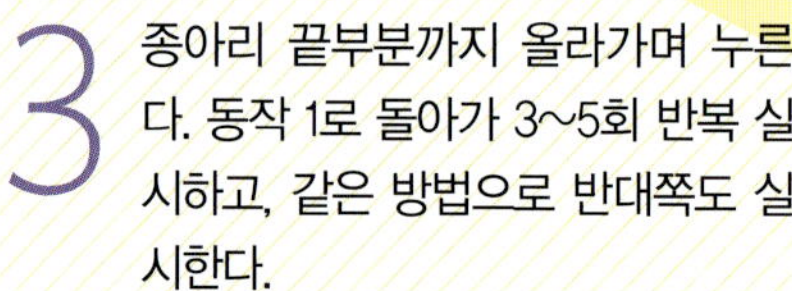

3 종아리 끝부분까지 올라가며 누른다. 동작 1로 돌아가 3~5회 반복 실시하고, 같은 방법으로 반대쪽도 실시한다.

양발 흔들흔들해주기

종아리 뭉침과 알을 풀어주고 피로를 해소시켜준다.

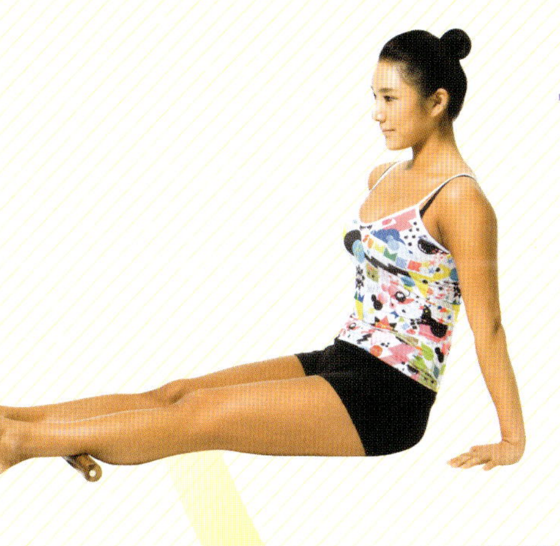

1 허리를 펴고 앉아 종아리 근육이 시작하는 지점에 방망이를 댄다.

2 **IN/OUT** 양발을 안쪽으로 모아 엄지발가락끼리 맞닿게 한다.

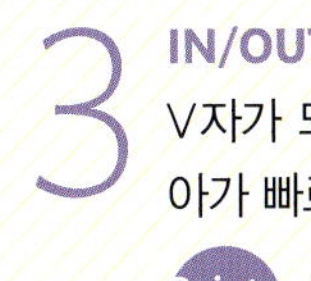

3 **IN/OUT** 양발을 양쪽으로 벌려 V자가 되도록 한다. 동작 2로 돌아가 빠르게 반복 실시한다.

Point 방망이 위에서 빠르게 흔들어 주어 자극을 느끼도록 한다.

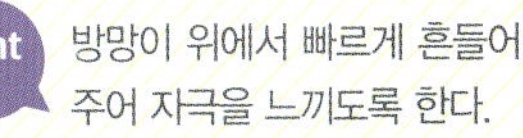

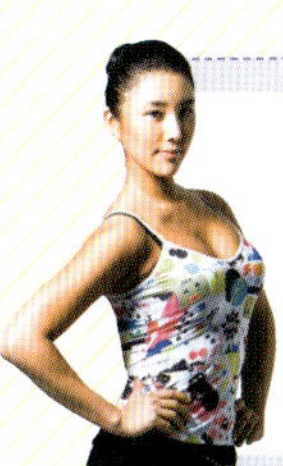

AR's Knowhow

종아리가 밀가루 반죽이라고 상상하고, 방망이로 힘껏 밀어주세요. 정확히 종아리 근육이 시작하는 지점을 찾아서 방망이를 대는 것이 무엇보다 중요해요. 손쉽게 할 수 있으니 틈날 때마다 실시하세요. 아프거나 뻐근한 느낌이 들어야 정상이랍니다.

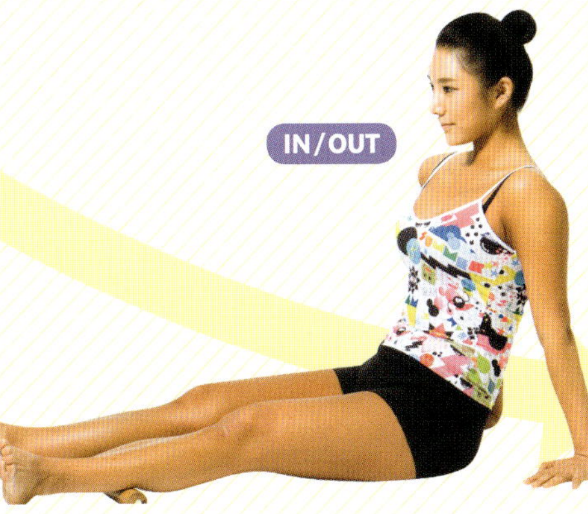

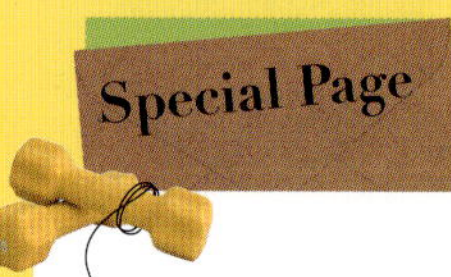

미스코리아 경락운동법

　많은 이들이 능동적으로 몸을 움직이고 땀을 흘리는 것만이 운동이라고 생각하는 경향이 있다. 하지만 운동의 의미에는 근육에 열을 발생시킨다는 의미도 있다. 즉 무조건 뛰고 걷고 움직여야만 하는 것은 아니라는 뜻이다. SBS 〈스타킹〉을 통해 소개했던 '미스코리아 경락운동법'이 그 대표적인 예다. '미스코리아 경락운동법'은, 주변 사물을 이용해서 근육의 부착 부위를 자극해 근육을 풀어준다는 과학적이고 합리적인 이론에 근거한 수동적 운동방법이다. 정직하게 땀을 흘리는 능동적 운동과 생활 속에서 쉽게 따라 할 수 있는 수동적 운동방법이 더해지면 2배, 혹은 그 이상의 효과를 볼 수 있다. 따로 시간을 내지 않더라도 팩을 하면서, 혹은 텔레비전을 보면서 얼마든지 따라 할 수 있으므로 틈틈이 습관처럼 실시해보자. 방망이 2~4개와 스테인리스 밥공기 2개, 그리고 두 손만 있다면 집에서도 경락 마사지를 받는 것 같은 효과를 기대해볼 수 있다!

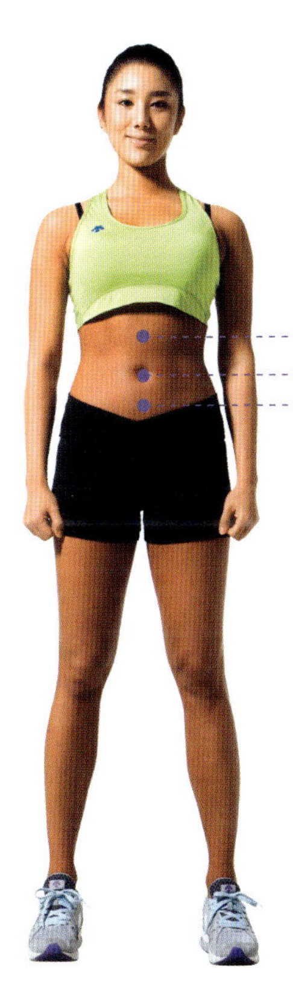

〉〉〉 지압점 찾는 법

배꼽 위쪽 지점(명치)
배꼽
배꼽 아래, 하복부

　근육이 시작하는 지점인 배꼽 위쪽 지점, 갈비뼈와 갈비뼈 사이 소위 명치라고 불리는 부위를 기준으로 지압을 시작한다. 이어 배꼽, 배꼽 아래 하복부까지 총 3곳을 중점적으로 눌러준다. 특히 뻐근한 부위는 좀 더 오래 눌러주고 좌우로 몸을 움직여주면 더욱 강한 자극을 줄 수 있다. 평소 음식이 차 있지 않은 상태나 공복상태라면 언제든 텔레비전을 보거나 휴식을 취할 때 편하게 실시할 수 있다.

Tip　**미스코리아 경락 운동의 원리**

근육은 마치 비엔나소시지처럼 생겼으며, 근막이라고 하는 막으로 둘러싸여 있다. 이 근막을 효과적으로 자극할수록 긴장되었던 근육이 완화되면서 운동 효과가 높아진다. 방망이나 밥공기를 근육이 부착되어 있는 부위에 대고 자신의 체중을 활용하여 눌러주고 자극함으로써 스스로 근육의 부착 부위를 자극할 수 있다. 정확한 지점을 파악해 방망이나 밥공기를 댄 상태에서 누워있거나 조금씩 몸을 움직여주면 자극은 배로 늘어난다. 처음에는 뻐근하거나 아픔을 느낄 수 있지만 점차적으로 시원하고 이완되는 느낌이 온다. 불편한 느낌이 사라질 때까지 실시한다.

밥공기 누르기

복직근을 이완시켜 순환을 좋게 하고 피로한 복부를 풀어주어 소화가 잘되게 해준다.

1 **IN** 엎드려 누운 상태에서 팔꿈치를 굽혀 상체를 세운 다음 복부 근육이 시작하는 지점 아래에 밥공기를 엎어놓는다.

Point 우리가 흔히 명치라고 부르는 부위, 즉 갈비뼈와 갈비뼈 사이에 밥공기를 대면 된다.

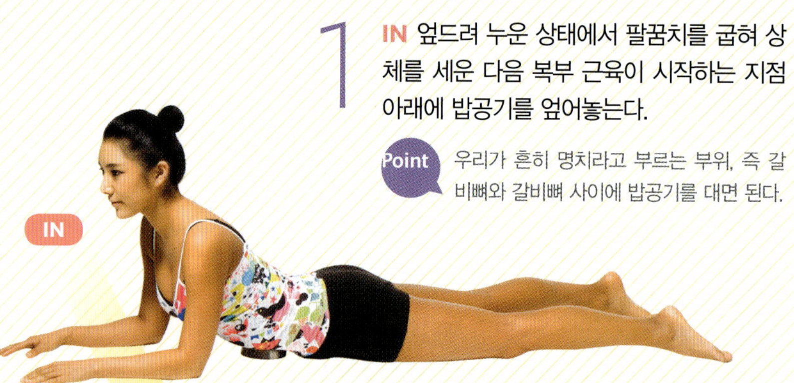

2 **OUT** 밥공기 위로 완전히 엎드려 눕는다.

Point 몸을 양옆으로 움직이면 더욱 강하게 자극할 수 있다.

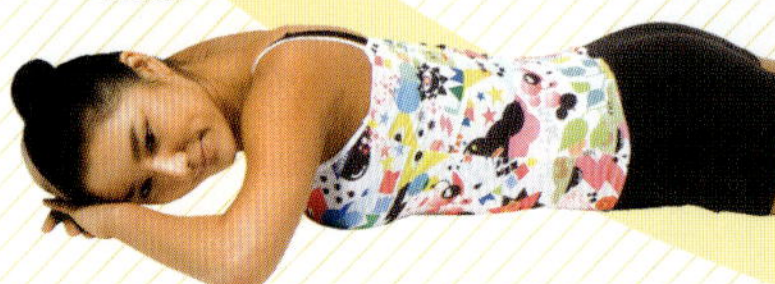

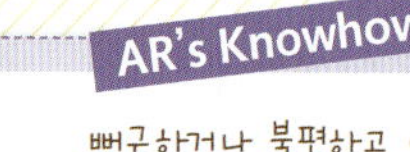

AR's Knowhow

뻐근하거나 불편하고 아픈 느낌이 사라질 때까지 엎드려 있으면 돼요. 조금 편안해진 느낌이 든다면, 바로 아래인 배꼽 지점으로 밥공기를 이동시키세요. 배꼽 지점도 편안해지면 다시 배꼽 아래 아랫배 쪽으로 밥공기를 이동시키세요.

밥공기 깔고 눕기

골반과 고관절의 근육을 풀어주어 하체를 건강하고 슬림하게 만들어준다.

1 **IN** 바르게 누운 자세에서 왼쪽 무릎은 세우고 엉덩이를 들어 왼쪽 엉덩이 가운데에 밥공기를 엎어놓는다.

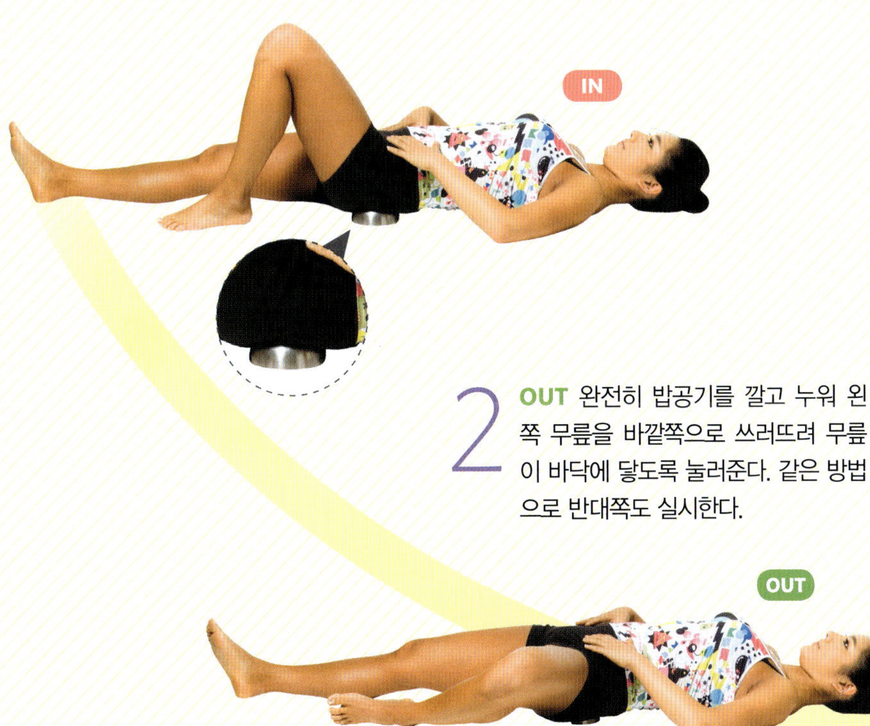

2 **OUT** 완전히 밥공기를 깔고 누워 왼쪽 무릎을 바깥쪽으로 쓰러뜨려 무릎이 바닥에 닿도록 눌러준다. 같은 방법으로 반대쪽도 실시한다.

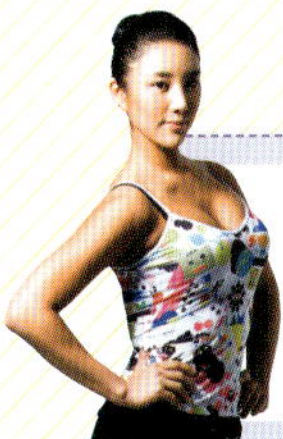

AR's Knowhow

다리를 움직여 보면 다리가 시작하는 곳인 대전자 뼈를 찾을 수 있는데요. 그 부위와 연결되는 엉덩이 가운데 지점에 밥공기를 놓으면 된답니다.

방망이 누르기

옆구리와 팔뚝의 군살을 제거해주고 상체의 피로 회복을 돕는다.

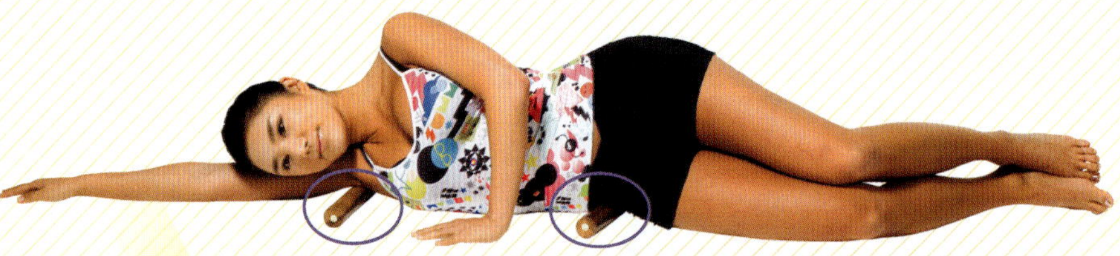

1 옆으로 누운 상태에서 오른쪽 팔을 위로 뻗어 팔과 겨드랑이 사이 움푹 파인 지점과 골반뼈와 다리뼈 사이 움푹 파인 지점에 방망망이를 하나씩 놓는다.

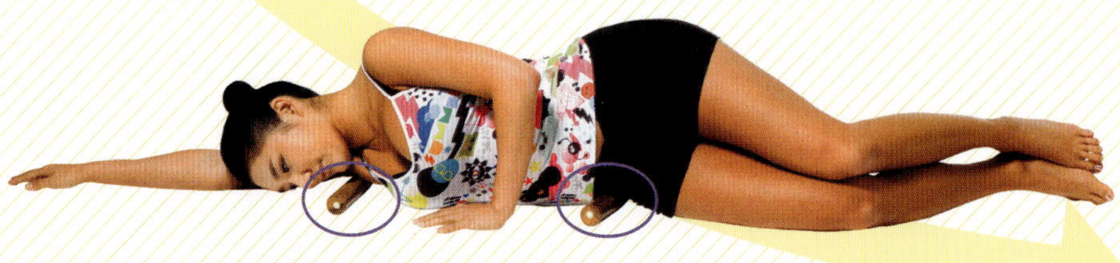

2 몸을 앞쪽으로 숙여 무게를 실어준다. 같은 방법으로 반대쪽도 실시한다.

Point 앞뒤로 조금씩 흔들면 좀 더 강하게 자극을 줄 수 있다.

주먹 쥐고 엉덩이 걷기

골반을 비롯, 엉덩이 아래쪽 근육이 부착되어 있는 부위들을 건강하게 자극해준다.

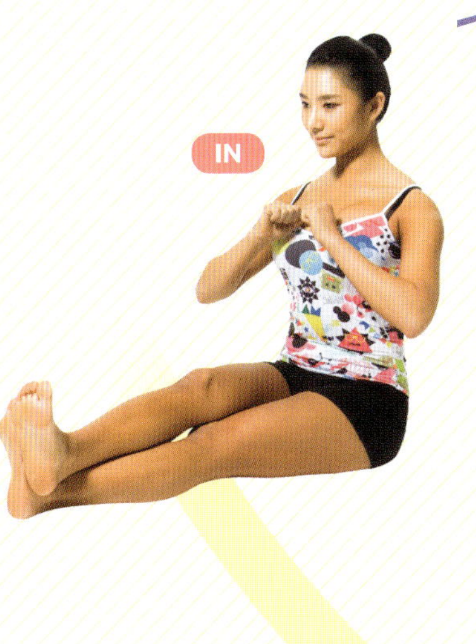

1 **IN** 두 다리를 쭉 뻗고 앉아 오른쪽 다리를 왼쪽 다리 위로 꼬아 올리고, 팔꿈치를 굽혀 양 주먹이 상체 가운데에 오도록 한다.

Point 척추는 곧게 펴고 복부는 등 쪽으로 당겨 긴장시킨다. 턱은 살짝 당겨준다.

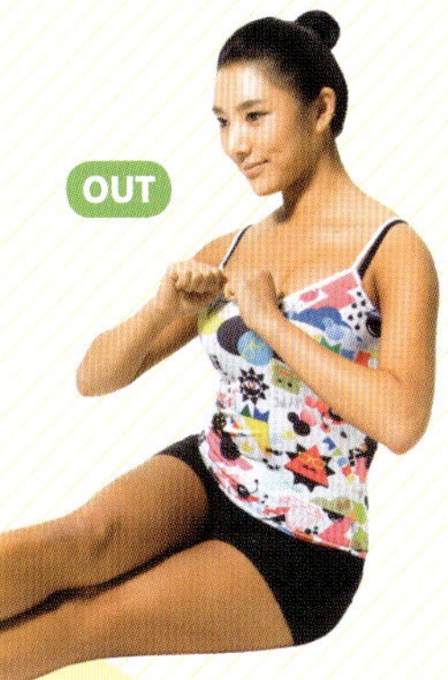

2 **OUT** 엉덩이에 힘을 주어 오른쪽 엉덩이를 들어 올린다.

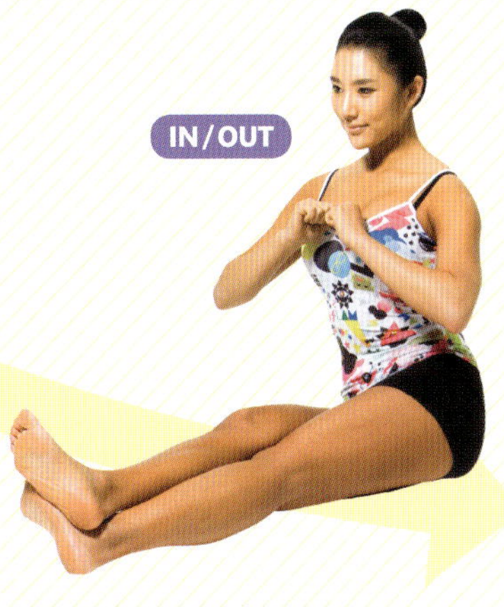

3 **IN/OUT** 오른쪽 엉덩이를 내려놓으며 왼쪽 엉덩이를 들어 올린다. 동작 2로 돌아가 반복 실시하고, 같은 방법으로 반대쪽도 실시한다.

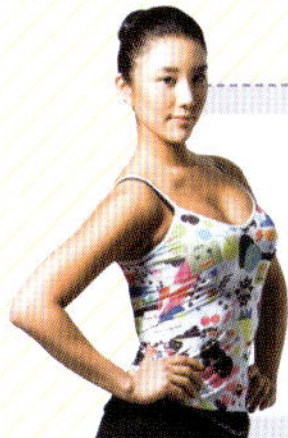

AR's Knowhow

상체를 세우고 두 다리를 쭉 뻗고 앉았을 때 양발이 자연스럽게 골반 각도대로 기울어져야 건강한 상태지만, 대부분 한쪽 발의 각도가 더 눕혀지거나 벌어진답니다. 이럴 경우 전반적인 몸의 순환에도 좋지 않은 영향을 미치게 돼요. 더 눕혀지거나 젖혀지는 쪽의 다리를 위로 올려주는 것이 좋아요. 두 발의 각도 차이가 거의 없다면 두 다리를 일직선 상태로 뻗고 동작을 해도 괜찮아요.

발끝 잡고 엉덩이 걷기

골반 균형을 바로잡고 힙을 자극해서 엉덩이를 예쁘게 만든다. 다리 뒤쪽 스트레칭 효과도 탁월하다.

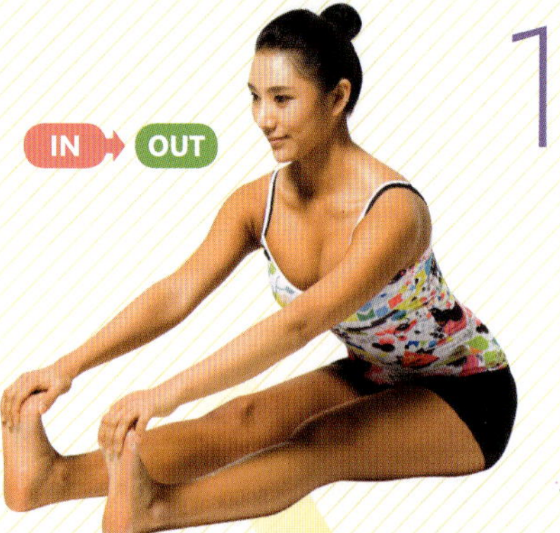

1 **IN** 두 다리를 쭉 뻗고 앉은 상태에서 양손으로 발끝을 잡아 **OUT** 몸 쪽으로 당긴다.

Point 어깨를 최대한 끌어내려 귀와 어깨가 멀어진 상태를 유지하도록 한다.

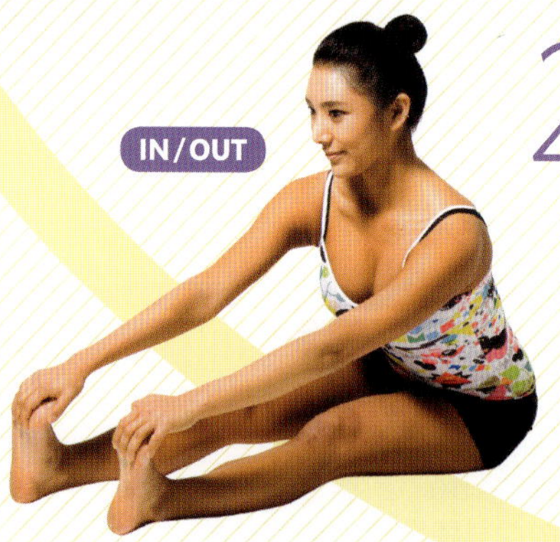

2 **IN/OUT** 엉덩이에 힘을 주어 오른쪽 엉덩이를 들어 올린다.

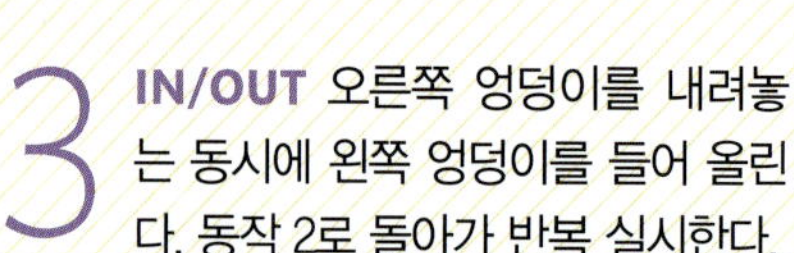

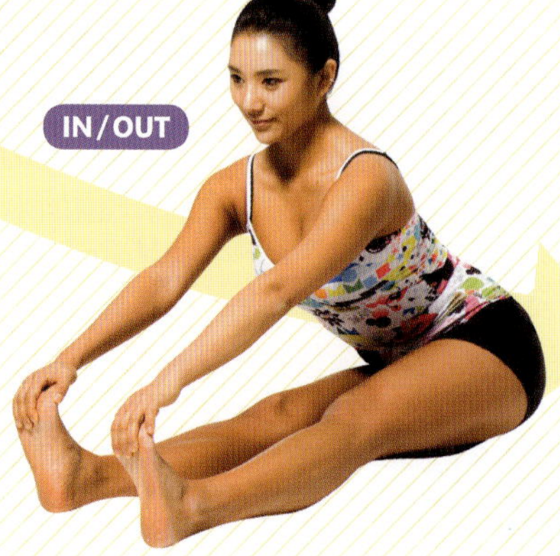

3 **IN/OUT** 오른쪽 엉덩이를 내려놓는 동시에 왼쪽 엉덩이를 들어 올린다. 동작 2로 돌아가 반복 실시한다.

Point 엉덩이뼈를 움직여 앞으로 나아간다는 느낌으로 움직인다.

맨손

손바닥열 복부 마사지

밥공기 지압법과 함께 꾸준히 해주면 뭉친 복부가 풀리고 변비, 소화불량을 없애준다.

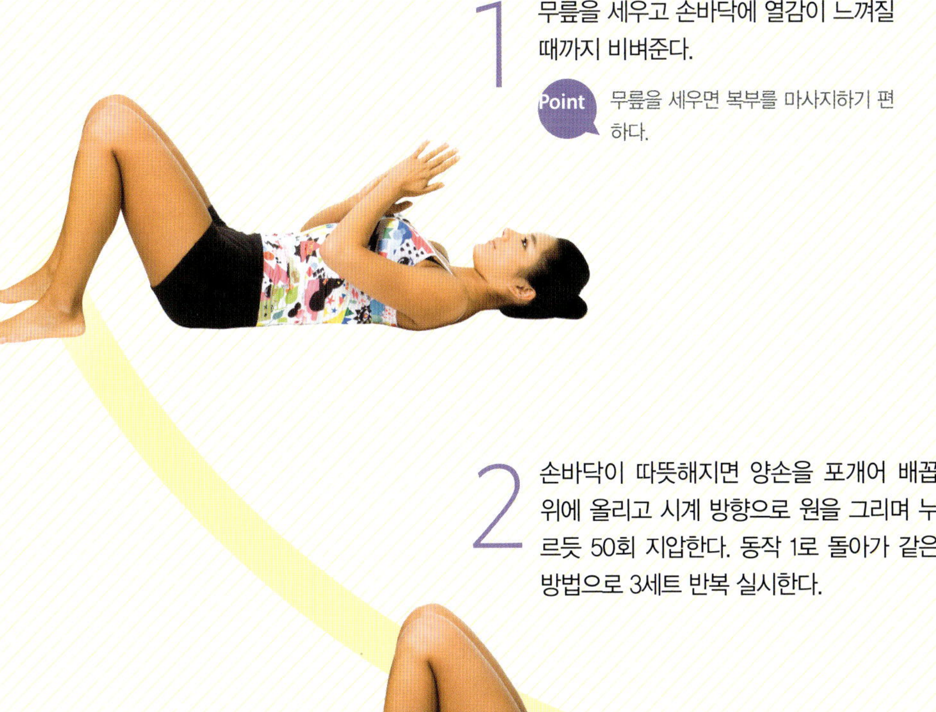

1 무릎을 세우고 손바닥에 열감이 느껴질 때까지 비벼준다.

Point 무릎을 세우면 복부를 마사지하기 편하다.

2 손바닥이 따뜻해지면 양손을 포개어 배꼽 위에 올리고 시계 방향으로 원을 그리며 누르듯 50회 지압한다. 동작 1로 돌아가 같은 방법으로 3세트 반복 실시한다.

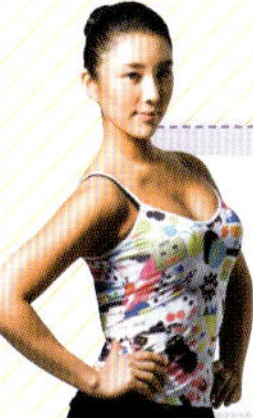

AR's Knowhow

근육이 따뜻한 상태일수록 운동 효과가 높아지고 건강해진답니다. 그러한 원리로 고안된 마사지법이에요. 기상 직후 누운 상태에서 실시하거나 잠들기 전에 실시하는 것이 가장 효과적이고, 아침저녁 각 150회 정도 실시하는 것이 좋아요. 위장에 음식물이 차 있으면 부담이 갈 수 있으니 가능하면 공복 상태에서 실시할 것을 권합니다.

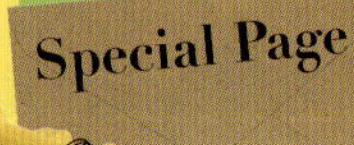

안방 글래머 오피스 운동법

평소 운동할 시간이 없는 오피스 레이디라면 안방 글래머 오피스 운동법에 주목하자. 사무실 의자에 앉아서 약간만 노력하면 얼마든지 건강하고 탄력 있는 몸을 만들 수 있다. 사무실은 협소한 공간이지만, 평소 자세를 바르게 유지하면서 운동하려는 의지를 가진다면 몸을 그냥 방치하는 것보다는 훨씬 더 좋은 효과를 볼 수 있다. 최소 100회 이상, 수시로 실시해야 몸매 관리에 도움이 된다. 간편한 오피스 운동법으로 건강과 몸매, 두 마리 토끼를 잡아보도록 하자.

두루마리 휴지 조였다 풀기

허벅지 안쪽을 강화시켜 군살을 제거해주며 다리를 꼬거나 자세가 틀어지는 것을 방지해준다.

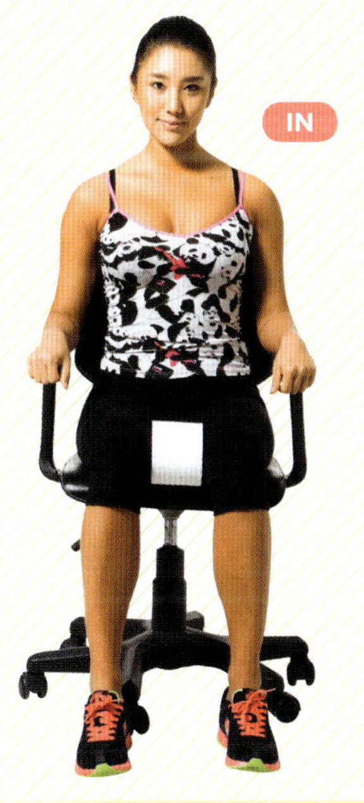

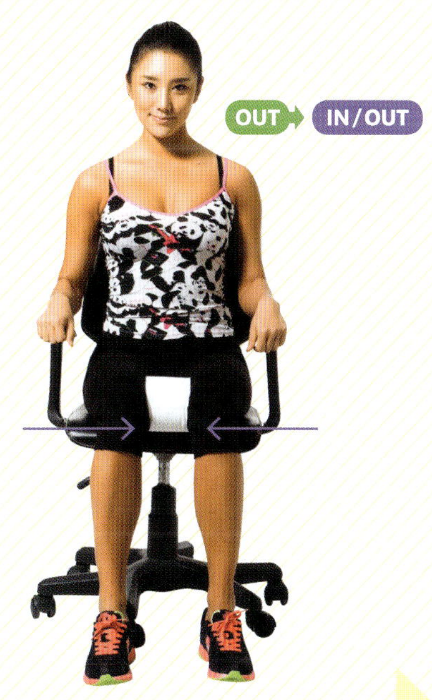

1 **IN** 의자에 앉아 양 무릎 사이에 두루마리 휴지를 끼운다.

Point 어깨를 최대한 끌어내려 귀와 어깨가 멀어진 상태를 유지하도록 한다.

2 **OUT** 안쪽으로 힘껏 누르고 **IN/OUT** 풀기를 수시로 반복한다.

Point 사무실에 앉아있는 동안 계속 끼우고 있으면서 생각날 때마다 수시로 실시한다.

엉덩이 좌우로 들썩이기

골반을 유연하게 만들어주어 하체 순환에 도움을 준다.

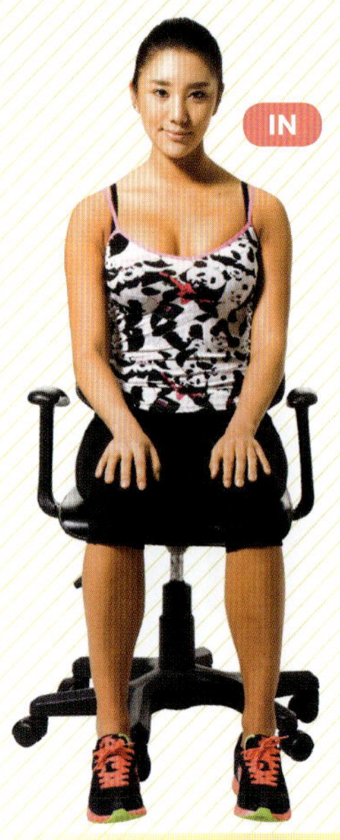

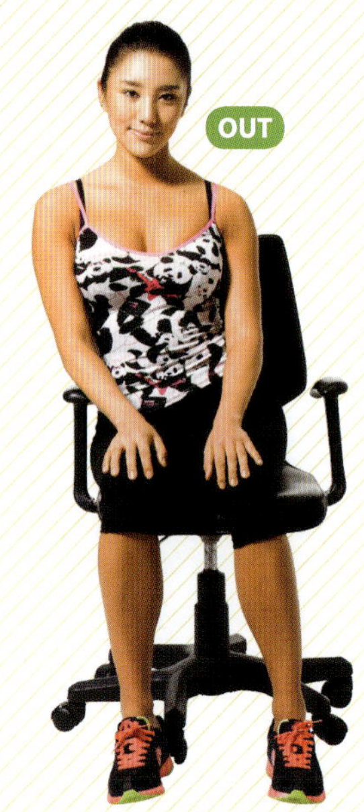

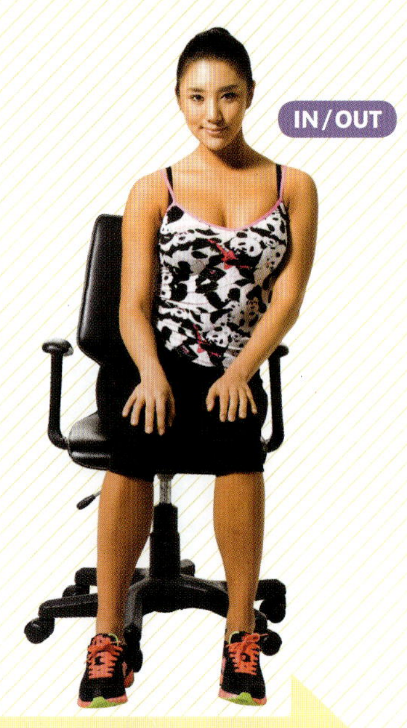

1 **IN** 양쪽 엉덩이가 균일하게 의자에 닿도록 앉는다.

Point 어깨를 최대한 끌어내려 귀와 어깨가 멀어진 상태를 유지하도록 한다.

2 **OUT** 엉덩이에 힘을 주며 왼쪽 엉덩이를 들어 올린다.

3 **IN/OUT** 왼쪽 엉덩이를 내리는 동시에 오른쪽 엉덩이를 들어 올린다. 동작 2로 돌아가 반복 실시한다.

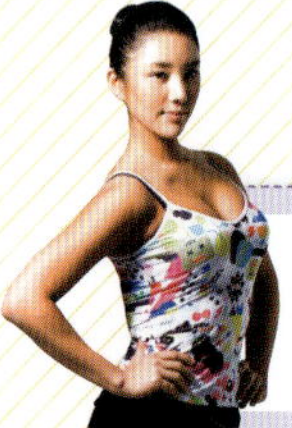

AR's Knowhow

어깨를 움직이는 것이 아니라 골반과 엉덩이를 함께 과감하게 들어 올린다는 느낌으로 움직여야 골반이 자극되어 운동 효과를 기대할 수 있어요. 운동하는 동안 복부는 항상 긴장시키도록 하세요.

엉덩이 앞뒤로 움직이기

골반의 긴장을 풀어주고 엉덩이 근육을 자극하여 하체를 슬림하게 만들어준다.

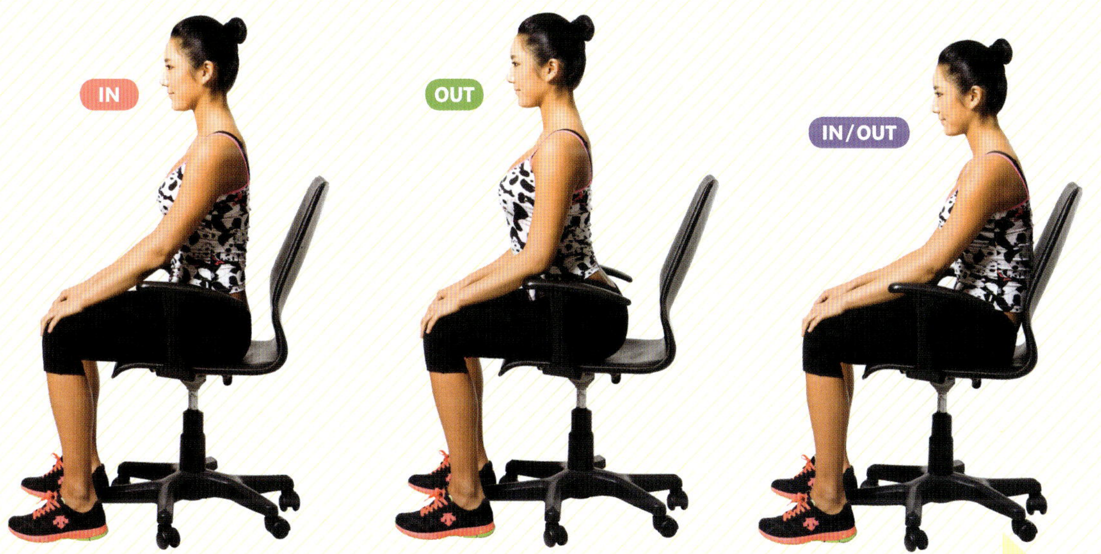

1 **IN** 양쪽 엉덩이가 균일하게 의자에 닿도록 앉는다.

2 **OUT** 골반을 최대한 뒤로 빼며 상체를 앞으로 내민다.

3 **IN/OUT** 허리를 둥글게 구부리며 상체를 최대한 뒤로 뺀다. 동작 2로 돌아가 반복 실시한다.

등 뒤로 8자 그리기

오십견을 예방하고 상체 순환을 도와 뻐근한 어깨와 등을 풀어주고 슬림한 라인을 만들어준다.

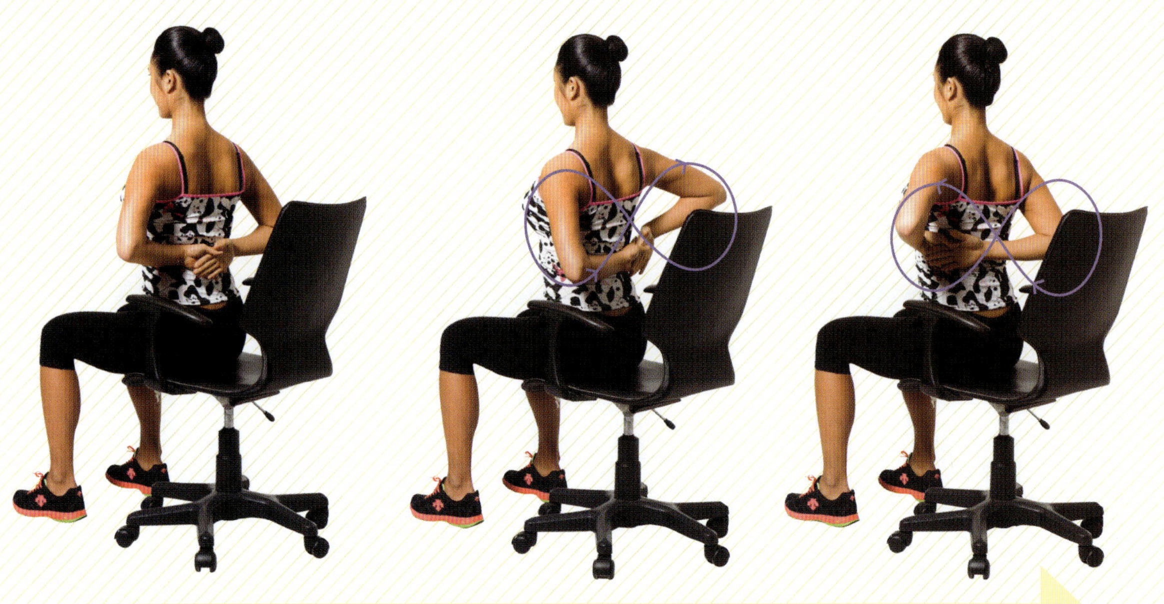

1 양손을 포개어 등 뒤 날개 뼈 아래쪽에 갖다 댄다.

2 오른쪽 방향으로 8자를 그려준다. 20회 반복 실시 한다.

3 왼쪽 방향으로 8자를 그려 준다. 20회 반복 실시한다.

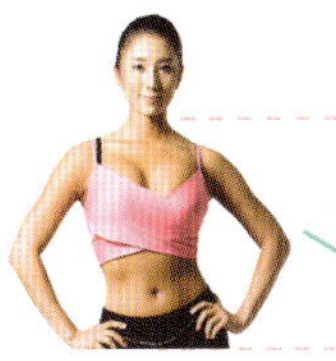

안방 글래머 10가지 원칙

1 가질 수 없다면 과감히 버려라
나와 체형이 전혀 다른 연예인을 동경하지 말자. 가질 수 없는 것부터 과감히 버릴 줄 알아야 한다.

2 시작은 언제나 '나'여야 한다
나를 위해 운동해야 한다. 타인의 시선에 맞춰가기 위한 다이어트는 고문일 뿐이다.

3 건강하지 못한 상태라면 시작하지도 마라
건강하지 않은 상태에서는 다이어트도, 몸만들기도 불가능하다. 무조건 건강부터 챙겨라.

4 '평생 할 수 있을까'를 먼저 고민하라
평생 지속할 자신이 없다면 가혹한 방법일 가능성이 높다. '평생 할 수 있을까'부터 고민하라.

5 빼고 싶다면 스트레스부터 풀어라
다이어트에 성공해 멋진 몸매를 평생 유지하고 싶다면 스트레스부터 풀어야 한다.

6 식욕을 당연하게 여겨라
식욕은 당연한 것이다. 식욕이 생긴다는 이유로 스스로를 원망하거나 자책하지 말자.

7 철저하게 관리하되 얽매이지 마라
쉴 때는 제대로 쉴 줄도 알고, 운동할 때는 바짝 할 줄도 알아야 멋진 몸매의 주인이 될 수 있다.

8 습관을 바꿔야 날씬해진다
시간이 없어서 운동 못 한다고 핑계 대기 전에 생활습관부터 바꿔라. 다리는 액세서리가 아니다.

9 나이에 걸맞은 아름다움을 지향하라
동안에 집착하고 연예인을 따라잡으려 애쓸 시간에 나만의 아름다움과 매력에 대해 생각하자.

10 자신만의 기준을 정하자
자신과 50% 이상 같은 조건을 갖춘 워너비를 정하고, 현실적인 다이어트 목표와 계획을 세우자.

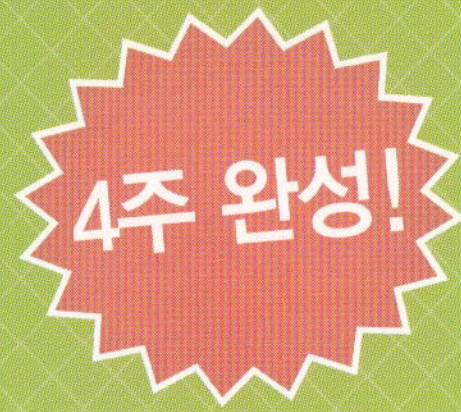

안방 글래머 운동 프로그램

60~90분 기준으로 짜인 안방 글래머 운동 4주 프로그램! 운동 전후로 안방 글래머 스트레칭을 실시하고, 운동이 바뀌는 사이에도 쉬는 시간 없이 진행한다. 너무 힘들다면 1분 이내로 짧게 숨만 돌리고 다시 돌입할 것! 주어진 시간 안에 집중해서 최대의 에너지를 소모하여 운동 효과를 높여야 한다. 안방 글래머 운동 4주 프로그램으로 군살은 덜어내고 S라인 몸매로 거듭나보자.

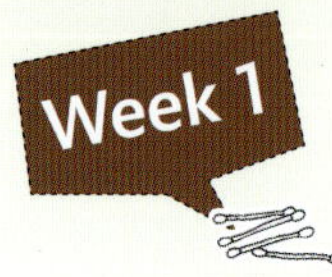

- **목표** 저질체력을 끌어올리면서 운동하기 위한 몸 상태를 만든다.
- **준비물** 매트, 면봉 50개

유산소운동	코어패키지	유산소운동
P. 216 참고	P. 172 참고	P. 216 참고
투명 줄넘기 **500회**	척추 피아노 연주하기 **20회**	투명 줄넘기 **500회**
코어패키지	유산소운동	코어패키지
P. 176 참고	P. 216 참고	P. 171 참고
팔꿈치 절벽 매달리기 **30~60초 버티기**	투명 줄넘기 **500회**	앉아서 파닥거리기 **20회**
상체패키지	유산소운동	상체패키지
P. 194 참고	P. 216 참고	P. 196 참고
날개뼈로 사과 집기 **20회**	투명 줄넘기 **500회**	무릎 대고 팔굽혀펴기 **20회**

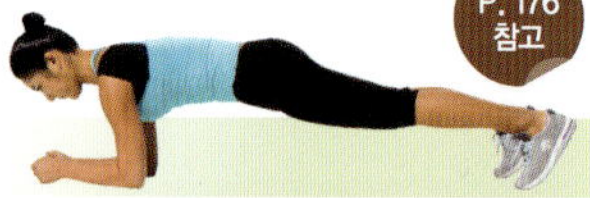

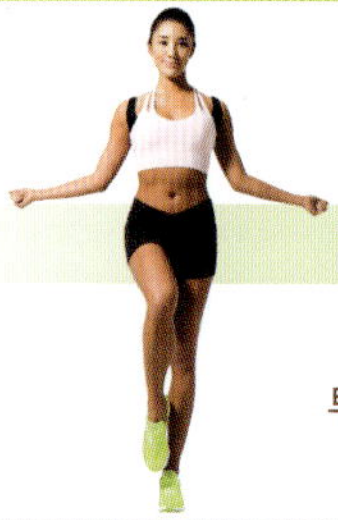

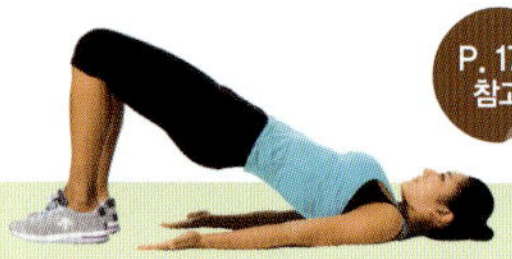

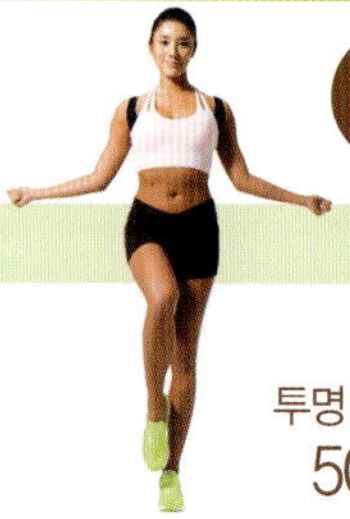

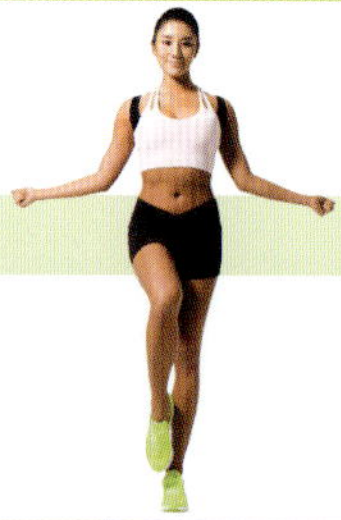

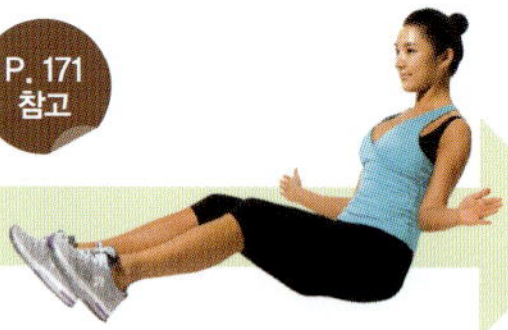

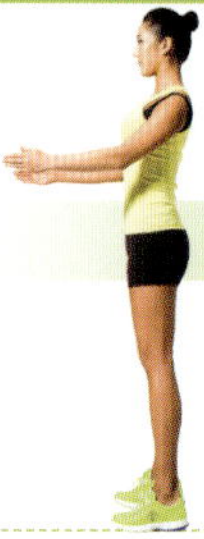

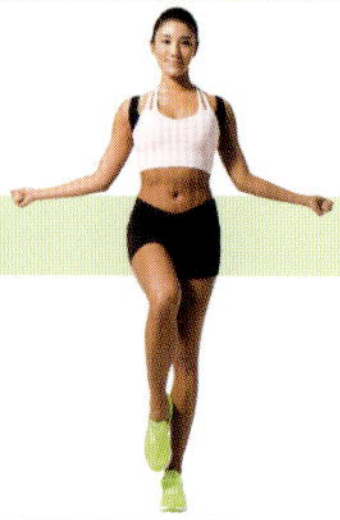

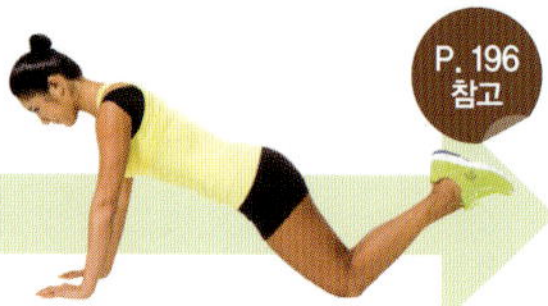

전체 × 3세트

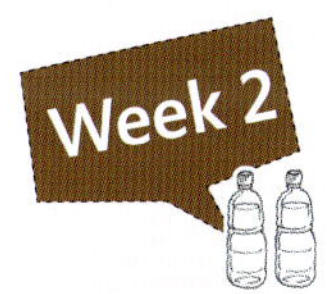

- **목표** 훨씬 강해진 체력으로 본격적인 체지방 태우기에 돌입한다.
- **준비물** 매트, 물통 2개

유산소운동	하체패키지	하체패키지
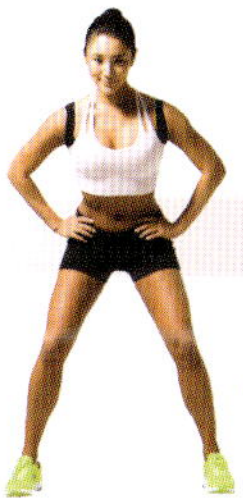 P. 217 참고 양발 모았다 벌리기 **100회**	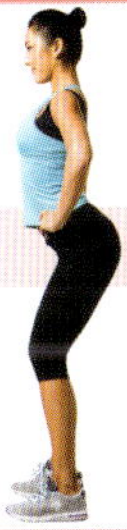 P. 178 참고 골반 셰이킹 **100회**	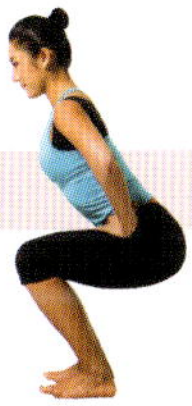 P. 180 참고 앉았다 일어나기 **20회**

유산소운동	코어패키지	유산소운동
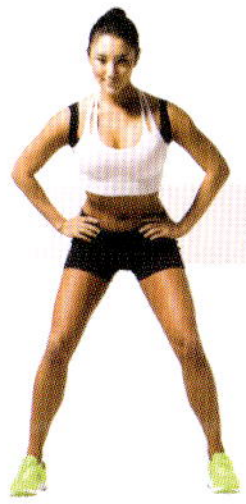 P. 217 참고 양발 모았다 벌리기 **100회**	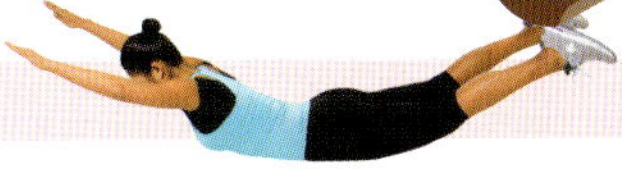 P. 174 참고 코어 슈퍼맨 **20회**	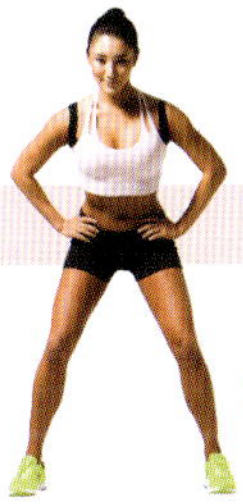 P. 217 참고 양발 모았다 벌리기 **100회**

상체패키지	
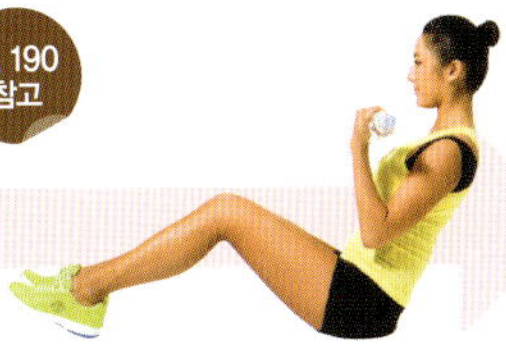 P. 190 참고 기울여 물통 들어 올리기 **20회**	**전체 × 3세트**

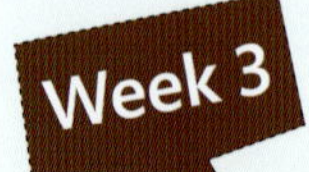

- **목표** 군살과의 완전한 이별을 꿈꾼다.
- **준비물** 매트, 의자

유산소운동	복부패키지	복부패키지
P. 218 참고	P. 208 참고	P. 210 참고
전속력 질주하기 **3분**	펀치 펀치 **100회**	복부 트위스트 **100회**

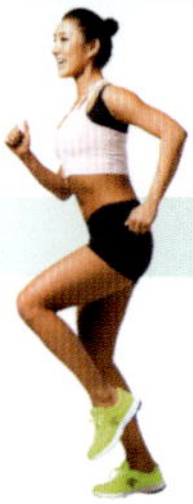

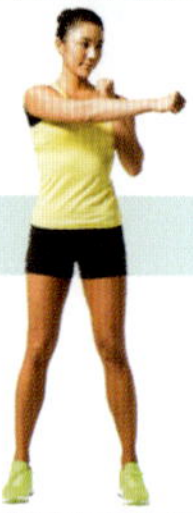

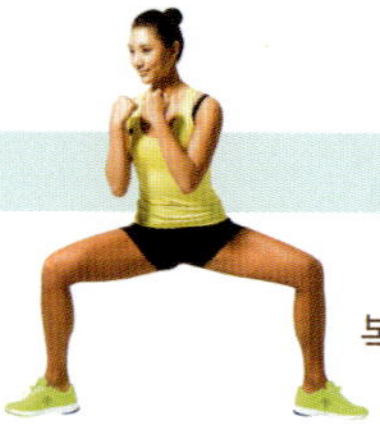

유산소운동	상체패키지	유산소운동
P. 218 참고	P. 192 참고	P. 218 참고
전속력 질주하기 **3분**	의자 짚고 앉았다 일어서기 **20회**	전속력 질주하기 **3분**

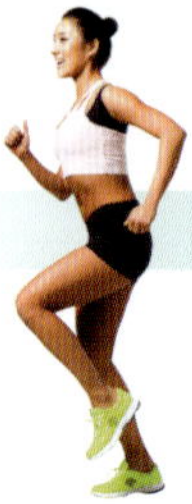

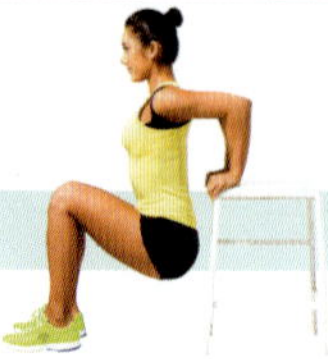

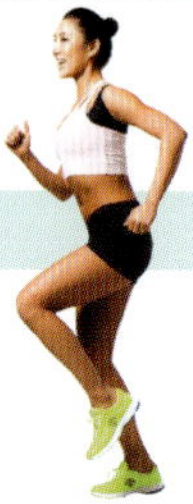

하체패키지	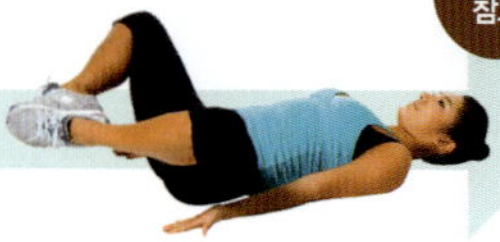
P. 182 참고	**전체 × 5세트**
다이아몬드 만들기 **20회**	

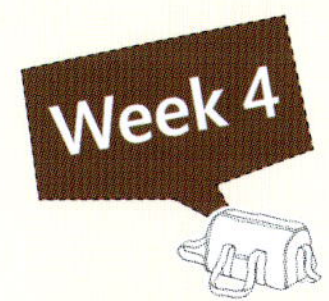

Week 4

- **목표** 라인 다듬기를 위한 죽음의 한 주!
- **준비물** 매트, 일회용 접시 2개, 쿠션, 물통 2개, 가방(책이나 짐을 넣어 5kg 정도로 만들어 준비)

유산소운동	복부패키지	복부패키지	유산소운동
P. 215 참고	P. 212 참고	P. 202 참고	P. 219 참고
점프 트위스트 3분	상체 숙이기 20회	쿠션 사이드운동 20회	무릎 높이 들기 3분

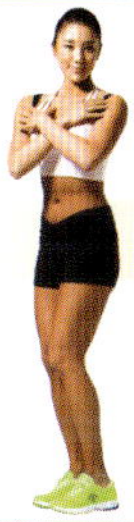

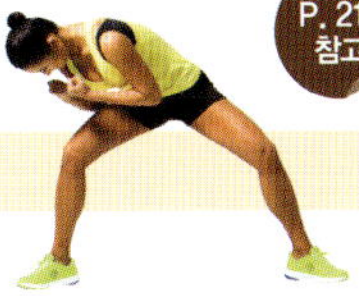

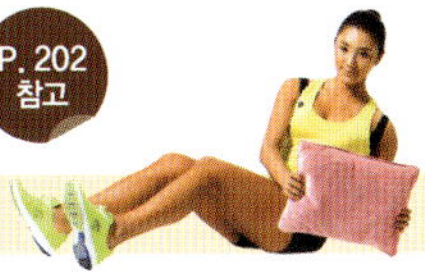

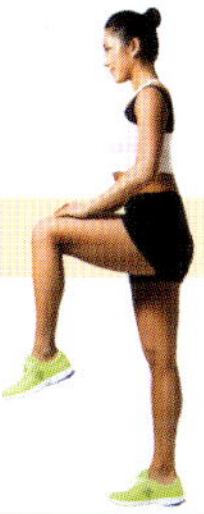

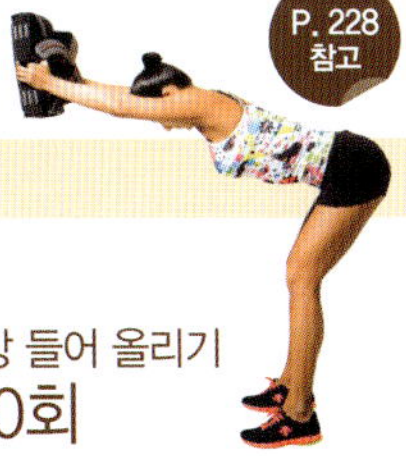

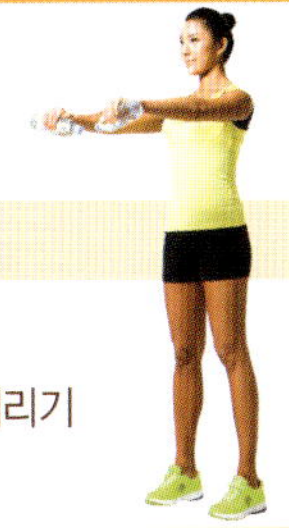

생활용품 운동법	유산소운동	생활용품 운동법	유산소운동
P. 227 참고	P. 215 참고	P. 228 참고	P. 219 참고
엎드려 다리 교차하기 20회	점프 트위스트 3분	가방 들어 올리기 20회	무릎 높이 들기 3분

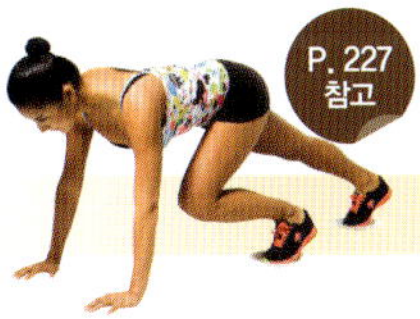

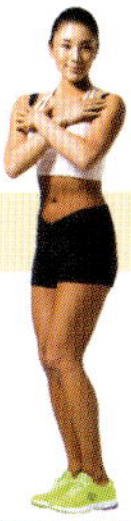

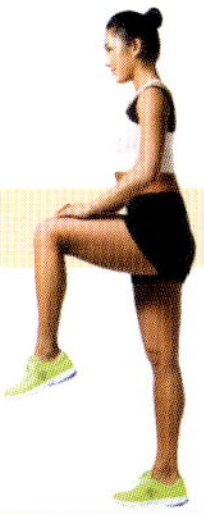

상체패키지	유산소운동	상체패키지	유산소운동
P. 200 참고	P. 215 참고	P. 198 참고	P. 219 참고
물통 교차시키기 20회	점프 트위스트 3분	물통 들었다 내리기 20회	무릎 높이 들기 3분

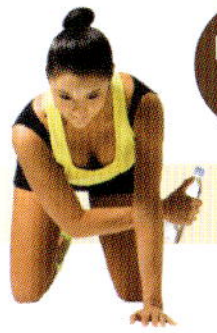

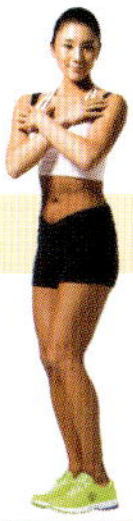

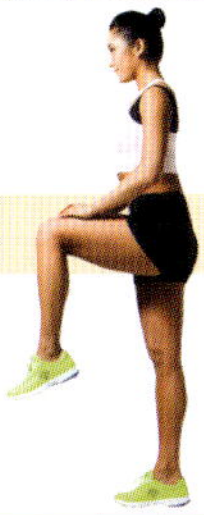

복부패키지			
P. 206 참고			
다리 들었다 내리기 20회		**전체 × 3세트**	

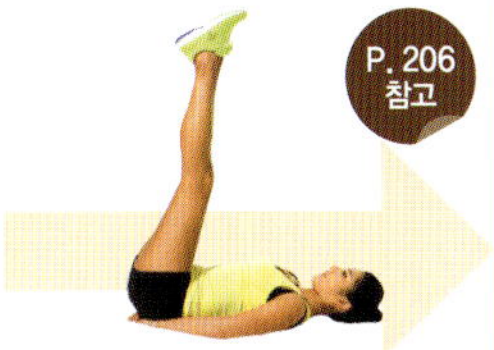

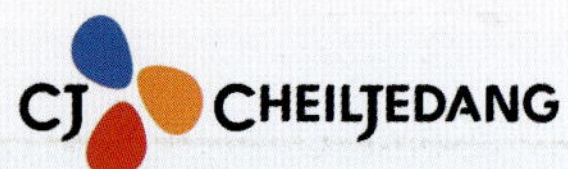

운동 전
팻다운 파워번

DESIGN
YOUR
BODY

땀이 다른 다이어트, 팻다운!
건강한 변화를 위한 첫걸음은
작은 결심에서 시작합니다.

www.fatdowndiet.co.kr

DESIGN YOUR BODY
FOR BETTER LIFE! HEALTH & DIET BRAND
Fat Down
BEST OF CHOICE FOR YOU
POWER BURN

DESIGN YOUR BODY
BEST OF BEST HEALTH & BEATY & DIET BRAND
Fat Down
BEST OF CHOICE FOR YOU
POWER BURN

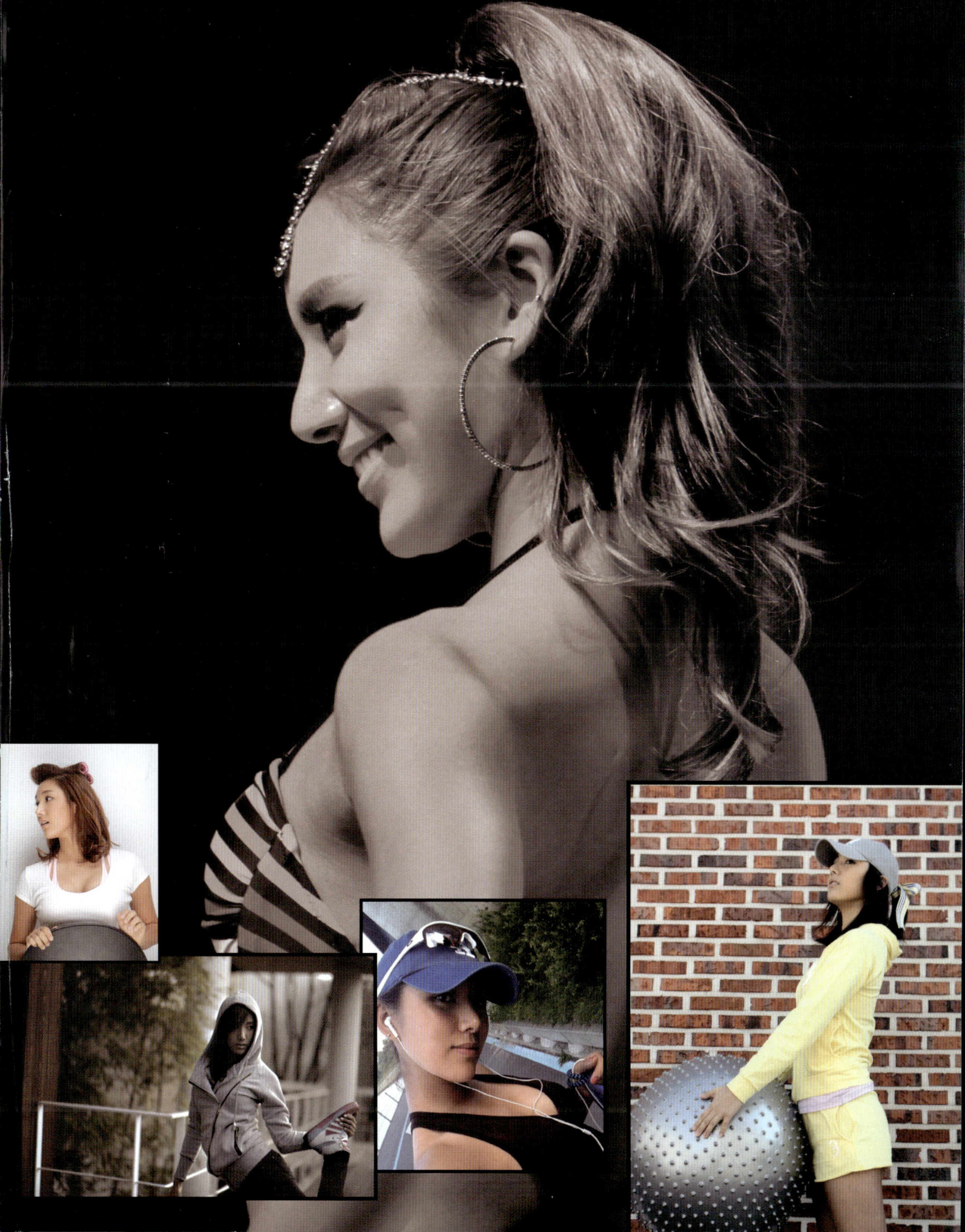

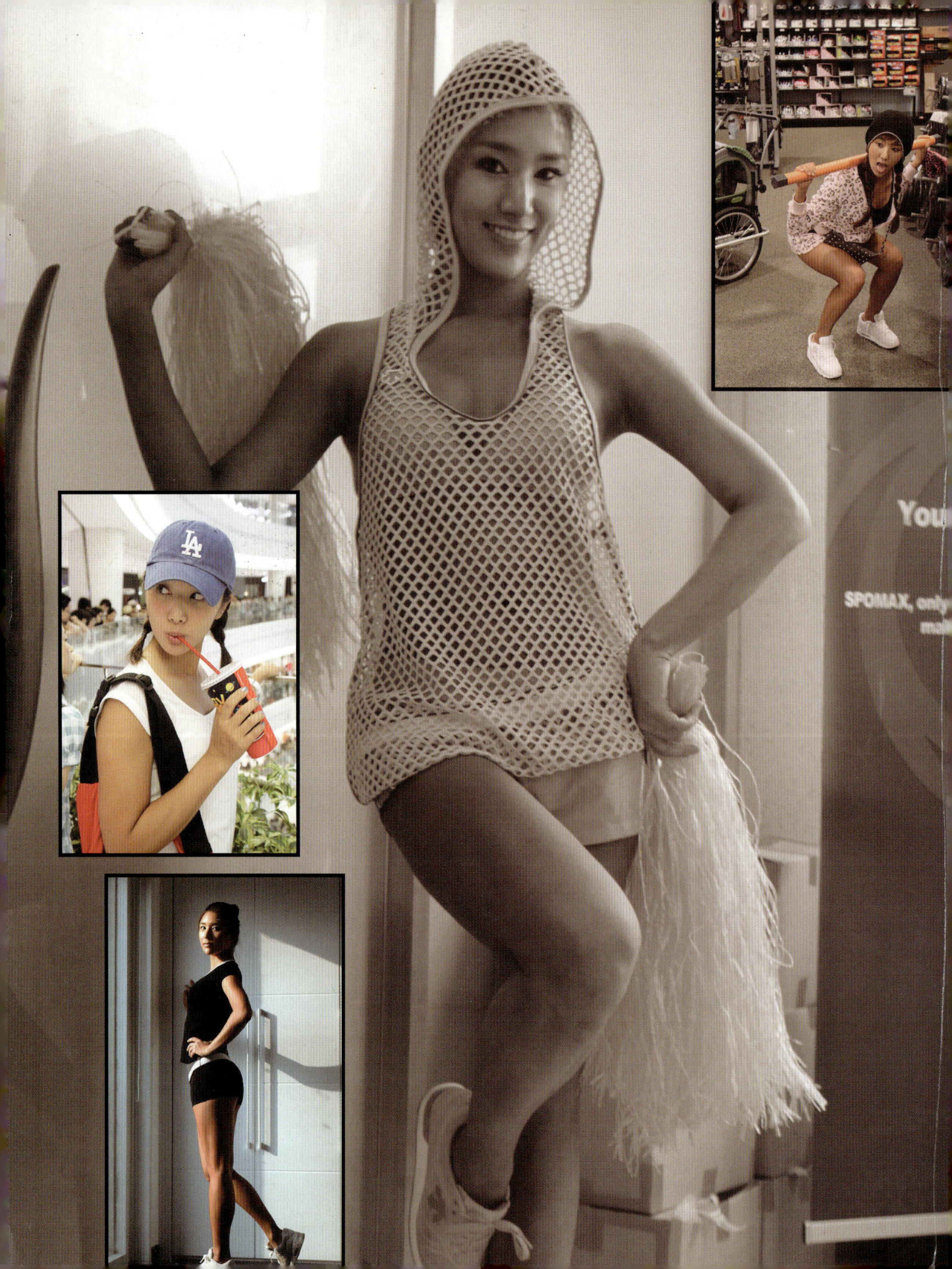
You
SPOMAX, only
ma